U0344235

# 气管外科

主编：[美]道格拉斯·J.马西森
（Douglas J. Mathisen）
主审：何建行
主译：李树本

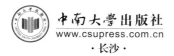
中南大学出版社
www.csupress.com.cn
·长沙·

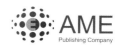
AME
Publishing Company

**图书在版编目（CIP）数据**

气管外科/（美）道格拉斯·J. 马西森（Douglas J. Mathisen）主编；
李树本主译. —长沙：中南大学出版社，2023.11
　　ISBN 978 - 7 - 5487 - 5297 - 4

　　Ⅰ.①气…　Ⅱ.①道…　②李…　Ⅲ.①气管疾病—外科学　Ⅳ.①R653

中国国家版本馆CIP数据核字(2023)第043632号

AME 外科系列图书 6B028

# 气管外科
QIGUAN WAIKE

主　编：（美）道格拉斯·J. 马西森（Douglas J. Mathisen）

主　审：何建行

主　译：李树本

□丛书策划　汪道远　陈海波

□项目编辑　陈海波　廖莉莉

□责任编辑　王雁芳　高　晨　陈　童

□责任印制　李月腾　潘飘飘

□版式设计　胡晓艳　林子钰

□出版发行　中南大学出版社

　　　　　　社址：长沙市麓山南路　　　　　　邮编：410083

　　　　　　发行科电话：0731-88876770　　　传真：0731-88710482

□策 划 方　AME Publishing Company

　　　　　　地址：香港沙田石门京瑞广场一期，16 楼 C

　　　　　　网址：www.amegroups.com

□印　　装　天意有福科技股份有限公司

□开　　本　710×1000　1/16　□印张 15　□字数 290 千字　□插页

□版　　次　2023 年 11 月第 1 版　□ 2023 年 11 月第 1 次印刷

□书　　号　ISBN 978 - 7 - 5487 - 5297 - 4

□定　　价　198.00 元

图书出现印装问题，请与经销商调换

# 主编介绍

Douglas J. Mathisen教授是美国麻省总医院胸外科主任，美国胸外科医师协会（STS）原主席。作为哈佛大学最大的附属医院的胸外科主任以及心胸外科项目主任，Mathisen教授在临床和科研上的贡献大大推动了心胸外科领域的发展，尤其是气管外科领域，他和Hermes Grillo教授被誉为"现代气管外科之父"。

1974年，Mathisen教授在伊利诺伊大学医学院完成了医学教育，开启了自己的医疗之旅。他于1974—1982年在麻省总医院担任普通外科住院医师和心胸外科住院医师。他在马里兰州贝塞斯达国立癌症研究所外科分部工作了2年。随后，于1984年加入麻省总医院胸外科。

Mathisen教授的职业生涯体现了无私的服务精神，他致力于成为心胸外科领域的领导者。这可以从他作为原美国胸外科医师协会主席、原美国胸外科委员会主席、原美国住院医师审查委员会主席、原美国胸外科医师协会财务主管和原欧洲心胸外科协会理事的角色看出。他发表了380多篇文章，并撰写了5本著作。

在麻省总医院，他自1994年以来一直担任胸外科主任，自1995年起担任心胸外科项目主任，2007—2011年担任心脏外科主任。他曾是美国胸外科医师学会执行委员会、董事会和总执行委员会的成员。2014年，Mathisen教授获得了由美国胸外科医师学会年会颁发的"杰出服务奖"，以表彰他在这一领域中毕生的服务和贡献。

Kevin Phan
（Email: kphan.vc@gmail.com）
Tristan D. Yan
（Email: tristanyan@annalscts.com）

# 编委风采

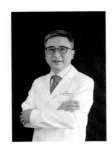

## 主审：何建行

国家呼吸医学中心主任
广州呼吸健康研究院院长

广州医科大学附属第一医院胸外科、移植科、肿瘤科学术带头人，美国外科学院/欧洲心胸外科学会/英国皇家外科学院Fellow。获2018年国家科学技术进步奖二等奖，2020年国家科学技术进步奖一等奖，2021年全国创新争先奖团体奖，2023年全国创新争先奖个人奖，2017年中华医学科技奖一等奖，2017年华夏医学科技奖一等奖，2021年广东省科技进步奖特等奖。被评为中国十大"口碑医生"，卫生部有突出贡献中青年专家。在首届中国胸外科规范与创新手术巅峰展示会上获得复杂肺及纵隔组第1名。以第一作者/通讯作者/共同第一作者/共同通讯作者在NEJM、Lancet、BMJ、Cell、Nature Medicine等杂志上发表论文（其中影响因子大于30的有27篇；影响因子大于10的有50篇），总影响因子超过3 500，他引次数超过33 000次。有2篇论文分别被评为2020年Cell杂志最佳论文和2019年"中国百篇最具影响国际学术论文"。

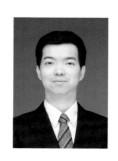

**主译：李树本**

广州医科大学附属第一医院胸外科行政副主任兼气管亚专科负责人

教授、主任医师、博士研究生导师。哈佛大学医学院博士后，哈佛大学医学院附属麻省总医院Research Fellow。曾获中华医学科技奖一等奖、华夏医学科技奖一等奖以及广东省科技进步奖一等奖等奖项。参编 *Nonintubated Thoracic Surgery*、*Cohen's Comprehensive Thoracic Anesthesia* 等多部胸外科学专著。完成全球首个"Tubeless 机器人气管/隆突系列重建手术"，成果发表于 *Annals of Surgery* 杂志；完成国际首例新辅助治疗后"胸腹腔镜联合微创大网膜包埋隆突成形术"，成果发表于 ATS 杂志；完成全球前3例"新辅助免疫治疗后自体肺移植手术"，成果发表于 TLCR 杂志；应用"针形胸腔镜技术"完成国际首个小儿复杂胸外伤气管/支气管断裂重建系列报道，成果发表于 ATS 杂志。

**译者**（以姓氏拼音首字母为序）：

段亮
上海市肺科医院胸外科

冯登元
江苏省人民医院泌尿外科

甘向峰
中山大学附属第五医院胸外科

贾卓奇
西安交通大学第一附属医院胸外科

李树本
广州医科大学附属第一医院胸外科

刘鼎乾
复旦大学附属中山医院心脏外科

莫靓
南华大学附属第一医院胸心血管外科

倪铮铮
皖南医学院第一附属医院胸外科

王一帆
成都大学附属医院胸心外科

冼磊
广西医科大学第二附属医院胸心血管外科

姚海军
复旦大学附属华山医院虹桥院区重症医学科

余坤
郑州大学第一附属医院咽喉头颈外科

张家齐
北京协和医院胸外科

张新雨
中国医科大学附属第一医院胸外科

赵龙
宁波市第二医院心脏大血管外科

郑雨潇
江苏省肿瘤医院泌尿外科

**审校者**（以姓氏拼音首字母为序）：

**李树本**
广州医科大学附属第一医院胸外科

**刘美静**
江苏省肿瘤医院科技处

**李文雅**
中国医科大学附属第一医院胸外科

**薛冰洁**
江苏省肿瘤医院科技处

# 致谢

感谢国家呼吸医学中心、广州医科大学附属第一医院以及
广东省胸部疾病学会的支持。

# AME 外科系列图书序言

我们AME旗下的心胸外科杂志Annals of Cardiothoracic Surgery有一位来自美国罗切斯特（Rochester）的作者，他是个左撇子。在进入外科学习的初始阶段，他遇到了很大障碍，例如，术中使用剪刀和完成打结动作时，他的动作都与教科书上要求的动作相反，于是在手术台上经常"挨老师打"。

后来，他将自己的这段经历和经验总结成文，并发表在一本期刊上，希望能够帮助到与自己"同病相怜"的其他外科医生。出乎意料的是，那篇文章发表之后，无数外科医生给他发邮件，向他请教和探讨左撇子医生应该如何接受外科培训，等等。后来，他认识了Annals of Cardiothoracic Surgery的主编Tristan D. Yan教授，恰好Tristan也是一位左撇子医生。Tristan鼓励他去做一名心脏外科医生，因为在心脏外科手术中，有一些步骤需要使用左手去完成缝合等动作。Tristan的观点是，外科医生最好左右手都训练好。

前段时间，我陪女儿第一天去幼儿园报到的时候，与幼儿园老师聊了一会，最后，老师问我们家长，有哪些需要注意的地方。我特地交代老师，千万不要将我女儿的用手习惯"矫正"了，让她保持自己的左撇子。老师很惊讶地问我为什么。

2013年12月7日，我们在南通大学附属医院举办了第二届AME学术沙龙，晚餐之后，复旦大学附属中山医院胸外科沈亚星医生带领我们几位学术沙龙委员去他的房间喝茶。酒店的电梯位于中间，出了电梯，先向左，再向左，再向左，再向左，然后，到了他的房间门口。我们一群人虽然被绕晕了，但是，还是有点清醒地发现他的房间其实就在电梯口的斜对面，顿时，哈哈大笑。他第一次进房间的时候，就是沿着这个路线走的，所以，第二次他带我们走同样的路。亚星说，其实，这就是"典型的"外科医生！

每一个手术步骤，每个手术动作，都是老师手把手带出来的，所以，很多外科医生喜欢亲切地称呼自己的老师为"师傅"。

如何才能成为一位手术大师？除了自身的悟性和勤奋之外，师傅的传授和教导应该是一个很重要的因素。犹如武林，各大门派，自成体系，各有优劣，这是一个不争的事实，外科界亦是如此。

于是，对于一位年轻的外科医生而言，博采众家之长，取其精华，去其糟粕，显得尤为重要。所以我们策划出版了这个系列的图书，想将国内外优秀外科团队的手术技艺、哲学思考和一些有趣的人文故事，一一传递给读者，希望能够对外科医生有一点启发和帮助。是为序。

汪道远

AME出版社社长

# 序

  本书翻译自*Annals of Cardiothoracic Surgery*（《心胸外科年鉴》）气管外科特刊，关注的焦点大部分来自我们临床中心的经验，教导读者学习"我们是如何做的"。正如大部分手术那样，对于"如何操作"的观点不尽相同。本中心对于气管外科的研究超过60年，这一期特刊浓缩了我们对于气管相关问题不断深入的认识，以及为解决相关问题而不断进步的手术技术。许多基本原则可以追溯到Hermes Grillo在这一领域的先驱工作基础。一些技术保持不变并经受住了时间的考验。随着治疗病例数的增加，一些技术则随着对于相关问题的深入认识而发展。一些新技术则被开发用于解决特定的复杂问题。未来，在某一天，利用再生医学理论或许能解决那些未解的难题。通过本书内容，我们希望读者能有所收获并对临床工作有所指导。

***Douglas J. Mathisen, MD***

*Division of Thoracic Surgery, Massachusetts General Hospital, Boston, MA, USA.*

(Email: dmathisen@mgh.harvard.edu)

译者：李树本，广州医科大学附属第一医院胸外科

刘鼎乾，复旦大学附属中山医院心脏外科

# 目　录

# 第一章　气管替代物的再评价

**Brooks Udelsman[1], Douglas J. Mathisen[2], Harald C. Ott[2]**

[1]Division of General Surgery, [2]Division of Thoracic Surgery, Massachusetts General Hospital, Boston, MA, USA

*Correspondence to:* Harald Ott, MD. Division of Thoracic Surgery, Department of Surgery, Massachusetts General Hospital, 55 Fruit St, Founders 7, Boston, MA 02114, USA. Email: hott@mgh.harvard.edu.

**背景**：现代气管外科中，关于气管替代产品的研究仍然很活跃。对于那些无法从根本上修复的大面积或复杂缺损的患者来说，气管置换可能是唯一的治疗选择。本综述旨在系统评估目前临床气管置换方法的成败。

**方法**：使用Medline和PubMed对2000年1月1日至2017年10月1日发表的文章进行系统回顾，重点关注环形或近似环形（＞270°）气管替代产品的临床转化。使用的关键词包括："气管替代""气管再生""气管移植""气管组织工程"和"气管置换"等术语。综述除了临床新进展，还包括相关基础研究。

**结果**：此评价涵盖了病例报告、病例研究和先前研究的临床新进展等21项研究内容。自2001年以来，41例患者通过同种异体移植、自体组织重建、生物假体重建和组织工程重建4种基本方法进行了环形或近似环形的气管替代治疗。每种方式都有其独特的优缺点，且均于临床成功开展。

**结论**：如果没有理想的假体或移植材料，对气管替代产品的需求仍然是一个难以解决的临床问题。虽然各种方式在临床取得了有限的成功，但在气管替代品被广泛应用之前，还需要进一步的实验室工作，尤其是因过早进行临床移植而失败的气管组织工程。

关键词：气管；再生医学；组织工程；气管重建

**View this article at:** http://dx.doi.org/10.21037/acs.2018.01.17

## 一、引言

在过去的75年中，人们一次又一次地证实了开发气管替代品的"虚幻的简单（illusory simplicity）"[1]。从21世纪开始，该领域不仅见证了创新技术的革新，也因科研产品不成熟的临床转化而遭受挫折。与此同时，同种异体气管移植、自体组织重建、生物假体重建和组织工程重建等4种主要方法应运而生。自20世纪60年代以来，全人工环形气管替代物在临床实践中屡遭失败，在此不再讨论[2]。上述所列举的4种方法每一种都具有其独特的优缺点（表1-1）。在此，我们将描述气管重建的特殊挑战，并对当前的临床方法进行系统评价。

表1-1　气管替代方法

| 方法 | 机制 | 优点 | 缺点 |
| --- | --- | --- | --- |
| 同种异体气管移植 | 供体气管在作为气管导管植入前接受数周的异位血运重建术 | ①结构和机械性能或天然组织<br>②可以进行血运重建 | ①需要捐赠者<br>②数周的异位血运重建<br>③需要免疫抑制药 |
| 自体组织重建 | 带有支架支撑血管蒂的管状自体组织±获取肋骨额外支撑 | ①无须免疫抑制<br>②无须分期施行<br>③保持血供 | ①技术上困难<br>②黏膜纤毛清除不足<br>③供体部位发病率高 |
| 生物假体重建 | 通常具有支撑支架的新鲜或库存的大动脉同种移植物作为管状导管植入 | ①现成的可用性<br>②无须免疫抑制 | ①缺乏黏膜纤毛清除<br>②没有强大的血供 |
| 组织工程重建 | 可生物降解的支架或脱细胞供体气管接种自体干细胞<br>从理论上讲，干细胞分化并募集循环细胞以重新填充移植物 | ①无须免疫抑制<br>②生长潜力的可能性 | ①难以进行血运重建<br>②离体细胞接种±细胞系扩增 |

## 二、临床需求

创伤、先天畸形、肿瘤性疾病和长期插管等病因均可导致气管的严重损伤，需要气管部分切除和重建。与其他如肝、肺和血管的器官病理学不同，气管通常可以被修复并且很少需要替换整个器官。经过一个世纪的发展，在成人中，5~6 cm（约为气管总长度的1/2）的气管可以安全地被切除和重建。在儿童中，安全的切除重建长度为气管总长度的1/3[3-4]。只有在罕见的恶性肿瘤或特别大的气管食管瘘等极少数情况下，才做基本的修复替代。即使在这些情况下，切除后产生的气管缺损也不总是圆形的，并且可能需要小面积的修补[5]。对于良性气管疾病患者，可应用支架或T管植入等姑息治疗。对于具有长段和复杂不可修复的气管缺损的罕见患者，安全有效的气管替代是获益的有效手段。

## 三、气管的挑战

气管具有2个基本生理功能：（1）从喉部到支气管的密闭且稳定的管状通道；（2）促进分泌物的清除。第1个功能是通过管状设计来实现的，其由前软骨环和纵向肌支撑，它们共同提供横向刚性和纵向柔韧性。第2个功能是通过具有同步纤毛的特殊上皮细胞将分泌物移动到具有摆动运输功能的黏膜纤毛上[6-7]。

气管替代最大的挑战是血管的再生化和与外界接触，如暴露于细菌和真菌中。气管依赖软骨环之间的小血管提供的节段性血供为管腔内黏膜衬里供血。任何移植气管、自体替代物或组织工程支架都须快速发展其自身的血供来支持细胞新陈代谢。而且，由于干燥、毒素和微生物暴露等原因，使得气管替代物持续暴露于外界是困难的。与血管或髋关节的无菌环境不同，任何植入气管的异物最终都会暴露于病原体。当发生二重感染时，会损害吻合口，如果不解决，可能会导致其重建吻合口毁灭性裂开[1-2]。

## 四、方法

### （一）文献检索策略

使用"气管置换""气管替代""气管再生""气管组织工程""气管移植"等关键词或《医学主题词表》（*Medical Subject Headings*，MeSH）的主题词，在PubMed/ Medline上对2000年1月1日至2017年10月1日发表的文章进行电子搜索。使用下文列出的纳入及排除标准，系统地评估所有需要被鉴定的文章。然后审查符合纳入标准文章的参考列表，以进一步确定可能的相关研究。

## （二）纳入及排除标准

本研究中包括对患者气管进行环形或近环形（＞270°）置换的研究，包含报告新患者信息的综述，所有出版物仅限于英语，排除动物模型、非临床研究、会议摘要、会议报告、社论和专家意见。此外，所有撤回的文章都被排除在外。

## （三）数据提取

对文章的文字、图片和表格进行审查。2名研究人员（B Udelsman和HC Ott）回顾了符合纳入及排除标准的研究，他们的分歧通过讨论达成了共识并得到了解决。

## 五、结果

## （一）临床研究的数量和质量

使用指定的检索策略，共检索到了2 168篇文章。应用纳入及排除标准后，文章数量减少到22篇。人工审查参考文献没有发现其他文章。1篇文章在出版后被撤回，不包含在分析中。我们收录了由Macchiarini博士团队领衔发表的3篇文章，鉴于对科学不端行为的担忧，我们对这些结果持谨慎和怀疑态度[8-9]。进一步讨论见下文"组织工程重建"部分。最终纳入的21篇文章包括了病例分析、病例报告和对临床新进展的综述，共有41例患者接受了气管替代治疗，并在此报告了修复的结果（图1-1）。

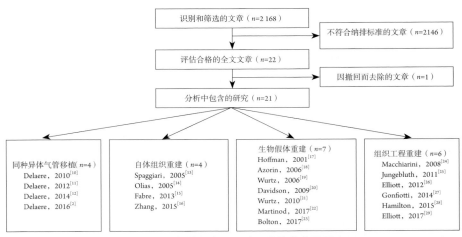

图1-1　气管替代品系统评价的检索结果

## （二）同种异体气管移植

气管由许多气管食管小血管提供节段性血供，这有别于标准血管吻合和其他器官的一期移植。如果在没有重新建立血供的情况下植入供体气管，移植必将失败。为给移植气管提供足够的血供，Delaere等[10]提出了二期重建。供体气管桡动脉带蒂灌注，筋膜皮瓣包埋后植入受体的前臂。为了防止发生排斥反应，给予受体免疫抑制药，同时通过受体桡动脉血管蒂的血管向内生长重建供体气管血运。足够的向内生长后，同种异体气管移植物和灌注血管蒂可从异位位置移植到原位。通过将蒂吻合到局部动脉和静脉（如甲状腺上动脉和颈内静脉）来重建血供。最终，供体气管黏膜可以被产生嵌合移植物的受体细胞重新填充，并允许停用免疫抑制药[2]。

2008年，Delaere等[10]报道了使用上述方法成功进行同种异体气管移植。从那时起，同一团队共报告了6例同种异体气管移植病例[2]。主要并发症是停用免疫抑制药后，3例同种异体气管移植患者发生移植物排斥反应，导致部分移植物丢失。随着时间的推移和所报道技术的发展，促进了供体重建黏膜并预防了停用免疫抑制药后的狭窄[2,11-12]。最近报道的方案描述了长达4个月的异体植入。为了促进这个过程，可以在软骨韧带中做小切口以促进受者供体血管的向内生长。在充分重建血运后，移植物-黏膜嵌合体通过在移植物中点状剥离供体黏膜层并放置全层受体颊黏膜移植物而产生。然后可以在术后15个月开始逐渐减少植入复合移植物的免疫抑制药。供体软骨细胞由于缺乏直接的血供而保持完整，并通过包裹在致密的细胞外基质中而免受宿主免疫检测[10]。

虽然气管移植是一种有效的气管置换方法，但同种异体气管移植有其局限性。首先，它需要几个月的移植物异位生长时间，排除了急诊或紧急移植。其次，该方法须延长免疫抑制期，这会增加感染的风险并限制其在恶性肿瘤中的应用。在试图进行同种异体气管移植的6例患者中，5例都存在良性病变。另1例患有低级别喉气管软骨肉瘤的恶性肿瘤患者，其肿瘤在10年间表现出缓慢生长[2]。由于肿瘤影响，在患有高度恶性肿瘤的患者中，禁止在异位血运重建阶段进行免疫抑制。最后，由于更高的代谢需求和难以实现的快速血运重建，供体气管的黏膜壁在异位移植后发生缺血性坏死，因此，使用受体皮瓣重建天然的气管膜壁。新生气管的鳞状上皮可导致黏膜纤毛分泌物清除功能受损，并在该段气管定植异常菌群。

## （三）自体组织重建

多个自体组织来源已被用于气管重建，包括肺、皮肤和前臂皮瓣（表1-2）。尽管使用了不同的组织，但这些修复和重建方法具有相似的基础理论[13-16]。无论使用哪种组织，其目标是提供一种可以被血管再生化成新生气管的灌注良好的带蒂移植物。在许多情况下，这些移植物由临时或永久性支架支撑。通过植入由肋软骨制成的软骨环来获得额外支撑。Fabre等[15]报道了使用该技术的最大系列，12例患者通过使用由获得的肋软骨条带和临时管腔支架支撑的放射状筋膜皮瓣，在一期（尽管时间漫长，需12~17 h）手术中进行修复。

表1-2　自体组织修复

| 研究员 | 病例数/例 | 组织 | 并发症（患病比例） | 分期 | 随访/月 | 长期支架依赖 |
|---|---|---|---|---|---|---|
| Spaggiari等[13] | 1 | 胸膜和胸大肌肌瓣支撑胸壁皮瓣 | ARDS，移植物狭窄 | 一期 | 24 | 是 |
| Olias等[14] | 1 | 肋软骨支撑的桡侧筋膜皮瓣，内衬口腔黏膜移植物 | 无 | 三期 | 6 | 否 |
| Fabre等[15] | 12 | 肋软骨和临时硅胶支架支持的桡肌筋膜皮瓣 | 肺炎（100%）；ARDS（58%）；头臂动脉破裂（8.3%） | 一期 | 4~101 | 否* |
| Zhang等[16] | 5 | 支架支持的肺组织 | 咯血和死亡（20%） | 一期 | 14~84 | 是 |

*报告的系列中，有1例患者由于出现气管塌陷，需要更换支架。ARDS，急性呼吸窘迫综合征。

虽然方法创新，但自体修复的结果却是喜忧参半。首先，由于气管软化和狭窄，通常需要短期支架植入，这抵消了气管重建的一些获益。其次，通过这种技术，气管上皮不可能再生。因此，黏膜纤毛摆动运输的功能丢失。行此修复术的患者可能依赖于频繁的支气管镜检查及剧烈咳嗽来帮助清除气管。在Fabre等[15]报道的12例患者中，7例出现急性呼吸窘迫综合征，2例依赖于气管切开造口术。因此，建议不要对膈肌功能障碍患者或需要将气管修复扩展到支气管的患者采用这种气管重建方法。Olias等[14]描述了缺乏气管上皮的一种可能的例外，他们采集口腔黏膜，将之移植到气管腔内形成新的上皮。不幸的是，这需要分期手术，并且与一定程度的供体部位发病率有关。

## （四）生物假体重建

自20世纪60年代以来，主动脉同种异体移植物已被用于瓣膜和弓的修复[30]。气管缺损修复始于20世纪90年代末，在过去的20年中一直被使用。同样，脱细胞真皮基质在气管修复中也被应用了近10年[5]。大多数生物假体修复都是补片修复，其中生物假体材料不适合环周修复或新生气管的构建。

2001年以来，4组不同的研究者报告了在环周修复中使用主动脉夹层移植技术，并将其应用于11例患者[17-22]。脱细胞真皮基质只能在环周修复中使用一次，并且与需要修复的移植物相关[23]。这种类型修复的优势在于商业和潜在的成品供应；缺点是缺乏呼吸道上皮来协助黏膜纤毛清除分泌物，以及移植物的相对韧性通常需要支架来防止软化。此外，尚不清楚宿主细胞如何重新填充移植物，以及如何重建血供。

Hoffman等[17]首次报道了使用主动脉同种异体移植修复环周缺损。他们给1例肺移植后气管裂开患者使用管状主动脉的同种异体移植物作为临时通道。在主动脉同种异体移植物重建中没有使用支架，并且仅通过连续正压通气维持气管通畅。3天后成功进行了再次移植，并切除了同种异体移植物。2006年Azorin等[18]首次报道了在新生气管的构建中使用微管化的永久的主动脉移植物。在大量动物实验后，实验组选择使用主动脉自体移植物给切除7 cm鳞状细胞肿瘤后的患者重建气管。虽然从技术上来说，修复是用自体组织而不是同种移植物进行的，但是与前述的自体组织修复报道的不同之处在于没有将血管蒂与移植物一起移植。在他们的报告中，患者成功接受了由支架支撑的主动脉修复，并且在12 h内拔管。患者在术后的一段时间内须进一步植入支架，但最终仍旧能够在初次手术3个月后在没有支架的情况下保持气管通畅。不幸的是，患者在初次术后6个月出现了严重的双肺肺炎并死亡。死亡后行支气管镜检查，没发现移植物裂开或穿孔[18]。

Davidson等[20]于2009年尝试将主动脉同种异体移植作为永久性新生气管。他们报告了1例使用同种异体主动脉支架和蒙哥马利T管修复气管食管瘘后的气管裂开的病例。但术后第10天患者出现心搏骤停，尸检发现近端吻合口裂开。作者猜测使用蒙哥马利管代替气管内支架不足以支持修复，并且导致了裂开和继发性纵隔感染。

Wurtz等[19,21]报道了利用主动脉同种异体移植的大规模研究，6例黏液表皮样癌和腺样囊性癌患者均采取支架支撑和肌瓣支撑的同种异体移植重建气管。接受修复的6例患者中有5例可以拔管。然而，所有患者都依赖于支架，并且50%的患者出现了吻合口裂开、胸骨裂开和移植物真菌感染等严重并发症。

最新的关于主动脉同种异体移植修复的报道来自Martinod等人。2例良性喉气管狭窄的患者通过镍钛合金支架并用带肌支撑的主动脉同种异体移植物完成修复[22]。重要的是，Martinod等在修复过程中保留了天然气管的膜部分，并使用了保存在−80℃而不是标准的−150℃下的大动脉移植物。该研究小组报告了随着移植物内软骨的再生，最终在术后15~39个月移除了支架。他们提出了一种保留供体细胞外基质中的生长和血管生成因子，并导致宿主细胞迁移、增殖和分化的"体内组织工程"机制[22]。虽然这些早期结果令人振奋，但此类修复的稳定性和潜在机制须进一步研究和验证，特别是将其应用于潜在恶性肿瘤患者时，在这种情况下，修复须进一步加强辅助治疗。

### （五）组织工程重建

自20世纪90年代被Langer和Vacanti推广以来，组织工程已经为器官移植提供了无限的自体组织供应[31]。该方法采用生物工程的方法来促进组织再生。虽然已经提出了多个用于该过程的方案，但通常该方法涉及预先收集宿主细胞的可降解生物支架。在生物反应器中或移植后，宿主干细胞分化成能够重新填充生物降解支架的成熟细胞，并最终通过新的细胞外基质沉积来取代它。另外，在一些情况下，种子细胞可能通过释放各种细胞因子和化学引诱剂来使宿主细胞循环，以协调支架的填充和增殖[32]。组织工程在儿科人群中是一种特别有吸引力的方法，因为完全自体的器官具有生长潜力，可以使患者在生长过程中避免初始大小错配或再次手术的情况。

尽管人们对气管组织工程寄予厚望，该领域却因争议和科学不端行为受挫。2008年，Macchiarini等[24]发表了首次气管组织工程的临床移植报告。随后，这一团队又发表了更多报告，特别是在2011年和2014年[25,27]。不幸的是，对Macchiarini博士的工作进行的内部和外部调查清楚地表明，该技术的成功被夸大，并且许多接受手术的患者发生了灾难性的并发症[2,8,33-34]。

除了Macchiarini团队的工作外，2例儿科患者也接受了组织工程气管导管治疗[26,28-29]。这2例患者均患有严重的先天性气管缺陷，曾多次接受矫正手术。第1例患者在2010年接受了复发性支架相关的气管–主动脉瘘的修复手术，手术时进行了骨髓抽吸并分离出单核细胞。这些细胞的悬浮液被用于植入尸体的气管同种移植。此外，移植前将组织转化生长因子β并浸泡在重组人红细胞生成素、粒细胞集落刺激因子中的整个结构体注入移植体的气管环[26]。尽管需要进行多次支架植入术和支气管镜检查，特别是在植入后的第1年内，但在长期随访中，有证据表明4年后仍然保留了纤毛上皮细胞层的移植物[28]。

2012年，另外1例患有多种先天性气管异常以及曾接受过多项干预措施的儿科患者接受了组织工程气管导管治疗[22]。这个病例的脱细胞的气管移植物在含有扩增骨髓来源的间充质细胞以及从鼻中隔黏膜活组织获得的自体呼吸上皮细胞的生物反应器中培养了48 h。由于缺乏足够的网膜，外科医生无法用组织支撑移植物，并且考虑到可能诱发过度强烈的炎症反应，而选择不带支架的移植物。虽然移植术后的初始病程并不复杂，仅表现为轻度软化迹象，但患者在术后第15天病情恶化，并且被认为是继发于气管塌陷和外部压迫导致的长时间的呼吸骤停。当患者成功复苏时，由于发生了严重的缺氧性脑损伤，决定停止治疗。

虽然组织工程方法在气管重建中已经取得了一些成功，但已报道和未报道的失败病例显示，该领域的临床应用应深化基础实验研究和动物模型的研究。基于迄今为止已获得的临床数据，目前尚不清楚植入的支架如何进行血运重建，也不清楚植入细胞如何协调脱细胞气管移植物的再增殖。

## 六、讨论

寻找一个理想的气管替代品仍然是一个难以达到的目标。尚未研发出一种可以作为有效的呼吸管道并提供黏膜纤毛分泌物清除的气管移植物。虽然本文所述的4种气管置换方式中的每一种都取得了一些临床上的成功，但这些技术中没有一种是完美的或当前普遍用于临床的研究转化成果。根据所回顾的文献，可得出结论：为了研发出临床上安全有效的气管替代品，需要进一步的基础实验研究和大型动物模型来解决几个尚未解决的问题。这种移植物成功的最低设计标准如下：

（1）通过直接血管吻合或非带蒂导管的快速血运重建术即时恢复移植后的灌注能力；

（2）足够的机械稳定性，以便术后拔管和长期免于腔内支架植入；

（3）对周围结构没有侵蚀作用；

（4）建立足够的屏障功能，以防止移植材料和周围结构的感染；

（5）形成和结构、黏膜薄层运输相容的上皮内衬，以免细菌过度生长及分泌物滞留；

（6）应用在儿科患者中时，可适应其生理需求变化的移植物。

随着以气管替代为重点的技术的发展，须对实验室和实验数据进行严格和透明的评估，以确保临床转化的安全性和有效性。

## 致谢

无。

## 声明

本文作者宣称无任何利益冲突。

## 参考文献

[1]  Grillo H C. Tracheal replacement：a critical review[J]. Ann Thorac Surg，2002，73(6)：1995-2004.

[2]  Delaere P，Van Raemdonck D. Tracheal replacement[J]. J Thorac Dis，2016，8(Suppl 2)：

S186-S196.

[3]  Grillo H C. Surgery of the trachea[J]. Curr Probl Surg, 1970, 3-59.

[4]  Grillo H C. Notes on the windpipe[J]. Ann Thorac Surg, 1989, 47(1): 9-26.

[5]  Udelsman B V, Eaton J, Muniappan A, et al. Repair of large airway defects with bioprosthetic materials[J]. J Thorac Cardiovasc Surg, 2016, 152(5): 1388-1397.

[6]  Belsey R. Resection and reconstruction of the intrathoracic trachea[J]. Br J Surg, 1950, 38(150): 200-205.

[7]  Hamilton N, Bullock A J, Macneil S, et al. Tissue engineering airway mucosa: a systematic review[J]. Laryngoscope, 2014, 124(4): 961-968.

[8]  Cyranoski D. Investigations launched into artificial tracheas[J]. Nature, 2014, 516(7529): 16-17.

[9]  Delaere P R, Van Raemdonck D. The trachea: the first tissue-engineered organ?[J]. J Thorac Cardiovasc Surg, 2014, 147(4): 1128-1132.

[10]  Delaere P, Vranckx J, Verleden G, et al. Tracheal allotransplantation after withdrawal of immunosuppressive therapy[J]. N Engl J Med, 2010, 362(2): 138-145.

[11]  Delaere P R, Vranckx J J, Meulemans J, et al. Learning curve in tracheal allotransplantation[J]. Am J Transplant, 2012, 12(9): 2538-2545.

[12]  Delaere P R, Vranckx J J, Den Hondt M, et al. Tracheal allograft after withdrawal of immunosuppressive therapy[J]. N Engl J Med, 2014, 370(16): 1568-1570.

[13]  Spaggiari L, Calabrese L S, D'Aiuto M, et al. Successful subtotal tracheal replacement (using a skin/omental graft) for dehiscence after a resection for thyroid cancer[J]. J Thorac Cardiovasc Surg, 2005, 129(6): 1455-1456.

[14]  Olias J, Millán G, da Costa D. Circumferential tracheal reconstruction for the functional treatment of airway compromise[J]. The Laryngoscope, 2005, 115(1): 159-161.

[15]  Fabre D, Kolb F, Fadel E, et al. Successful tracheal replacement in humans using autologous tissues: an 8-year experience[J]. Ann Thorac Surg, 2013, 96(4): 1146-1155.

[16]  Zhang S, Liu Z. Airway Reconstruction with Autologous Pulmonary Tissue Flap and an Elastic Metallic Stent[J]. World J Surg, 2015, 39(8): 1981-1985.

[17]  Hoffman T M, Gaynor J W, Bridges N D, et al. Aortic homograft interposition for management of complete tracheal anastomotic disruption after heart-lung transplantation[J]. J Thorac Cardiovasc Surg, 2001, 121(3): 587-588.

[18]  Azorin J F, Bertin F, Martinod E, et al. Tracheal replacement with an aortic autograft[J]. Eur J Cardiothorac Surg, 2006, 29(2): 261-263.

[19]  Wurtz A, Porte H, Conti M, et al. Tracheal replacement with aortic allografts[J]. N Engl J Med, 2006, 355(18): 1938-1940.

[20]  Davidson M B, Mustafa K, Girdwood R W. Tracheal replacement with an aortic homograft[J]. Ann Thorac Surg, 2009, 88(3): 1006-1008.

[21]  Wurtz A, Porte H, Conti M, et al. Surgical technique and results of tracheal and carinal replacement with aortic allografts for salivary gland-type carcinoma[J]. J Thorac Cardiovasc Surg, 2010, 140(2): 387-393.

[22]  Martinod E, Paquet J, Dutau H, et al. In Vivo Tissue Engineering of Human Airways[J]. Ann Thorac Surg, 2017, 103(5): 1631-1640.

[23] Bolton W D，Ben-Or S，Hale A L，et al. Reconstruction of a Long-Segment Tracheal Defect Using an AlloDerm Conduit[J]. Innovations (Phila)，2017，12(2)：137-139.

[24] Macchiarini P，Jungebluth P，Go T，et al. Clinical transplantation of a tissue-engineered airway[J]. Lancet，2008，372(9665)：2023-2030.

[25] Jungebluth P，Alici E，Baiguera S，et al. Tracheobronchial transplantation with a stem-cell-seeded bioartificial nanocomposite：a proof-of-concept study[J]. Lancet，2011，378(9808)：1997-2004.

[26] Elliott M J，De Coppi P，Speggiorin S，et al. Stem-cellbased，tissue engineered tracheal replacement in a child：a 2-year follow-up study[J]. Lancet，2012，380(9846)：994-1000.

[27] Gonfiotti A，Jaus M O，Barale D，et al. The first tissue-engineered airway transplantation：5-year follow-up results[J]. Lancet，2014，383(9913)：238-244.

[28] Hamilton N J，Kanani M，Roebuck D J，et al. Tissue-Engineered Tracheal Replacement in a Child：A 4-Year Follow-Up Study[J]. Am J Transplant，2015，15(10)：2750-2757.

[29] Elliott M J，Butler C R，Varanou-Jenkins A，et al. Tracheal Replacement Therapy with a Stem Cell-Seeded Graft：Lessons from Compassionate Use Application of a GMPCompliant Tissue-Engineered Medicine[J]. Stem Cells Transl Med，2017，6(6)：1458-1464.

[30] Stelzer P，Elkins R C. Homograft valves and conduits：applications in cardiac surgery[J]. Curr Probl Surg，1989，26(6)：381-452.

[31] Langer R，Vacanti J P. Tissue engineering[J]. Science，1993，260(5110)：920-926.

[32] Roh J D，Sawh-Martinez R，Brennan M P，et al. Tissue-engineered vascular grafts transform into mature blood vessels via an inflammation-mediated process of vascular remodeling[J]. Proc Natl Acad Sci U S A，2010，107(10)：4669-4674.

[33] Vogel G. Trachea transplants test the limits[J]. Science，2013，340(6130)：266-268.

[34] Heckscher S，Carlberg I，Gahmberg C. Karolinska Institutet and the Macchiarini case[M]// Heckscher S，Carlberg I，Gahmberg C. An external inquiry. English and Swedish. Stockholm：Karolinska institutet，2016：1-20.

翻译：姚海军，复旦大学附属华山医院虹桥院区重症医学科
审校：李树本，广州医科大学附属第一医院胸外科

**Cite this article as**：Udelsman B，Mathisen DJ，Ott HC. A reassessment of tracheal substitutes—a systematic review. Ann Cardiothorac Surg，2018，7(2)：175-182. doi：10.21037/acs.2018.01.17

# 第二章　继发性气管肿瘤

**Maria Lucia Madariaga, Henning A. Gaissert**

Division of Thoracic Surgery, Department of Surgery, Massachusetts General Hospital, Boston, MA, USA.
*Correspondence to:* Henning A. Gaissert, MD. Founders House, Massachusetts General Hospital, 265 Charles Street, Boston, MA 02114-2621, USA.Email: hgaissert@partners.org.

背景：继发性气管肿瘤是指由于邻近器官的原发性肿瘤和远处病灶淋巴结转移或血源性转移造成的气管侵犯。本系统综述旨在揭示这些少见的非气管原发性恶性肿瘤的临床表现、治疗选择和临床结果。

方法：通过检索Medline数据库，筛选原发性非气管肿瘤气管侵袭或远处病灶转移至气管的病例系列和病例报告，挑选出可提供有效原始数据的英文研究的所有摘要或文章，进行系统论述。

结果：共检索到1978—2017年的160个病例报告和病例系列，累计2 242例患者，其中邻近器官原发性肿瘤侵袭1 853例，远处病灶淋巴结转移及血源性转移共389例。原发病灶常见于甲状腺、食管和肺，最常见的临床表现为呼吸困难、颈部肿块、声音改变和（或）咯血。在病例报告和病例系列中，分别有77.9%和66.0%的患者接受了手术切除，最常见的术式是气管节段切除术。少部分患者进行了支气管镜治疗（21.7%）和放疗（32.2%）。支气管镜治疗的术后并发症包括出血、肉芽组织形成和分泌物持续分泌，而手术的并发症主要为吻合口瘘、非计划的气管切开造口术、喉返神经麻痹等。术后30天病死率很低（0.01%~1.80%）。甲状腺恶性肿瘤患者中接受了手术治疗的患者中位生存时间更长。术后随访时间为0.03~183个月。

结论：对原发性或转移性非气管恶性肿瘤引起的气管侵犯，应根据症状、肿瘤分级、肿瘤复发和同时并发转移灶进行评估，以确定最适宜的外科手术、支气管镜治疗或非介入性治疗。临床经验表明，对淋巴结转移所致的气管梗阻进行姑息性内镜介入治疗，目前的研究报道并不充分。

关键词：气管内转移；继发性气管肿瘤；系统综述

**View this article at:** http://dx.doi.org/10.21037/acs.2018.02.01

## 一、引言

继发性气管肿瘤被定义为生长在气管中，但不是来源于气管组织的肿瘤，其涵盖广泛的肿瘤组织和不同的病程阶段。在临床实践中，可能比原发性气管肿瘤更常见。与邻近器官原发性肿瘤侵袭气管相比，胸外科医生可能更常遇到淋巴结转移性肿瘤造成的气管梗阻。由于肿瘤的发生发展和预后与原发病灶有关，其治疗和预后可能因原发性气管肿瘤不同而有很大差异。因此，对原发性肿瘤的正确溯因诊断尤为重要。转移性肿瘤引起气管侵袭可进一步发展为异时性或同时性病变，在一段无疾病时间间隔后发现转移性病变，为异时性病变；相反，同时性病变是指原发性恶性肿瘤与气管侵袭在诊断时同时被发现。

继发性气管肿瘤可能由血源性转移、淋巴结转移或者甲状腺、食管邻近器官肿瘤直接侵袭引起。基于原发性肿瘤与气管的关系，Kiryu等[1]提出了关于气管支气管转移性肿瘤的系统分型。Ⅰ型，肿瘤直接侵袭气管；Ⅱ型，由邻近的实体肿瘤侵袭；Ⅲ型，经过淋巴结转移侵袭；Ⅳ型，周围病变沿着气管壁延伸。在以下的回顾性研究中，大部分为源于肺外病灶的Ⅰ型肿瘤或源于甲状腺的Ⅱ型肿瘤。然而，考虑到由肺、食管、头颈部和其他肿瘤的气管周围淋巴结转移导致的侵袭是最常见的转移方式，这种类型的报道少是因为疾病进展时气管并不是唯一的关注点，而且确诊后患者的生存期很短。

继发性气管肿瘤的真实发病率尚不清楚。1954年报道的1例结肠癌气管转移是较早的气管内转移病例之一[2]。现有流行病学研究主要关注支气管内转移，并列举了不同的排除标准。在一项分析了1943—1947年连续1 000例上皮源性恶性肿瘤尸检报告的研究中，发现有6例存在气管内的转移性肿瘤，分别来源于肺[3]、喉[1]和乳房[1]，然而，这项研究排除了邻近器官直接侵袭的病例[4]。另一项研究中，分析了1968—1971年1 359例尸检报告，发现支气

13

管内转移率为2%，其中0.8%的气管内转移性肿瘤来源于原发性甲状腺癌[1]和黑色素瘤[1]，淋巴瘤、中枢神经系统肿瘤和原发性肺肿瘤被排除在外[3]。一项文献综述表明1966—2002年共发现204例肺外实性肿瘤确诊有支气管内转移，其中4%位于气管内[5]。

据笔者所知，此前没有继发性气管肿瘤的分析报道。在该研究中，通过检索Medline数据库中的相关文献对继发性气管肿瘤进行系统综述，通过实例分析评估非手术治疗、支气管镜治疗和手术治疗的优点。继发性气管肿瘤引起呼吸道梗阻需要多学科治疗，本研究旨在为此类患者提供指导。

## 二、方法

### （一）文献检索策略

计算机检索Medline数据库。检索词："气管转移""继发性气管肿瘤""气管内转移""气管支气管肿瘤"。

### （二）纳入标准

纳入本系统综述的合格研究包含转移性气管肿瘤或原发性肿瘤进一步侵犯气管的患者。包括个案报道、单一机构和多机构病例系列，不包括综述、社论、专家评述和缺乏摘要的研究。少数报告内含原发性和继发性气管肿瘤，或者气管和支气管肿瘤，特地提取了其中关于继发性气管肿瘤的数据，并将其纳入本研究。对于来自同一机构的重复发表的报告，如果涉及的患者内容相似，只收集最近的数据[6-8]。

### （三）数据提取和批判性评估

一名审查人员 M L Madariaga检阅了每一个入选的研究，并从文本、图片和表格中提取数据。另一名审查人员Gaissert检阅了提取的数据并将所有的数据输入到一个标准化的数据库中。

### （四）统计学分析

结果用平均值和标准差（$\bar{x}\pm s$）来表示。对于大于10人的治疗组研究应用Kaplan-Meier生存分析曲线。

### （五）结果评价

主要终点包括症状缓解、总生存率、疾病复发和术后或治疗后30天并发症。次要终点包括肿瘤组织学、气管肿瘤的部位以及治疗方式。

## （六）手术方法

切除受侵气管的术式分为开窗术（仅切除前气管壁），气管刮除术（部分厚度切除气管），气管节段切除术（全厚度环切气管），气管扩大切除术（切除气管、食管、喉和其他颈部及纵隔结构）以及减瘤术（非完全切除），受侵病变气管的切除可由内镜或开胸手术完成。

## 三、结果

### （一）证据数量

应用检索标准，筛选出2 866项研究。通过人工评估摘要和全文确定了160篇相关文献。其中有64篇个案报道和96篇病例系列（多于1个病例）。96篇病例系列中，17篇对110个患者进行了病例分析，内容详细足以用来提取患者数据[8-24]；45篇专门进行了针对甲状腺癌侵袭气管的报道（附表2-1）。最后共纳入2 242例患者，其中174例患者源于个案报道，2 068例患者源于病例系列。

### （二）证据质量

所选研究都是回顾性的、观察性的系列研究，没有随机对照或前瞻性试验。30个回顾性病例系列中包含支气管和气管病变，或原发性及继发性气管肿瘤，但只提供了基于一般情况的人群研究结果（附表2-1）。在允许的情况下，重点选取了继发性气管肿瘤相关数据。为了便于阐明案例系列研究中的总体结果评价，将气管肿瘤患者数量与选取病例中的患者总数进行了比较（附表2-2～附表2-3）。无法提取的数据在表中以空白标示。

### （三）患者统计学资料

2 242例患者，平均年龄为58.5岁，58.4%为女性。最常见的组织学类型是高分化甲状腺癌（74.00%）、非典型食管癌（5.93%）和肺鳞状细胞癌（2.77%）。其他/混合型占9.50%，有些肿瘤类型不确切，有些肿瘤组织成分混杂，未予确切诊断（表2-1）。

### （四）临床症状

在选取的2 242例病例中，50.4%（1 130/2 242）的病例记录有临床症状（表2-2）。95.2%的患者有症状，主要临床表现为呼吸困难（31.8%）、颈部肿物占位（19.5%）、声音改变或声音嘶哑（15.0%）、咯血（13.7%），而无症状的患者占4.8%。

表2-1　继发性气管肿瘤患者的人口特征（*n*=2 242）

| 肿瘤组织学分类 | 患者数量/例 | 百分比/% | 平均年龄/岁 | 女性概率/% |
|---|---|---|---|---|
| 高分化甲状腺癌 | 1 659 | 74.00 | 58.1 | 68.1 |
| 其他/混合型 | 213 | 9.50 | 60.5 | 39.0 |
| 非典型食管癌 | 133 | 5.93 | 60.0 | 16.7 |
| 肺鳞状细胞癌 | 62 | 2.77 | 58.6 | 27.2 |
| 非典型肺癌 | 36 | 1.61 | 63.9 | 16.8 |
| 食管鳞状细胞癌 | 22 | 0.98 | 58.4 | 20.7 |
| 非典型甲状腺癌 | 18 | 0.80 | 61.1 | 26.7 |
| 结肠癌 | 9 | 0.40 | 61.2 | 64.0 |
| 肾细胞癌 | 9 | 0.40 | 56.3 | 25.5 |
| 低分化甲状腺癌 | 9 | 0.40 | 62.0 | 69.2 |
| 甲状腺胸腺样癌 | 8 | 0.36 | 56.5 | 0.5 |
| 肺小细胞癌 | 8 | 0.36 | 58.0 | 55.9 |
| 肺腺癌 | 7 | 0.31 | 58.3 | 31.9 |
| 直肠癌 | 7 | 0.31 | 71.4 | 57.1 |
| 黑色素瘤 | 6 | 0.27 | 52.5 | 33.3 |
| 乳腺癌 | 5 | 0.22 | 55.8 | 100.0 |
| 胸腺瘤 | 5 | 0.22 | 8.0 | 18.0 |
| 前列腺癌 | 4 | 0.18 | 68.8 | 0 |
| 卵巢腺癌 | 3 | 0.13 | 48.7 | 100.0 |
| 鼻腔神经胶质瘤 | 2 | 0.09 | 45.5 | 50.0 |
| 喉鳞状细胞癌 | 2 | 0.09 | 67.0 | 0 |
| 甲状腺鳞状细胞癌 | 2 | 0.09 | 78.0 | 0 |
| 类癌 | 1 | 0.04 | —— | —— |
| 子宫内膜癌 | 1 | 0.04 | —— | 100.0 |
| 肝细胞癌 | 1 | 0.04 | 80.0 | 0 |
| 脂肪肉瘤 | 1 | 0.04 | 53.0 | 100.0 |
| 肺大细胞癌 | 1 | 0.04 | —— | —— |
| 鼻咽癌 | 1 | 0.04 | 68.0 | 0 |
| 甲状旁腺癌 | 1 | 0.04 | 40.0 | 0 |
| 精原细胞瘤 | 1 | 0.04 | —— | 0 |
| 胸腺癌 | 1 | 0.04 | 59.0 | 100.0 |
| 胸腺瘤 | 1 | 0.04 | 10.0 | 0 |
| 甲状腺腺瘤 | 1 | 0.04 | 79.0 | 100.0 |
| 甲状腺肉瘤样癌 | 1 | 0.04 | 55.0 | 0 |
| 舌鳞状细胞癌 | 1 | 0.04 | 61.0 | 0 |

表2-2　继发性气管肿瘤的临床表现（*n*=1 130）

| 症状 | 患者数量/例 | 百分比/% |
|---|---|---|
| 咳嗽 | 56 | 5.0 |
| 吞咽困难 | 39 | 3.5 |
| 呼吸困难 | 359 | 31.8 |
| 咯血 | 155 | 13.7 |
| 颈部肿物 | 220 | 19.5 |
| 喘息 | 80 | 7.1 |
| 声音改变/嘶哑 | 170 | 15.0 |
| 无症状 | 54 | 4.8 |

**（五）并发转移**

在高分化甲状腺癌病例中，患者在诊断前或确诊后肺转移的比例为13.8%（6.5%~20.0%）[7,25-31]，食管受侵的比例为29.0%（4.9%~62.0%）[6,25,29,31-36]。在下列肿瘤中，肺转移的发现可同时或早于继发性气管肿瘤的诊断，如肾细胞癌（22%）、直肠癌（85%）、黑色素瘤（16.7%）、食管癌（3%）、结肠癌（33.3%）、有胸腺样分化的癌（12.5%）及乳腺癌（40%）（附表2-1）。个别脂肪肉瘤和肝细胞癌患者也出现肺转移[37-38]。

**（六）原发性肿瘤诊断与发现继发性气管肿瘤的时间间隔**

明确记载原发性肿瘤诊断与发现继发性气管肿瘤时间间隔的病例共有622例（27.7%），见表2-3。2/3的患者在诊断原发性肿瘤后延迟发现。肾细胞癌患者的中位时间间隔最长（90.0个月），其次是卵巢腺癌（84.0个月）、乳腺癌（72.0个月）。中位时间间隔最短的是肺鳞状细胞癌（14.5个月），其次是鼻腔神经胶质瘤（15.0个月）、肺腺癌（16.5个月）。一项涉及多种继发性气管肿瘤患者的研究报道显示，中位时间间隔为7.3个月[121]。

**（七）治疗评估**

病例系列中，有明确治疗记录的患者共有1 527例；个案报道中有170例（附表2-2~附表2-3）。总结两者，21.7%的患者进行了支气管镜治疗，32.2%的患者接受了放疗，76.8%的患者实施了手术治疗。

表2-3 原发性肿瘤诊断与继发性气管肿瘤发生的时间间隔（$n=622$）

| 肿瘤病理组织学 | 参考文献 | 同时发生数量/例 | 异时发生数量/例 | 异时发生时间中位数（范围）/月 |
|---|---|---|---|---|
| 乳腺癌 | [39-42] | 0 | 3 | 72.0（65.0~120.0） |
| 甲状腺胸腺样癌 | [14,20,43] | 6 | 2 | 62.0（13.0~111.0） |
| 结肠癌 | [18,44-52] | — | 5 | 54.0（12.0~120.0） |
| 非典型食管癌 | [12,53-55] | 16 | 12 | — |
| 食管鳞状细胞癌 | [15,19,56-60] | 12 | 1 | — |
| 鼻腔神经胶质瘤 | [61-62] | — | 2 | 15.0（12.0~18.0） |
| 肝细胞癌 | [38] | — | 1 | |
| 脂肪肉瘤 | [37] | — | 1 | |
| 非典型肺癌 | [53] | 9 | 26 | |
| 肺腺癌 | [13,63-64] | — | 2 | 16.5（7.0~26.0） |
| 肺小细胞癌 | [65-66] | — | 1 | |
| 肺鳞状细胞癌 | [13,67-68] | — | 6 | 14.5（8.0~52.0） |
| 黑色素瘤 | [69-72] | 1 | 4 | 36.0（24.0~48.0） |
| 混合癌 | [1,73-79] | — | 12<br>98 | 17.0（2.0~38.0）<br>7.3（0.0~51.0） |
| 鼻咽癌 | [80] | — | 1 | |
| 卵巢腺癌 | [81-83] | — | 3 | 84.0（32.0~86.0） |
| 甲状旁腺癌 | [84] | — | 1 | |
| 前列腺癌 | [85-91] | 1 | 3 | 48.0（18.0~65.0） |
| 直肠癌 | [18,48,92-97] | — | 6 | 58.0（12.0~132.0） |
| 肾细胞癌 | [45,98-105] | 1 | 4 | 90.0（48.0~204.0） |
| 胸腺癌 | [106] | 1 | — | — |
| 胸腺瘤 | [107] | 1 | — | — |
| 甲状腺腺瘤 | [108] | — | 1 | |
| 高分化甲状腺癌 | [7-10,31,36,55,109-111],<br>[6,11,17,19,21-24,27,30,<br>33-34,112-120] | 146 | 30<br>32<br>166 | 52.8（1.0~564.0）<br>79.0（11.0~384.0） |
| 甲状腺鳞状细胞癌 | [68] | 1 | 1 | — |
| 舌鳞状细胞癌 | [16] | — | 1 | — |

病例系列中，记录了治疗和结果的患者有1 527例。随访时间为12.0~97.7个月。仅进行支气管镜治疗的占19%，支气管镜治疗加化疗/放疗的占2%，单纯接受手术治疗的占50.6%，外科治疗加化疗/放疗的占27.3%，仅化疗/放疗的占0.9%。外科治疗中，进行了气管环切术的患者占41.9%，气管刮除术占36.6%，开窗术占11.1%，扩大切除术占4.5%，减瘤术占1%，其他手术方式占2%（附表2-2）。

在个案报道中，有治疗和结果数据的患者有170例。中位随访时间为21个月（0.03~183个月）。仅进行支气管镜治疗的患者占16.5%，支气管镜治疗联合化疗/放疗的占6.5%，仅外科手术治疗的占32.9%，手术联合化疗/放疗的占28.3%，外科联合支气管镜治疗的占2.4%，仅采用化疗/放疗的占11%，2.4%的患者接受了手术、支气管镜、化疗/放疗联合治疗。在气管受侵患者接受的手术治疗中，气管环切术占65%，扩大切除术占14.2%，开窗术占5.4%，气管刮除术占2.7%，减瘤术占2.7%。气管环切术平均切除长度为6~7个气管环或3.8 cm（附表2-3）。

不清楚是否有气管与整个食管联合切除，成功重建气管并保持气管连续性的案例。在甲状腺癌累及气管的文献中，有1例实施了喉、气管、食管联合切除术，并利用前臂自由皮瓣移植的方式成功重建消化道的报道[109]。有28例进行了气管环切术联合部分食管壁切除术或部分食管环切术，并且成功重建气管与食管[6,8,10,25,29]，另外还有2例气管和食管联合部分切除[25]。1篇病例系列报道了食管切除术联合气管刮除术（n=5）、气管开窗术（n=2）、气管环切术（n=1）伴气管重建[31]。有2篇关于甲状腺癌侵袭气管食管的病例系列报道，患者接受了部分气管和食管环切术，但没有具体说明有多少患者接受了联合切除术[33,36]。有1例患有食管癌的患者接受了气管侧壁切除术、气管成形术和食管切除术[19]，另外2例食管癌患者进行了部分食管和部分气管切除术并且通过肌皮瓣对其进行重建[15]。

6篇关于甲状腺癌直接侵袭气管的病例系列分析了不同手术方式与生存率之间的关系。一项来自中国的纳入了156例甲状腺癌患者的研究显示，气管环切术的5年生存率为100%，无癌症复发，而气管刮除术的5年生存率<10%，癌症复发率达54%[29]；其他研究也表明气管环切术的生存率远远高于气管刮除术[31]。然而，其他研究中并没有具体有效的证据证明气管环切术与气管刮除术之间的生存率存在差异[122-123]。一项来自日本的研究显示，在114例患者中，进行气管刮除术的患者5年生存率优于接受气管环切术的患者（99% vs 71%）[124]；韩国一项囊括了65例患者的研究中也有相似结果[35]；没有关于这些肿瘤生长缓慢患者的5年以上的生存分析。

### （八）并发症评估

在病例系列中，54.4%的患者有关于治疗后并发症的可用数据，详细描述见表2-4和附表2-2、附表2-3。支气管镜治疗联合化疗/放疗的并发症发生率为12.5%~16.7%，只应用支气管镜治疗的并发症发生率为0~58.0%，手术切除的并发症发生率为0~78.0%，手术切除联合化疗/放疗的并发症发生率为0~61.0%。

支气管镜治疗最常见的并发症有出血（17%~33%）、支架植入后肉芽组织形成（17%~58%）、痰潴留（11%~33%）和支架移位（8%）（表2-4）。患者住院期间病死率为0.01%~0.04%。

手术后最常见的并发症是吻合口瘘（0.04%~23.8%）、乳糜瘘（4.3%~22%）、新发喉返神经麻痹（0.04%~55%）、食管瘘（5%~6%）、非计划性气管造口（4.3%~50%）、呼吸衰竭/长时间插管（10%）、气管狭窄（5%）和伤口感染（1.4%~11%）。一项研究显示，进行甲状腺切除术、淋巴结清扫、气管刮除术联合放射性碘治疗和定位辅助外照射治疗的所有患者在放疗后都发生了吞咽困难的现象[125]，在院病死率为0.02%~1.4%。

表2-4 源于26篇病例系列报道的各并发症所占百分比（病例报告除外[6–8,17,36,53,58,73,121,125–134]）

| 并发症 | 支气管镜治疗各并发症占比/% | 手术治疗各并发症占比/% |
| --- | --- | --- |
| 吻合口瘘 | — | 0.04~23.8 |
| 心律失常 | 0.04~5 | — |
| 出血 | 17~33 | 3 |
| 乳糜瘘 | — | 4.3~22 |
| 死亡 | 0.01~0.04 | 0.02~1.4 |
| 吞咽困难 | — | 0.15~100 |
| 食管瘘 | 2 | 5~6 |
| 肉芽组织形成 | 17~58 | — |
| 痰潴留 | 11~33 | — |
| 新发喉返神经麻痹 | — | 0.04~55 |
| 无后遗症 | — | — |
| 未报道的 | — | — |
| 其他 | 2.6 | — |
| 呼吸衰竭/长期插管 | 0.04~16.7 | 10 |
| 支架移位 | 8 | — |
| 气管狭窄 | — | 5 |
| 非计划性气管造口 | — | 4.3~50 |
| 伤口感染 | — | 1.4~11 |

病例报告中具有关于治疗后并发症有效数据的占比为70%（121/174）。在有可用数据的病例中，70%未发生并发症。最常见的并发症有吻合口瘘（9.0%）、气管狭窄（3.3%）、非计划性永久性气管造口（3.3%）。此外发生的并发症包括呼吸衰竭/长时间插管（2.5%）、新发喉返神经永久性瘫痪（2.5%）、食管瘘（2.5%）、吞咽困难（2.5%），在院病死率达2.5%。

### （九）生存率评估

在此综述所选病例系列报告中，95%的患者有关于生存率的数据，见附表2-2。术后5年生存率最低<10%，最高可达100%，10年生存率为15%~90%。支气管镜介入治疗后生存时间为0.3~75.0个月，手术治疗组生存时间为3~207个月。在病例系列中，非甲状腺恶性肿瘤患者的中位生存时间为1~18个月，甲状腺恶性肿瘤患者的中位生存时间为8.0~112.8个月。甲状腺恶性肿瘤的中位5年生存率为74.2%（<10%[29]~100%）。

在病例报告中，174例患者按治疗方式、肿瘤组织学和生存结果等有效数据分组录入并进行Kaplan-Meier生存分析（附表2-3）。单纯手术患者的5年生存率为80%（n=47），手术切除联合化疗/放疗患者5年生存率为75%（n=44），支气管镜介入治疗有/无支架植入患者5年生存率为25%（n=19），支气管镜介入后联合化疗/放疗患者5年生存率<20%（n=10）。非甲状腺肿瘤患者5年生存率达42%，甲状腺恶性肿瘤患者为78%；非甲状腺肿瘤患者10年生存率为42%，甲状腺癌患者10年生存率为55%。

### （十）复发评估

从13篇病例系列[7,17,27,29,33,35,73,124,126,135-138]和9篇病例报告[14-15,17,44,56,61,81,98,139]中，提取了关于肿瘤复发的数据并对其进行了聚类分析，结果见附表2-4。无疾病间隔为1~58个月。在甲状腺癌患者中，接受支气管镜治疗后的复发率为17%~82%，甲状腺癌行气管节段切除术的复发率为0~34%，经行气管刮除术的复发率为4.7%~54%。一项研究比较了甲状腺癌患者进行气管刮除术和气管节段切除术后的情况，发现气管刮除术后局部复发率较高（54% vs 0[29]）。关于其他肿瘤组织学患者复发情况的报道数据过少，很难得出有意义的结论。

## 四、讨论

很少有研究中心报道气管肿瘤的临床治疗经验，关于继发性气管恶性肿瘤的报道就更少了。对于外科医生而言，从数据中提取有用的信息很困难，更须从批判的角度解读数据。案例报告强调的多为经治疗后成功的案例，而晚期患者的姑息治疗及恶性疾病的进展可能被忽视。然而，以下发现和结论对继发性气管恶性肿瘤的理解和认识非常重要。

（1）将气管邻近组织的原发性肿瘤侵袭和淋巴或血源转移性肿瘤予以区分，对治疗和预后评估具有重要意义；

（2）即便已经区分出了（1）所述内容，获取病理诊断依然很有必要，因为通过邻近器官或淋巴结浸润至气管的肿瘤组织类型不止一种；

（3）尽管大多数继发性气管恶性肿瘤未经报道，其预后尚有待于进一步揭晓。但对那些精心挑选、病理组织学良好、气管受累有限的患者来说，行气管节段切除术是可行的；

（4）继发性气管肿瘤通常需要多种治疗方式联合应用，外科医生行节段性切除术是治疗中的关键一环；

（5）在肿瘤学诊断不明的情况下，进行气管介入治疗，特别是气管刮除术和开窗术在根治性治疗中的价值尚不明确，开窗术和气管刮除术都不能有效评估手术切缘。仍然采用这两种术式是因为未完全切除的后果往往要数月或数年后才能被发现。随着肿瘤患者年轻化，生存观察期应该延长20~30年，以观察有意义的不良事件；

（6）颈部扩大切除术须行气管和食管切除，无须行气管端端吻合重建。食管切除的严重后果是气管旁任何一侧血管弓遭到破坏都会导致气管血供不足。尽管切除气管隆突上方的食管不可避免地会引起气管缺血，但只要不进行气管吻合就不会产生后遗症。此外，完整的食管切除术联合气管吻合失败率很高，即使是轻微的组织张力都会引起缺血而导致手术失败。

本研究的主要局限性在于对病例报告或病例系列的依赖，而两者提供的信息具有不完整性和多样性。大多数研究只能检查出支气管内转移，而检查出气管内转移的病例却很少；其他研究结果基于来源庞杂的继发性气管肿瘤。尽可能选取继发性气管肿瘤相关数据来减少这种偏倚。对不同治疗方式的生存结果的比较是很少见的，因为肿瘤的病理和分期是不可控的。一个更同质化数据集的建立，可以让我们评估干预治疗的作用及其对发病率和死亡率的特有影响。在一篇系统综述中，要对并发症做出清楚的阐述是很困难的，因为在不同的机构，患者选择和手术标准各不相同。半数的病例报道了并发症，这可能促进了该病例报告的出版。类似的影响也见于1篇关于甲状腺癌侵及喉和气管的综述，其报道了1971—1990年20项气管受侵的研究，共涵盖了595例患者[140]，以及1篇对1962—2002年肺外实体瘤转移至支气管内研究的综述[5]。

总之，本系统综述重点突出了继发性气管肿瘤的常见临床表现、治疗方式和总体治疗效果。对于患有继发性气管肿瘤的患者，应评估整体预后和生活质量，可以利用个体化治疗方案如手术、支气管镜治疗和药物疗法优化临床结果。

## 致谢

无。

## 声明

本文作者宣称无任何利益冲突。

## 参考文献

[1]  Kiryu T，Hoshi H，Matsui E，et al. Endotracheal/endobronchial metastases：Clinicopathologic study with special reference to developmental modes[J]. Chest，2001，119(3)：768-775.

[2]  Divertie M B，Schmidt H W. Tracheal obstruction from metastatic carcinoma of the colon：Report of case[J]. Proc Staff Meet Mayo Clin，1954，29(14)：403-405.

[3]  Braman S S，Whitcomb M E. Endobronchial metastasis[J]. Arch Intern Med，1975，135：543-547.

[4]  Abrams H L，Spiro R，Goldstein N. Metastases in carcinoma：analysis of 1000 autopsied cases[J]. Cancer，1950，3(1)：74-85.

[5]  Sørensen J B. Endobronchial metastases from extrapulmonary solid tumors[J]. Acta Oncol，2004，43(1)：73-79.

[6]  Gaissert H A，Honings J，Grillo H C，et al. Segmental laryngotracheal and tracheal resection for invasive thyroid carcinoma[J]. Ann Thorac Surg，2007，83(6)：1952-1959.

[7]  Grillo H C，Suen H C，Mathisen D J，et al. Resectional management of thyroid carcinoma invading the airway[J]. Ann Thorac Surg，1992，54(1)：3-9；discussion 9-10.

[8]  Grillo H C，Zannini P. Resectional management of airway invasion by thyroid carcinoma[J]. Ann Thorac Surg，1986，42(3)：287-298.

[9]  Shvili Y，Zohar Y，Buller N，et al. Conservative surgical management of invasive differentiated thyroid cancer[J]. J Laryngol Otol，1985，99(12)：1255-1260.

[10]  Talpos G B. Tracheal and laryngeal resections for differentiated thyroid cancer[J]. Am Surg，1999，65(8)：754-759；discussion 759-760.

[11]  Yang C C，Lee C H，Wang L S，et al. Resectional treatment for thyroid cancer with tracheal invasion：A long-term follow-up study[J]. Arch Surg，2000，135(6)：704-707.

[12]  Chan K P，Eng P，Hsu A A，et al. Rigid bronchoscopy and stenting for esophageal cancer causing airway obstruction[J]. Chest，2002，122(3)：1069-1072.

[13]  Chong S，Kim T S，Han J. Tracheal metastasis of lung cancer：CT findings in six patients[J]. AJR Am J Roentgenol，2006，186(1)：220-224.

[14]  Chow S M，Chan J K，Tse L L，et al. Carcinoma showing thymus-like element (CASTLE) of thyroid：Combined modality treatment in 3 patients with locally advanced disease[J]. Eur J Surg Oncol，2007，33(1)：83-85.

[15]  Doki Y，Yasuda T，Miyata H，et al. Salvage lymphadenectomy of the right recurrent nerve node with tracheal involvement after definitive chemoradiation therapy for esophageal

squamous cell carcinoma：Report of two cases[J]. Surg Today，2007，37(7)：590-595.

[16] Nguyen B D，Ram P C，Roarke M C. Endotracheal metastasis from squamous cell cancer of the head and neck：PET/CT imaging[J]. Clin Nucl Med，2008，33(5)：340-341.

[17] Tsutsui H，Usuda J，Kubota M，et al. Endoscopic tumor ablation for laryngotracheal intraluminal invasion secondary to advanced thyroid cancer[J]. Acta Otolaryngol，2008，128(7)：799-807.

[18] Galbis Caravajal J M，Sales Badia J G，Trescoli Serrano C，et al. Endotracheal metastases from colon adenocarcinoma[J]. Clin Transl Oncol，2008，10(10)：676-678.

[19] Wu M H. Spiral tracheoplasty after tangential resection of trachea[J]. Ann Thorac Surg，2009，88(6)：2042-2043.

[20] Tsutsui H，Hoshi M，Kubota M，et al. Management of thyroid carcinoma showing thymus-like differentiation (CASTLE) invading the trachea[J]. Surg Today，2013，43(11)：1261-1268.

[21] Mossetti C，Palestini N，Bruna M C，et al. Segmental tracheal resection for invasive differentiated thyroid carcinoma. Our experience in eight cases[J]. Langenbecks Arch Surg，2013，398(8)：1075-1082.

[22] Lin S，Huang H，Liu X，et al. Treatments for complications of tracheal sleeve resection for papillary thyroid carcinoma with tracheal invasion[J]. Eur J Surg Oncol，2014，40(2)：176-181.

[23] Dowthwaite S，Friel M，Coman S. Tracheal reconstruction using composite nasal septal graft in patients with invasive thyroid carcinoma[J]. J Laryngol Otol，2015，129 (Suppl 1)：S16-S20.

[24] Gozen E D，Yener M，Erdur Z B，et al. End-to-end anastomosis in the management of laryngotracheal defects[J]. J Laryngol Otol，2017，131(5)：447-454.

[25] Nakao K，Kurozumi K，Fukushima S，et al. Merits and demerits of operative procedure to the trachea in patients with differentiated thyroid cancer[J]. World J Surg，2001，25(6)：723-727.

[26] Wu M H，Tseng Y L，Lin M Y，et al. Surgical results of 40 patients with malignant tracheobronchial lesions[J]. Respirology，1997，2(4)：255-259.

[27] Tsukahara K，Sugitani I，Kawabata K. Tracheal resection with end-to-end anastomosis preserving paries membranaceus trachea for patients with papillary thyroid carcinoma[J]. Acta Otolaryngol，2009，129(5)：575-579.

[28] Tsukahara K，Sugitani I，Kawabata K. Surgical management of tracheal shaving for papillary thyroid carcinoma with tracheal invasion[J]. Acta Otolaryngol，2009，129(12)：1498-1502.

[29] Chen W，Zou S，Wang L，et al. Anastomosis in the absence of a suprahyoid release following circumferential sleeve resection is feasible in differentiated thyroid carcinoma patients with tracheal invasion[J]. Oncol Lett，2017，14(3)：2822-2830.

[30] Shenoy A M，Burrah R，Rao V，et al. Tracheal resection for thyroid cancer[J]. J Laryngol Otol，2012，126(6)：594-597.

[31] Musholt T J，Musholt P B，Behrend M，et al. Invasive differentiated thyroid carcinoma：tracheal resection and reconstruction procedures in the hands of the endocrine surgeon[J]. Surgery，1999，126(6)：1078-1087；discussion 1087-1088.

[32] Sugitani I，Hasegawa Y，Sugasawa M，et al. Super-radical surgery for anaplastic thyroid

carcinoma: A large cohort study using the anaplastic thyroid carcinoma research consortium of Japan database[J]. Head Neck, 2014, 36(3): 328-333.

[33] Su S Y, Milas Z L, Bhatt N, et al. Well-differentiated thyroid cancer with aerodigestive tract invasion: Long-term control and functional outcomes[J]. Head Neck, 2016, 38(1): 72-78.

[34] Ebihara M, Kishimoto S, Hayashi R, et al. Window resection of the trachea and secondary reconstruction for invasion by differentiated thyroid carcinoma[J]. Auris Nasus Larynx, 2011, 38(2): 271-275.

[35] Kim H, Jung H J, Lee S Y, et al. Prognostic factors of locally invasive well-differentiated thyroid carcinoma involving the trachea[J]. Eur Arch Otorhinolaryngol, 2016, 273(7): 1919-1926.

[36] Ballantyne A J. Resections of the upper aerodigestive tract for locally invasive thyroid cancer[J]. Am J Surg, 1994, 168(6): 636-639.

[37] Nair S, Kumar P, Ladas G. Intratracheal metastasis secondary to soft tissue liposarcoma[J]. Singapore Med J, 2007, 48(3): e81-e83.

[38] Hamai Y, Hihara J, Aoki Y, et al. Airway stenting for tracheal obstruction due to lymph node metastasis of hepatocellular carcinoma[J]. Anticancer Res, 2013, 33(4): 1761-1764.

[39] Charalabopoulos K, Dalavaga Y, Stefanou D, et al. Direct endobronchial metastasis is a rare metastatic pattern in breast cancer[J]. Int J Clin Pract, 2004, 58(6): 641-644.

[40] Koizumi T, Kobayashi N, Kanda S, et al. Diffuse endobronchial wall spread of metastatic breast cancer[J]. Case Rep Oncol, 2009, 2(2): 77-83.

[41] Rotolo N, Dominioni L, De Monte L, et al. Metastasis at a tracheostomy site as the presenting sign of late recurrent breast cancer[J]. Head Neck, 2013, 35(11): E359-E362.

[42] Garces M, Tsai E, Marsan R E. Endotracheal metastasis[J]. Chest, 1974, 65(3): 350-351.

[43] Yano T, Asano M, Tanaka S, et al. Prospective study comparing the new sclerotherapy and hemorrhoidectomy in terms of therapeutic outcomes at 4 years after the treatment[J]. Surg Today, 2014, 44(3): 449-453.

[44] Conti J A, Kemeny N, Klimstra D, et al. Colon carcinoma metastatic to the trachea. Report of a case and a review of the literature[J]. Am J Clin Oncol, 1994, 17(3): 227-229.

[45] Sakumoto N, Inafuku S, Shimoji H, et al. Endobronchial metastasis from renal cell carcinoma: Report of a case[J]. Surg Today, 2000, 30(8): 744-746.

[46] Lee M, Lee Y K, Jeon T J, et al. A case of tracheal metastasis in colon cancer: detection with 18F-FDG PET/CT[J]. Clin Nucl Med, 2015, 40(1): 91-92.

[47] Chun K A. Case reports on the differentiation of malignant and benign intratracheal lesions by 18F-FDG PET/CT[J]. Medicine (Baltimore), 2015, 94(44): e1704.

[48] Carlin B W, Harrell J H II, Olson L K, et al. Endobronchial metastases due to colorectal carcinoma[J]. Chest, 1989, 96(5): 1110-1114.

[49] Blanc C D, Donati G, Carbone E, et al. Tracheal metastasis[J]. J Craniofac Surg, 2015, 26(3): 982-983.

[50] Tabacchi E, Ghedini P, Cambioli S, et al. Endotracheal metastasis from colorectal cancer[J]. Eur J Nucl Med Mol Imaging, 2015, 42(8): 1335-1336.

[51] Coriat R, Diaz O, de la Fouchardiere C, et al. Endobronchial metastases from colorectal adenocarcinomas: Clinical and endoscopic characteristics and patient prognosis[J].

Oncology,2007,73(5-6): 395-400.

[52] Nakamura T, Tajima T, Ogimi T, et al. Expandable metallic stent for endobronchial metastasis from colorectal cancer: Reports of 2 cases[J]. Tokai J Exp Clin Med,2017,42(2): 79-84.

[53] Song J U, Park H Y, Kim H, et al. Prognostic factors for bronchoscopic intervention in advanced lung or esophageal cancer patients with malignant airway obstruction[J]. Ann Thorac Med,2013,8(2): 86-92.

[54] Miwa K, Matsuo T, Takamori S, et al. Temporary stenting for malignant tracheal stenosis due to esophageal cancer: A case report[J]. Jpn J Clin Oncol,2002,32(1): 27-29.

[55] Grillo H C. Tracheal tumors: Surgical management[J]. Ann Thorac Surg,1978,26(2): 112-125.

[56] Kimura A, Nimura Y, Hayakawa N, et al. A new method of anterior mediastinal tracheostomy following resection of cervical esophagus and the larynx: Report of a case[J]. Surg Today, 1994,24(6): 548-551.

[57] Nicholson D A. Tracheal and oesophageal stenting for carcinoma of the upper oesophagus invading the tracheobronchial tree[J]. Clin Radiol,1998,53(10): 760-763.

[58] Van Raemdonck D, Van Cutsem E, Menten J, et al. Induction therapy for clinical T4 oesophageal carcinoma; a plea for continued surgical exploration[J]. Eur J Cardiothorac Surg, 1997,11(5): 828-837.

[59] Bartolo K, Fsadni P. Stridor: a rare presentation of oesophageal malignancy[J]. BMJ Case Rep,2015,2015: bcr2015212408.

[60] Garrido T, Maluf-Filho F, Sallum R A A, et al. Endobronchial ultrasound application for diagnosis of tracheobronchial tree invasion by esophageal cancer[J]. Clinics (Sao Paulo), 2009,64(6): 499-504.

[61] Mattavelli F, Pizzi N, Pennacchioli E, et al. Esthesioneuroblastoma metastatic to the trachea[J]. Acta Otorhinolaryngol Ital,2009,29(3): 164-168.

[62] Franklin D, Miller R H, Bloom M G, et al. Esthesioneuroblastoma metastatic to the trachea[J]. Head Neck Surg,1987,10(2): 102-106.

[63] Kanzaki M, Onuki T, Tatebayashi T, et al. Bilateral endobronchial metastasis in postoperative stage I pulmonary adenocarcinoma[J]. Diagn Ther Endosc,2000,6(3): 141-145.

[64] Zhang Z, Mao Y, Chen H, et al. Endotracheal and endobronchial metastases in a patient with stage I lung adenocarcinoma[J]. Ann Thorac Surg,2014,97(5): e135-e137.

[65] De S. Tracheal metastasis of small cell lung cancer[J]. Lung India,2009,26(4): 162-164.

[66] Liebling M, Boyd M, Rubio E, et al. Airway metastasis of small cell lung carcinoma: A rare presentation[J]. Thorac Cancer,2013,4(4): 461-464.

[67] Youn H C, Kim Y H, Lee Y K, et al. Multiple endotracheal and endobronchial metastases after pneumonectomy for a primary lung cancer: A case report[J]. Thorac Cancer,2013,4(4): 453-456.

[68] Ko Y S, Hwang T S, Han H S, et al. Primary pure squamous cell carcinoma of the thyroid: Report and histogenic consideration of a case involving a braf mutation[J]. Pathol Int,2012, 62(1): 43-48.

[69] Capaccio P, Peri A, Fociani P, et al. Flexible argon plasma coagulation treatment of

obstructive tracheal metastatic melanoma[J]. Am J Otolaryngol, 2002, 23(4): 253-255.

[70] Shelton T, Cambron S, Seltzer M, et al. Tracheal metastasis from melanoma detected with 18F-FDG PET/CT[J]. Clin Nucl Med, 2013, 38(10): 815-817.

[71] Purcell P, Meyer T, Allen C. Tracheal mass. Malignant melanoma metastatic to the trachea[J]. JAMA Otolaryngol Head Neck Surg, 2015, 141(3): 291-292.

[72] Heyman B M, Chung M M, Lark A L, et al. Endobronchial metastasis from primary anorectal melanoma[J]. Am J Case Rep, 2013; 14: 253-257.

[73] Ma Q, Shi B, Tian Y, et al. Fibrobronchoscopic cryosurgery for secondary malignant tumors of the trachea and main bronchi[J]. Thorac Cancer, 2016, 7(4): 459-466.

[74] Akoglu S, Ucan E S, Celik G, et al. Endobronchial metastases from extrathoracic malignancies[J]. Clin Exp Metastasis, 2005, 22(7): 587-591.

[75] Marchioni A, Lasagni A, Busca A, et al. Endobronchial metastasis: An epidemiologic and clinicopathologic study of 174 consecutive cases[J]. Lung Cancer, 2014, 84(3): 222-228.

[76] Lee S H, Jung J Y, Kim D H, et al. Endobronchial metastases from extrathoracic malignancy[J]. Yonsei Med J, 2013, 54(2): 403-409.

[77] Kim J H, Min D, Song S H, et al. Endobronchial metastases from extrathoracic malignancies: Recent 10 years' experience in a single university hospital[J]. Tuberc Respir Dis (Seoul), 2013, 74(4): 169-176.

[78] Salud A, Porcel J M, Rovirosa A, et al. Endobronchial metastatic disease: Analysis of 32 cases[J]. J Surg Oncol, 1996, 62(4): 249-252.

[79] Dursun A B, Demirag F, Bayiz H, et al. Endobronchial metastases: A clinicopathological analysis[J]. Respirology, 2005, 10(4): 510-514.

[80] Lu H, Chen J, Xie Y, et al. Intrathoracic endotracheal metastasis from nasopharyngeal carcinoma: A first case report and review of the literature[J]. Case Rep Oncol, 2010, 3(2): 160-164.

[81] Choi H S, Kim S Y, Choi C W, et al. Use of bronchoscopic electrocautery in removing an endotracheal metastasis[J]. Lung Cancer, 2007, 58(2): 286-290.

[82] Westerman D E, Urbanetti J S, Rudders R A, et al. Metastatic endotracheal tumor from ovarian carcinoma[J]. Chest, 1980, 77(6): 798-800.

[83] Petru E, Friedrich G, Pickel H, et al. Life-threatening tracheal metastasis complicating ovarian cancer—a case report[J]. Gynecol Oncol, 1999, 74(1): 141-142.

[84] Wynne A G, van Heerden J, Carney J A, et al. Parathyroid carcinoma: Clinical and pathologic features in 43 patients[J]. Medicine (Baltimore), 1992, 71(4): 197-205.

[85] Cetinkaya E, Ozgul M A, Cam E, et al. Endobronchial metastasis from transitional cell carcinoma of the urinary bladder[J]. J Bronchology Interv Pulmonol, 2011, 18(2): 158-160.

[86] Gerogianni I, Gravas S, Papadopoulos D, et al. Endobronchial metastasis from prostate cancer[J]. Int Urol Nephrol, 2008, 40(4): 961-964.

[87] Taylor H, Braude S. Lobar collapse due to endobronchial metastatic prostatic carcinoma: Re-expansion with antiandrogen treatment[J]. Thorax, 1990, 45(1): 66-67.

[88] Lee D W, Ro J Y, Sahin A A, et al. Mucinous adenocarcinoma of the prostate with endobronchial metastasis[J]. Am J Clin Pathol, 1990, 94(5): 641-645.

[89] Scoggins W G, Witten J A Jr, Texter J H Jr, et al. Endobronchial metastasis from prostatic cancer in patient with renal cell carcinoma[J]. Urology, 1978, 12(2): 207-209.

[90] Kenny J N，Smith W L，Brawer M K. Endobronchial metastases from prostatic carcinoma[J]. Ann Thorac Surg，1988，45(2)：223-224.

[91] Lalli C，Gogia H，Raju L. Multiple endobronchial metastases from carcinoma of prostate[J]. Urology，1983，21(2)：164-165.

[92] Watanabe S，Oda M，Ohta Y，et al. Endotracheal metastasis of rectal cancer[J]. Eur J Cardiothorac Surg，2002，21(5)：924.

[93] Piazza C，Bolzoni A，Peretti G，et al. Thyroid metastasis from rectal adenocarcinoma involving the airway treated by crico-tracheal resection and anastomosis：The role of palliative surgery[J]. Eur Arch Otorhinolaryngol，2004，261(9)：469-472.

[94] Shim H K，Kwon H W，Kim T S，et al. Endotracheal metastasis seen on fdg pet/ct in a patient with previous colorectal cancer[J]. Nucl Med Mol Imaging，2010，44(4)：294-296.

[95] Serbanescu G L，Anghel R M. Can endobronchial or endotracheal metastases appear from rectal adenocarcinoma?[J]. J Med Life，2017，10(1)：66-69.

[96] Choi I Y，Lee K Y，Lee J H，et al. Tracheal metastasis from rectal cancer：A case report and review of the literature[J]. Balkan Med J，2013，30(1)：120-122.

[97] Rosado Dawid N Z，Villegas Fernandez F R，Rodriguez Cruz Mdel M，et al. Endobronchial metastases of colorectal cancer[J]. Rev Esp Enferm Dig，2016，108(4)：232-233.

[98] Watanabe H，Uruma T，Tsunoda T，et al. Palliation of malignant tracheal stenosis with a second implantation of an expandable metallic stent under endotracheal intubation[J]. Tokai J Exp Clin Med，2013，38(2)：46-51.

[99] Shimoyama T，Kojima K，Akamatsu H. Endobronchial metastasis from renal cell carcinoma resected 9 years before：report of a case[J]. Kyobu Geka，2008，61(5)：415-418.

[100] Parghane R V，Sood A，Vaiphei K，et al. Presentation of unusual tracheal metastasis on fluorine-18 fluorodeoxyglucose positron emission tomography/ computed tomography after 9 years in postnephrectomy patient of renal cell carcinoma：A case report and review of literature[J]. World J Nucl Med，2017，16(3)：240-242.

[101] Suyama H，Igishi T，Makino H，et al. Bronchial artery embolization before interventional bronchoscopy to avoid uncontrollable bleeding：A case report of endobronchial metastasis of renal cell carcinoma[J]. Intern Med，2011，50(2)：135-139.

[102] Ciorra A A，Sciacca V，Pistillucci G，et al. Unusual endotracheal and breast metastasis from renal clear cell carcinoma：A case report[J]. Clin Ter，2013，164(6)：e515-e517.

[103] Byard R W. Endobronchial/tracheal metastasis and sudden death[J]. J Forensic Sci，2014，59(4)：1139-1141.

[104] MacMahon H，O'Connell D J，Cimochowski G E. Pedunculated endotracheal metastasis[J]. AJR Am J Roentgenol，1978，131(4)：713-714.

[105] Subramanyam N S，Fendley H，Freeman W H. Coughing up of metastatic tumor as the initial clinical manifestation of renal cell carcinoma[J]. J Ark Med Soc，1991，88(2)：86-87.

[106] Nomori H，Morinaga S，Kobayashi R，et al. Cervical thymic cancer infltrating the trachea and thyroid[J]. Eur J Cardiothorac Surg，1994，8(4)：222-224.

[107] Suseelan A V，Ikerionwu S E，Ojukwu J O. Invasive thymoma (a case report)[J]. Neoplasma，1979，26(4)：493-497.

[108] Love R L，Ahsan F，Allison R，et al. Multinodular goitre arising in the tracheal lumen：

Implantation or ectopic?[J]. J Laryngol Otol, 2012, 126(1): 100-102.

[109] Fujimoto Y, Obara T, Ito Y, et al. Aggressive surgical approach for locally invasive papillary carcinoma of the thyroid in patients over forty-five years of age[J]. Surgery, 1986, 100(6): 1098-1107.

[110] Donnelly M J, Considine N, McShane D P. Upper airway invasion by well-differentiated thyroid carcinoma[J]. J Laryngol Otol, 1993, 107(8): 752-754.

[111] Sadek S A, Dogra T S, Khan M K, et al. Plasmacytoma of the nasopharynx (a case report with a follow-up of twelve years)[J]. J Laryngol Otol, 1985, 99(12): 1289-1292.

[112] Ashford B G, Clark J R. Cricotracheal reconstruction following external beam radiotherapy for recurrent thyroid cancer[J]. ANZ J Surg, 2009, 79(4): 271-274.

[113] Barber P, Deiraniya A K, Allen E. Photodynamic therapy for tracheal thyroid metastasis[J]. Photodiagnosis Photodyn Ther, 2004, 1(1): 99-102.

[114] Ozkan E, Araz M, Soydal C, et al. Detection of intraluminal tracheal metastasis of thyroid papillary carcinoma by 18f-fdg pet/ct[J]. Clin Nucl Med, 2012, 37(6): e160-e161.

[115] Shimizu J, Arano Y, Yachi T, et al. A 90-year-old woman with trachea-invading thyroid cancer requiring four-ring resection of cervical trachea because of airway stenosis[J]. Ann Thorac Cardiovasc Surg, 2007, 13(5): 341-344.

[116] Chattopadhyay B, Bhattacharya B, Chatterjee A, et al. Whistle from afar: a case of endotracheal metastasis in papillary thyroid cancer[J]. Case Rep Oncol Med, 2012, 2012: 235062.

[117] Tomoda C, Uruno T, Takamura Y, et al. Ultrasonography as a method of screening for tracheal invasion by papillary thyroid cancer[J]. Surg Today, 2005, 35(10): 819-822.

[118] Martins A S, Melo G M, Valério J B, et al. Treatment of locally aggressive well-differentiated thyroid cancer[J]. Int Surg, 2001, 86(4): 213-219.

[119] Kim K H, Sung M W, Chang K H, et al. Therapeutic dilemmas in the management of thyroid cancer with laryngotracheal involvement[J]. Otolaryngol Head Neck Surg, 2000, 122(5): 763-767.

[120] Shigemitsu K, Naomoto Y, Haisa M, et al. A case of thyroid cancer involving the trachea: Treatment by partial tracheal resection and repair with a latissimus dorsi musculocutaneous flap[J]. Jpn J Clin Oncol, 2000, 30(5): 235-238.

[121] Okiror L, Jiang L, Oswald N, et al. Bronchoscopic management of patients with symptomatic airway stenosis and prognostic factors for survival[J]. Ann Thorac Surg, 2015, 99(5): 1725-1730.

[122] Czaja J M, McCaffrey T V. The surgical management of laryngotracheal invasion by well-differentiated papillary thyroid carcinoma[J]. Arch Otolaryngol Head Neck Surg, 1997, 123(5): 484-490.

[123] Mellière D J, Ben Yahia N E, Becquemin J P, et al. Thyroid carcinoma with tracheal or esophageal involvement: Limited or maximal surgery[J]. Surgery, 1993, 113(2): 166-172.

[124] Hotomi M, Sugitani I, Toda K, et al. A novel definition of extrathyroidal invasion for patients with papillary thyroid carcinoma for predicting prognosis[J]. World J Surg, 2012, 36(6): 1231-1240.

[125] Kim Y S, Choi J H, Kim K S, et al. The role of adjuvant external beam radiation therapy for

papillary thyroid carcinoma invading the trachea[J]. Radiat Oncol J, 2017, 35(2): 112-120.

[126] Kim J W, Roh J L, Gong G, et al. Treatment outcomes and risk factors for recurrence after defnitive surgery of locally invasive well-differentiated papillary thyroid carcinoma[J]. Thyroid, 2016, 26(2): 262-270.

[127] Ishihara T, Kobayashi K, Kikuchi K, et al. Surgical treatment of advanced thyroid carcinoma invading the trachea[J]. J Thorac Cardiovasc Surg, 1991, 102(5): 717-720.

[128] George P J, Garrett C P, Hetzel M R. Role of the neodymium yag laser in the management of tracheal tumours[J]. Thorax, 1987, 42(6): 440-444.

[129] Parr G V, Unger M, Trout R G, et al. One hundred neodymium-yag laser ablations of obstructing tracheal neoplasms[J]. Ann Thorac Surg, 1984, 38(4): 374-381.

[130] Choi T K, Siu K F, Lam K H, et al. Bronchoscopy and carcinoma of the esophagus II. Carcinoma of the esophagus with tracheobronchial involvement[J]. Am J Surg, 1984, 147(6): 760-762.

[131] Matsubara T, Ueda M, Nagao N, et al. Surgical treatment for carcinoma of the thoracic esophagus with major involvement in the neck or upper mediastinum[J]. J Surg Oncol, 1998, 67(1): 6-10.

[132] Gaafar A H, Shaaban A Y, Elhadidi M S. The use of metallic expandable tracheal stents in the management of inoperable malignant tracheal obstruction[J]. Eur Arch Otorhinolaryngol, 2012, 269(1): 247-253.

[133] Vishwanath G, Madan K, Bal A, et al. Rigid bronchoscopy and mechanical debulking in the management of central airway tumors: An indian experience[J]. J Bronchology Interv Pulmonol, 2013, 20(2): 127-133.

[134] Dalar L, Özdemir C, Sökücü S N, et al. Bronchoscopic palliation to treat endobronchial metastasis of the tracheobronchial tree[J]. Respir Investig, 2016, 54(3): 116-120.

[135] Nakao K, Miyata M, Izukura M, et al. Radical operation for thyroid carcinoma invading the trachea[J]. Arch Surg, 1984, 119(9): 1046-1049.

[136] Ito Y, Fukushima M, Yabuta T, et al. Local prognosis of patients with papillary thyroid carcinoma who were intra-operatively diagnosed as having minimal invasion of the trachea: A 17-year experience in a single institute[J]. Asian J Surg, 2009, 32(2): 102-108.

[137] Lee D Y, Won J K, Choi H S, et al. Recurrence and survival after gross total removal of resectable undifferentiated or poorly differentiated thyroid carcinoma[J]. Thyroid, 2016, 26(9): 1259-1268.

[138] Kim B Y, Choi J E, Lee E, et al. Prognostic factors for recurrence of locally advanced differentiated thyroid cancer[J]. J Surg Oncol, 2017, 116(7): 877-883.

[139] Seeburger J L, Stepak M, Fukuchi S G, et al. Multiple arterial thromboembolisms in a patient with the 20210 a prothrombin gene mutation[J]. Arch Surg, 2000, 135(6): 721-722.

[140] Honings J, Stephen A E, Marres H A, et al. The management of thyroid carcinoma invading the larynx or trachea[J]. Laryngoscope, 2010, 120(4): 682-689.

**Cite this article as**: Madariaga ML, Gaissert HA. Secondary tracheal tumors: a systematic review. Ann Cardiothorac Surg, 2018, 7(2): 183-196. doi: 10.21037/acs.2018.02.01

# 附录

附表2-1　筛选病例系列

| 病例系列 | 参考文献 |
|---|---|
| 甲状腺癌侵袭气管的病例系列（1980—1999） | [7-10,31,36,109,122-123,127,135,141] |
| 甲状腺癌侵袭气管的病例系列（2000—2009） | [6,11,14,17,19,25,27-29,117-119,136,142-144] |
| 甲状腺癌侵袭气管的病例系列（2010—2017） | [20-24,30,32-35,124-126,137-138,145] |
| 原发性和继发性气管肿瘤包括支气管和气管病变的病例系列，仅提供一般人群研究的测量结果（1970—1999） | [26,55,58,109,128-131] |
| 原发性和继发性气管肿瘤包括支气管和气管病变的病例系列，仅提供一般人群研究的测量结果（2000—2017） | [1,17,29,32-33,60,73-74,76,118-119,121,126,133-134,137-138,143,145-147] |
| 气管肿瘤伴肺部转移的病例系列（1970—1999） | [7,26,36,42,148] |
| 气管肿瘤伴肺部转移的病例系列（2000—2009） | [1,17,18,25,27-28,40,80,93] |
| 气管肿瘤伴肺部转移的病例系列（2010—2017） | [21,23,29-30,43,47,49-50,52,72-73,76,94,96-97,100,103,114] |

附表2-2　68个病例系列中的手术方式和数据结果

| 参考文献 | 患者数量/例 | 支气管镜技术 | 手术治疗 | 其他 | 并发症发生率/% | 并发症（发生的人数或百分比） | 存活率/% | 5年生存率/% | 10年生存率/% | 中位生存时间 | 随访时间 |
|---|---|---|---|---|---|---|---|---|---|---|---|
| [142] | 3 | 激光 | — | 化疗，放疗，放射性碘治疗 | — | — | — | — | — | 6-10个月 | — |
| [73] | 24 | 取病理，冰冻 | — | 放疗 | 12.5 | 房颤，右主干血栓[1]，气管大出血致死亡[1]，肺炎合并呼吸衰竭致死亡[1] | — | — | — | 16.0（0.7~75.0）个月 | — |
| [128] | 6 | 激光，支架 | — | 放疗 | 16.7 | 因治疗部位水肿和渗出而出现急性呼吸困难，须紧急进行支气管镜清创术和进一步激光治疗[1] | — | — | — | 52天 | — |
| [17] | 3 | 取病理，激光，支架 | — | — | — | 转移[4]，分泌物潴留，肉芽组织增生[8]，感染，肿瘤生长[6]，肿瘤侵袭[1]，水肿引起声门上狭窄或气管切开时双侧声带麻痹行气管造口术或微小气管切开术[4] | — | — | — | 8个月 | 56个月 |
| [53] | 51 | 取病理，激光，支架，导管气囊 | — | — | 12 | 气胸（6%），心律失常（2%），气管食管瘘（2%），吸血症休克（2%） | — | — | — | 3.4（1.6~7.3）个月 | — |
| [133] | 14 | 取病理，支架 | — | — | 32 | 窦性心动过缓（3.3%），低血压（3.3%），出血（26.0%） | 0 | — | — | 3个月 | — |

续附表2-2

| 参考文献 | 患者数量/例 | 支气管镜技术 | 手术治疗 | 其他 | 并发症发生率/% | 并发症（发生的人数或百分比） | 存活率/% | 5年生存率/% | 10年生存率/% | 中位生存时间 | 随访时间 |
|---|---|---|---|---|---|---|---|---|---|---|---|
| [73] | 2 | 冰冻 | — | — | — | — | — | — | — | 1.1个月（10天至4年8个月） | — |
| [149] | 19 | 急诊激光 | — | — | 0 | — | — | — | — | 4.7个月 | — |
| [150] | 5 | 激光 | — | — | — | — | 20 | — | — | 1~8个月 | — |
| [129] | 1 | 激光 | — | — | 1~27 | 气管痉挛（27%）（气胸、喉痉挛、心肌梗死）、气管狭窄（1%）、肺炎 | — | — | — | — | — |
| [134] | 65 | 激光、氩等离子体电凝术、冰冻、支架 | — | — | 10.8 | 心律失常、术后狭窄、缺氧 | 27.6 | — | — | — | — |
| [134] | 12 | 激光、氩等离子体电凝术、支架 | — | — | 5~17 | 出血（17%）、肉芽增生（17%）、黏液潴留（11%）、心动过缓（5%） | — | — | — | 4.1（0~29.5）个月 | — |
| [121] | 98 | 激光、支架 | — | — | 2.7 | 院内死亡 | — | — | — | 5.6（0~51.0）个月 | — |
| [143] | 3 | 激光、支架 | — | — | — | — | — | — | — | — | 18个月 |
| [142] | 7 | 激光、支架 | — | — | — | — | — | — | — | — | — |

续附表2-2

| 参考文献 | 患者数量/例 | 支气管镜技术 | 手术治疗 | 其他 | 并发症发生率/% | 并发症（发生的人数或百分比） | 存活率/% | 5年生存率/% | 10年生存率/% | 中位生存时间 | 随访时间 |
|---|---|---|---|---|---|---|---|---|---|---|---|
| [132] | 8 | 支架 | — | — | 8-58 | 肉芽增生(58%)，分泌物潴留(33%)，出血(33%)，肿瘤复发(8%)，口腔异味(8%)，转移(8%) | 33 | — | — | 4.5 (1~50.0)个月 | — |
| [146] | 5 | — | 环形气管切除术 | 化疗、放疗 | — | — | 60 | — | — | — | — |
| [131] | 10 | — | 环形气管切除术 | 化疗、放疗 | 4.8-24.0 | 喉返神经麻痹(24%)，吻合口瘘(14%)，气管缺血(9.5%)，肺炎(4.8%)，伤口感染(4.8%) | — | 38 | — | — | — |
| [76] | 1 | — | 环形气管切除术 | 化疗、放疗 | — | — | — | — | — | 16.1个月(治疗后)17.4个月，支持治疗12.4个月 | — |
| [58] | 11 | — | 环形气管切除术 | 新辅助化疗、放疗 | 61 | 乳糜漏(11%)，喉返神经麻痹(11%)，伤口感染(11%)，气管食管瘘(5%)，脓胸(1%) | — | — | — | 4~18个月 | — |
| [126] | 52 | — | 气管扩大切除术 | 放射性碘治疗 | 3-55 | 吞咽困难(3%)，声带麻痹(55%)，低钙血症(12%) | — | — | — | — | 77个月 |

续附表2-2

| 参考文献 | 患者数量/例 | 支气管镜技术 | 手术治疗 | 其他 | 并发症发生率/% | 并发症（发生的人数或百分比） | 存活率/% | 5年生存率/% | 10年生存率/% | 中位生存时间 | 随访时间 |
|---|---|---|---|---|---|---|---|---|---|---|---|
| [29] | 21 | — | 环形气管切除术；扩大切除术 | 放射性碘治疗 | 19~52 | 漏气（23.8%），淋巴瘘（19.0%），吞咽困难（52.0%），低甲状旁腺激素血症（43.0%） | — | 100 | — | — | 5年7个月（1~10年） |
| [125] | 35 | — | 气管刮除术 | 放射性碘治疗 | — | — | — | — | — | — | 43个月 |
| [123] | 6 | — | 环形气管切除术 | 放射性碘治疗、放疗 | 0 | — | 100 | — | — | — | — |
| [30] | 7 | — | 环形气管切除术 | 放射性碘治疗；放疗 | 14 | 乳糜漏发展为吸血症致死（14%），经皮内镜下胃造瘘管（14%） | — | — | — | 3~24个月 | — |
| [29] | 103 | — | 气管刮除术 | 放射性碘治疗、放疗 | 1.9~29 | 漏气（1.9%），吞咽困难（22.0%），淋巴瘘（20.4%），低甲状旁腺激素血症（29.0%） | — | <10 | — | — | — |
| [141] | 127 | — | 气管刮除术 | 放疗 | — | — | — | — | — | — | 90.3个月 |
| [125] | 21 | — | 气管刮除术 | 放射性碘治疗、放疗 | — | 吞咽困难（100%），皮炎（100%） | 100 | — | — | 43（4~145）个月 | 44个月 |

续附表2-2

| 参考文献 | 患者数量/例 | 支气管镜技术 | 手术治疗 | 其他 | 并发症发生率/% | 并发症（发生的人数或百分比） | 存活率/% | 5年生存率/% | 10年生存率/% | 中位生存时间 | 随访时间 |
|---|---|---|---|---|---|---|---|---|---|---|---|
| [122] | 15 | — | 减瘤术 | 放射性碘治疗，放疗 | — | — | — | 60 | 50 | — | — |
| [33] | 4 | — | 气管前壁切除术 | 放射性碘治疗，放疗 | 32 | 呼吸衰竭（10.0%），行气管切开术（1.4%），永久性气管切开（28.0%），食管瘘（6.0%），乳糜胸（6.0%），血肿（3.0%），伤口感染（1.4%） | — | 71 | — | — | 58（7~129）个月 |
| [32] | 3 | — | 气管扩大切除术 | — | 78 | 永久性气管切开 | — | — | — | 4.3个月 | — |
| [7] | 13 | — | 气管扩大切除术，环形气管切除术 | — | 0~15 | 手术病死率（0），吻合口撕裂（15.4%） | — | 38 | 15 | 5.6年 | — |
| [7] | 69 | — | 气管扩大切除术，环形气管切除术 | — | 1.4~4.3 | 手术病死率（1.4%，原因是喉头水肿），吻合口撕裂（4.3%），永久性气管切开（4.3%），吞咽困难（4.3%） | — | 38 | 15 | — | — |

续附表2-2

| 参考文献 | 患者数量/例 | 支气管镜技术 | 手术治疗 | 其他 | 并发症发生率/% | 并发症（发生的人数或百分比） | 存活率/% | 5年生存率/% | 10年生存率/% | 中位生存时间 | 随访时间 |
|---|---|---|---|---|---|---|---|---|---|---|---|
| [6] | 31 | — | 气管扩大切除术、环形气管切除术 | — | 6~39 | 吻合口瘘（6%），双侧喉返神经麻痹（39%），单侧喉返神经麻痹（35%） | — | 77.4 | 67 | — | 89.4个月（6个月至20年） |
| [31] | 6 | — | 喉部气管操作（气管插管） | — | 33 | 长时间插管[1]，吸入性肺炎[1] | 66 | — | — | — | 60个月 |
| [7] | 27 | — | 环形气管切除术 | — | 37 | 院内死亡（2例均因吻合口不愈合合并呼吸衰竭[1]，气管环死[1]，缝线肉芽肿[1]，漏气[1]，单侧声带麻痹[4]，吞咽困难[4]） | — | 59 | 50 | 69（1~172）个月 | — |
| [6] | 12 | — | 环形气管切除术 | — | — | — | 83 | — | — | >60（3~62）个月 | — |
| [136] | 6 | — | 环形气管切除术 | — | — | — | 100 | — | — | — | 7年 |
| [31] | 5 | — | 环形气管切除术 | — | 20 | 长期ICU护理[1] | 60 | — | — | — | 34个月 |
| [127] | 60 | — | 环形气管切除术 | — | 1.5~5.0 | 吻合口狭窄（5.0%），吞咽困难（5.0%），手足抽搐（3.0%），暂时性声带水肿（1.7%） | — | 78 | 78 | — | — |

续附表2-2

| 参考文献 | 患者数量/例 | 支气管镜技术 | 手术治疗 | 其他 | 并发症发生率/% | 并发症（发生的人数或百分比） | 存活率/% | 5年生存率/% | 10年生存率/% | 中位生存时间 | 随访时间 |
|---|---|---|---|---|---|---|---|---|---|---|---|
| [124] | 72 | — | 环形气管切除术 | — | — | — | — | 99 | 84 | — | — |
| [33] | 7 | — | 环形气管切除术 | — | — | — | — | — | — | — | — |
| [33] | 10 | — | 环形气管切除术 | — | — | — | — | — | — | — | — |
| [117] | 2 | — | 环形气管切除术 | — | — | — | — | — | — | — | — |
| [137] | 5 | — | 环形气管切除术 | — | — | — | 71 | — | — | 54.3（1.0~207）个月 | — |
| [130] | 7 | — | 环形气管切除术 | — | — | — | 56 | — | — | 10（2~48）个月 | — |
| [1] | 5 | — | 环形气管切除术 | — | — | — | — | — | — | 9（1~66）个月 | — |
| [35] | 37 | — | 环形气管切除术或气管前壁切除术 | — | — | — | — | 90 | 85 | — | 97.7（7.0~235.0）个月 |
| [122] | 34 | — | 环形气管切除术或气管前壁切除术 | — | — | — | — | 85 | 90 | — | — |

续附表2-2

| 参考文献 | 患者数量/例 | 支气管镜技术 | 手术治疗 | 其他 | 并发症发生率/% | 并发症（发生的人数或百分比） | 存活率/% | 5年生存率/% | 10年生存率/% | 中位生存时间 | 随访时间 |
|---|---|---|---|---|---|---|---|---|---|---|---|
| [151] | 1 | — | 环形气管切除术、经皮气管造瘘、气管替代物植入 | — | 32.5 | — | — | — | — | — | — |
| [118] | 10 | — | 环形气管切除术、气管前壁切除术 | — | — | — | — | — | — | 21.5个月 | 28.8个月 |
| [36] | 46 | — | 环形气管切除术、气管前壁切除术、经皮气管造瘘；网状气管替代物植入 | — | 19 | 网状气管替代物膨出[1]，颈动脉穿孔[2]，伤口愈合不良[3]，术后第1天死亡[1] | — | >50 | — | — | 63.5个月（1天至30年） |
| [122] | 75 | — | 气管刮除术 | — | — | — | — | 90 | 80 | — | — |
| [26] | 4 | — | 气管刮除术 | — | — | — | — | — | — | — | 28.8个月 |
| [31] | 17 | — | 气管刮除术 | — | 47 | 气胸[1]，感染[4]，气管坏死[1]，气管切开[1]，皮瓣坏死[1] | 47 | — | — | — | 53个月 |

续附表2-2

| 参考文献 | 患者数量/例 | 支气管镜技术 | 手术治疗 | 其他 | 并发症发生率/% | 并发症（发生的人数或百分比） | 存活率/% | 5年生存率/% | 10年生存率/% | 中位生存时间 | 随访时间 |
|---|---|---|---|---|---|---|---|---|---|---|---|
| [35] | 18 | — | 气管刮除术 | — | — | — | 100 | — | — | — | 70（12~192）个月 |
| [124] | 42 | — | 气管刮除术 | — | — | — | — | 99 | 84 | — | — |
| [28] | 22 | — | 气管刮除术 | — | — | — | — | 93 | 41 | — | 61个月 |
| [33] | 13 | — | 气管刮除术 | — | — | — | — | — | — | 6~30个月 | — |
| [117] | 11 | — | 气管刮除术 | — | — | — | — | — | — | — | — |
| [126] | 39 | — | 气管刮除术 | — | — | — | — | — | — | — | — |
| [135] | 6 | — | 气管刮除术、环形气管切除术，气管前壁切除或气管扩大切除术 | — | — | — | 83 | — | — | — | 1~5年 |
| [31] | 6 | — | 气管前壁切除术 | — | 66.6 | 气管食管瘘[1]，气管切开合并无名动脉瘘致死亡[1]，喉返神经麻痹[1]，神经丛损伤[1]，脑血管痉挛，永久性气管切开（50%） | 16 | — | — | — | 19个月 |
| [34] | 41 | — | 气管前壁切除术 | — | — | — | — | — | — | — | 43个月 |

续附表2-2

| 参考文献 | 患者数量/例 | 支气管镜技术 | 手术治疗 | 其他 | 并发症发生率/% | 并发症（发生的人数或百分比） | 存活率/% | 5年生存率/% | 10年生存率/% | 中位生存时间 | 随访时间 |
|---|---|---|---|---|---|---|---|---|---|---|---|
| [27] | 12 | — | 气管前壁切除术 | — | 33 | 2例双侧喉返神经完全性麻痹 S/P气管表皮造瘘[1]，1例食管瘘[1]，重复气管捕管[1] | — | 87.5 | 73 | — | 60个月 |
| [74] | 2 | — | — | 化疗、放疗 | — | — | — | — | — | 18（4~84）个月，治疗病因27个月，支持治疗13个月 | — |
| [25] | 8 | — | — | 放疗 | — | — | 75 | — | — | — | 39~85个月 |
| [144] | 4 | — | — | 放射性碘治疗、放疗 | — | — | 25 | — | — | — | — |

附表2-3 174个病例报告中的手术方式及数据结果

| 参考文献 | 年龄/岁 | 性别 | 支气管镜治疗 | 手术治疗 | 其他治疗 | 30天内术后并发症 | 存活 | 随访时间/月 |
|---|---|---|---|---|---|---|---|---|
| [23] | 49 | 女 | — | 气管前壁切除术，非血管化复合鼻中隔移植，环状软骨边缘阳性再次切除术 | 放疗 | 无 | 是 | 24 |
| [23] | 62 | 男 | — | 气管前壁切除术，非血管化复合鼻中隔移植+甲状腺完全切除术，淋巴结清除术 | 放射性碘治疗 | 伤口皮下气肿 | 是 | 18 |
| [23] | 55 | 女 | — | 气管前壁切除术，非血管化复合鼻中隔移植 | 放疗 | 无 | 是 | 24 |
| [9] | 17 | 女 | — | 气管前壁切除术，肌软骨膜瓣+甲状腺完全切除术，淋巴结清除术 | 放射性碘治疗 | 无 | 是 | 96 |
| [9] | 30 | 女 | — | 气管前壁切除术，肌软骨膜瓣+甲状腺完全切除术，淋巴结清除术 | — | — | 是 | 50 |
| [9] | 35 | 男 | — | 气管前壁切除术，肌软骨膜瓣+甲状腺部分切除术，淋巴结清除术 | — | 无 | 是 | 72 |
| [8] | 79 | 女 | — | 气管楔形切除术 | — | 无 | 否 | 108 |
| [110] | 76 | 男 | — | 气管切开造口术 | 放疗 | 无 | 是 | 28 |
| [8] | 59 | 男 | — | 甲状腺完全切除术，部分喉头切除术 | — | 漏气 | 是 | 44 |
| [14] | 62 | 女 | — | 甲状腺完全切除术 | 化疗，放疗 | — | 是 | 21.6 |
| [10] | — | — | — | 甲状腺切除术，气管切开（拒绝气管手术） | — | — | 否 | 1.5 |
| [104] | 61 | 男 | — | 开胸手术，气管切开内容物切除术，前纵隔肿物切除术 | — | 无 | — | — |
| [19] | 65 | 女 | — | 切向气管切除术，螺旋气管成形术 | — | 无 | — | — |
| [20] | 75 | 男 | — | 气管刮除术 | — | — | 是 | 113 |
| [114] | 66 | 女 | — | 气管刮除术 | | | | |
| [10] | 74 | 男 | — | 气管环切术，气管切开+甲状腺完全切除术，淋巴结清除术 | 放射性碘治疗 | 拔管 | 否 | 47 |
| [10] | 82 | 男 | — | 气管环切术，气管切开+甲状腺完全切除术，淋巴结清除术 | — | 拔管 | 否 | 24 |

续附表2-3

| 参考文献 | 年龄/岁 | 性别 | 支气管镜治疗 | 手术治疗 | 其他治疗 | 30天内术后并发症 | 存活 | 随访时间/月 |
|---|---|---|---|---|---|---|---|---|
| [152] | 72 | 男 | — | 气管环切术，肌皮瓣及游离肋软骨移植 | — | — | — | — |
| [8] | 68 | 男 | — | 气管环切术，经皮置管引流+甲状腺完全切除 | — | 腹壁造口修改术 | 否 | 24 |
| [8] | 17 | 女 | — | 气管环切术+甲状腺完全切除术，淋巴结清除术 | 放射性碘治疗 | 声带麻痹 | 是 | 75 |
| [11] | 54 | 男 | — | 气管环切术+甲状腺完全切除术，淋巴结清除术 | 放射性碘治疗 | 无 | 是 | 183 |
| [11] | 58 | 男 | — | 气管环切术+甲状腺完全切除术，淋巴结清除术 | 放射性碘治疗 | 无 | 是 | 179 |
| [11] | 35 | 女 | — | 气管环切术+甲状腺完全切除术，淋巴结清除术 | 放射性碘治疗 | 无 | 是 | 155 |
| [11] | 50 | 女 | — | 气管环切术+甲状腺完全切除术，淋巴结清除术 | 放射性碘治疗 | 无 | 是 | 41 |
| [11] | 22 | 女 | — | 气管环切术+甲状腺完全切除术，淋巴结清除术 | 放射性碘治疗 | 无 | 是 | 14 |
| [11] | 68 | 女 | — | 气管环切术+甲状腺完全切除术，淋巴结清除术 | 放射性碘治疗 | 无 | 是 | 71 |
| [11] | 50 | 女 | — | 气管环切术+甲状腺完全切除术，淋巴结清除术 | 放射性碘治疗 | 吻合口瘘 | 是 | 48 |
| [11] | 78 | 女 | — | 气管环切术+甲状腺完全切除术，淋巴结清除术 | 放射性碘治疗 | 吻合口肿瘤复发，因气管梗阻进行气管切开 | 是 | 39 |
| [9] | 50 | 男 | — | 气管环切术+甲状腺完全切除术，喉头切除术 | — | 因吻合口狭窄而永久性气管切开 | 是 | 60 |
| [9] | 65 | 女 | — | 气管环切术+甲状腺完全切除术 | — | 永久性气管切开 | 是 | 60 |
| [9] | 77 | 男 | — | 气管环切术+甲状腺完全切除术，喉头切除术 | — | 无 | 否 | 12 |
| [8] | 69 | 女 | — | 气管环切术+甲状腺完全切除术 | 放疗 | 无 | 否 | 20 |
| [8] | 54 | 女 | — | 气管环切术+甲状腺完全切除术 | — | 吻合口开裂致死亡 | 否 | — |
| [8] | 39 | 男 | — | 气管环切术+甲状腺完全切除术 | — | 无 | 是 | 105 |

续附表2-3

| 参考文献 | 年龄/岁 | 性别 | 支气管镜治疗 | 手术治疗 | 其他治疗 | 30天内术后并发症 | 存活 | 随访时间/月 |
|---|---|---|---|---|---|---|---|---|
| [10] | — | — | — | 气管环切术+甲状腺完全切除术 | — | — | 是 | 2 |
| [10] | — | — | — | 气管环切术+甲状腺完全切除术 | — | — | 是 | 14 |
| [10] | — | — | — | 气管环切术+甲状腺完全切除术 | — | — | 是 | 75 |
| [8] | 50 | 男 | — | 气管环切术+甲状腺切除术 | 放射性碘治疗 | 无 | 是 | 23 |
| [8] | 66 | 女 | — | 气管环切术+甲状腺切除术 | 放射性碘治疗 | 无 | 是 | 21 |
| [24] | 48 | 女 | — | 气管环切术+甲状腺切除术 | 放射性碘治疗 | 无 | — | — |
| [24] | 42 | 男 | — | 气管环切术+甲状腺切除术 | 放射性碘治疗 | 无 | — | — |
| [106] | 59 | 女 | — | 气管环切术+甲状腺切除术，淋巴结清除术 | 放疗 | — | 是 | 8 |
| [111] | 66 | 女 | — | 气管环切术+残余甲状腺切除术+喉头切除术 | — | 永久性气管切开 | 是 | 84 |
| [108] | 79 | 女 | 激光治疗 | 气管环切术+甲状腺部分切除术 | — | 无 | 是 | 24 |
| [8] | 34 | 男 | — | 气管环切术+甲状腺部分切除术 | 放疗 | 无 | 否 | 20 |
| [8] | 67 | 男 | 激光治疗 | 气管环切术+喉头部分切除术 | — | 无 | 是 | 28 |
| [8] | 36 | 男 | — | 气管环切术+喉头部分切除术 | 放疗 | 无 | 是 | 74 |
| [8] | 67 | 男 | — | 气管环切术+喉头切除术 | — | 呼吸衰竭，肺栓塞，心房颤动 | — | — |
| [68] | 87 | 男 | — | 气管环切术（甲状软骨，环状软骨，1~3环）+部分甲状腺切除术，淋巴结清除术 | 放疗 | 声带麻痹 | 否 | 11 |
| [21] | 46 | 男 | — | 气管环切术（2~4环）+甲状腺切除术 | 放射性碘治疗 | — | 是 | 24 |

续附表2-3

| 参考文献 | 年龄/岁 | 性别 | 支气管镜治疗 | 手术治疗 | 其他治疗 | 30天内术后并发症 | 存活 | 随访时间/月 |
|---|---|---|---|---|---|---|---|---|
| [21] | 67 | 男 | — | 气管环切术（2~3环）+甲状腺切除术，淋巴结清除术 | 放射性碘治疗 | 因出血再次介入治疗，长时间置管，因漏气而重新入院 | 否 | 30 |
| [21] | 67 | 女 | — | 气管环切术（2~3环） | — | 术后出血（12.5%）漏气（25%），瞬时性低甲状旁腺激素血症（37.5%） | 是 | 67 |
| [21] | 63 | 女 | — | 气管环切术（1~4环） | — | — | 是 | 70 |
| [21] | 61 | 女 | — | 气管环切术（1~4环） | — | — | 是 | 22 |
| [21] | 31 | 男 | — | 气管环切术（1~3环） | — | — | 是 | 10 |
| [21] | 68 | 男 | — | 气管环切术（1~2环） | — | — | 是 | 3 |
| [21] | 33 | 男 | — | 气管环切术（1~4环） | — | 漏气 | 是 | 25 |
| [93] | 59 | 女 | — | 气管环切术（环状软骨至第3气管软骨环）+全甲状腺及甲状旁腺切除术，淋巴结清除术 | — | 无 | 是 | 26 |
| [17] | 61 | 女 | 激光治疗，内镜切除 | 气管环切术（8环），全喉头切除术 | — | 无 | 是 | 17 |
| [153] | 52 | 男 | — | 气管环切术（8cm），带自体软骨支撑的筋膜皮瓣移植 | 放射性碘治疗 | 急性呼吸窘迫综合征 | 是 | 75 |
| [154] | 34 | 男 | — | 气管环切术（7cm），淋巴结清除术，前臂皮瓣移植 | — | 无 | 是 | 24 |
| [22] | 53 | 男 | 激光治疗 | 气管环切术（6cm） | 放疗 | 吻合口狭窄 | 是 | 20 |
| [22] | 50 | 女 | — | 气管环切术（5cm），肌皮瓣移植，T管植入 | 放射性碘治疗，放疗 | 食管瘘，吻合口开裂 | 是 | 6 |
| [22] | 68 | 男 | — | 气管环切术（5cm） | 放射性碘治疗 | 无 | 是 | 30 |
| [115] | 90 | 女 | — | 气管环切术（4环）+部分甲状腺切除，淋巴结清除术 | — | 无 | 是 | 22 |

45

续附表2-3

| 参考文献 | 年龄/岁 | 性别 | 支气管镜治疗 | 手术治疗 | 其他治疗 | 30天内术后并发症 | 存活 | 随访时间/月 |
|---|---|---|---|---|---|---|---|---|
| [22] | 55 | 女 | — | 气管环切术（4 cm） | 放疗 | 无 | 是 | 23 |
| [22] | 32 | 男 | — | 气管环切术（4 cm） | 放疗 | 无 | 是 | 55 |
| [22] | 42 | 女 | — | 气管环切术（4 cm） | 放疗 | 无 | 是 | 30 |
| [22] | 65 | 女 | — | 气管环切术（4 cm） | 放疗 | 双侧喉返神经麻痹，吻合口开裂 | 是 | 6 |
| [22] | 49 | 男 | — | 气管环切术（4 cm） | 放射性碘治疗 | 无 | 是 | 6 |
| [22] | 49 | 女 | — | 气管环切术（4 cm） | — | 无 | 是 | 15 |
| [22] | 62 | 男 | — | 气管环切术（3.5 cm） | 放疗 | 无 | 是 | 9 |
| [22] | 69 | 男 | — | 气管环切术（3 cm） | 放射性碘治疗 | 无 | 是 | 19 |
| [22] | 67 | 男 | — | 气管环切术（3 cm） | — | 吞咽困难，食管瘘 | 否 | 3 |
| [22] | 48 | 女 | — | 气管环切术（3 cm） | — | 无 | 是 | 11 |
| [22] | 68 | 女 | — | 气管环切术（2.5 cm） | 放射性碘治疗 | 无 | 是 | 26 |
| [22] | 30 | 女 | — | 气管环切术（2.5 cm） | 放射性碘治疗 | 无 | 是 | 2 |
| [22] | 56 | 男 | — | 气管环切术（2.5 cm） | — | 无 | 是 | 29 |
| [22] | 61 | 女 | 激光治疗 | 气管环切术（2 cm） | 放射性碘治疗 | 双侧喉返神经麻痹 | 是 | 33 |
| [22] | 51 | 女 | — | 气管环切术（2 cm） | — | 无 | 是 | 31 |
| [22] | 71 | 女 | — | 气管环切术（2 cm） | — | 无 | 是 | 29 |
| [155] | — | — | — | 气管环切术 | 放疗 | — | 是 | 36 |
| [8] | 63 | 男 | — | 气管环切术 | — | 缝线肉芽肿 | 否 | 80 |
| [8] | 73 | 女 | — | 气管环切术 | — | 无 | 是 | 1 |
| [20] | 48 | 女 | — | 气管环切术 | — | — | 是 | 38 |
| [20] | 70 | 女 | — | 气管环切术 | — | — | 是 | 34 |
| [92] | 77 | 男 | — | 气管环切术 | — | — | — | — |
| [13] | 53 | 男 | — | 气管环切术 | — | — | 是 | 16 |
| [84] | 40 | 男 | — | 甲状旁腺切除术，甲状腺切除术 | 放疗 | 无 | 是 | 132 |

续附表2-3

| 参考文献 | 年龄/岁 | 性别 | 支气管镜治疗 | 手术治疗 | 其他治疗 | 30天内术后并发症 | 存活 | 随访时间/月 |
|---|---|---|---|---|---|---|---|---|
| [107] | 10 | 男 | — | 无 | — | — | 否 | 0.07 |
| [46] | 44 | 男 | — | 喉头微创手术 | 化疗，放疗 | — | — | — |
| [17] | 53 | 女 | 激光治疗，内镜切除 | 气管扩大切除术 | — | 无 | 否 | 6 |
| [10] | 66 | 女 | — | 气管扩大切除术 | 放疗 | 未拔管 | 是 | 11 |
| [10] | 66 | 女 | — | 气管扩大切除术 | 放疗 | 拔管 | 是 | 114 |
| [8] | 55 | 男 | — | 气管扩大切除术 | 放疗 | 无 | 否 | 31 |
| [15] | 67 | 男 | — | 气管扩大切除术 | 化疗 | 右侧锁骨下静脉血栓 | 是 | 8 |
| [120] | 65 | 男 | — | 气管扩大切除术 | — | 无 | 是 | 36 |
| [8] | 49 | 男 | — | 气管扩大切除术 | — | 短暂性偏瘫，吻合口开裂 | 否 | 23 |
| [8] | 65 | 女 | — | 气管扩大切除术 | — | 吞咽困难 | 是 | 20 |
| [8] | 62 | 男 | — | 气管扩大切除术 | — | 吻合口狭窄 | 是 | 24 |
| [8] | 78 | 女 | — | 气管扩大切除术 | — | 吞咽困难 | 是 | 21 |
| [112] | 55 | 女 | — | 气管扩大切除术 | — | 术后2个月气管吻合口开裂，抗生素治疗 | — | — |
| [8] | 69 | 男 | — | 气管扩大切除术 | — | 无 | 是 | 6 |
| [8] | 69 | 女 | — | 气管扩大切除术 | — | 十二指肠溃疡穿孔，食管吻合口瘘，死亡 | 否 | — |
| [56] | 52 | 男 | — | 气管扩大切除术 | — | 伤口感染，肠梗阻 | 否 | 6 |
| [15] | 57 | 男 | — | 气管扩大切除术 | — | 无 | 否 | 4 |
| [19] | 65 | 男 | — | 气管扩大切除术 | — | — | — | — |
| [54] | 56 | 男 | 激光治疗，支架植入 | 食管切除术 | 化疗，放疗 | 无 | 是 | 18 |
| [14] | 49 | 男 | — | 甲状腺减瘤术 | — | — | 是 | 30 |
| [113] | 67 | 男 | 光照治疗 | 减瘤术 | 放射性碘治疗 | 无 | 是 | 12 |
| [14] | 43 | 男 | — | 减瘤术 | 放疗 | — | 是 | 72 |

续附表2-3

| 参考文献 | 年龄/岁 | 性别 | 支气管镜治疗 | 手术治疗 | 其他治疗 | 30天内术后并发症 | 存活 | 随访时间/月 |
|---|---|---|---|---|---|---|---|---|
| [43] | 47 | 男 | — | 减瘤术 | — | — | 是 | 66 |
| [90] | 59 | 男 | — | 双侧睾丸切除术 | — | 无 | 是 | 12 |
| [52] | 69 | 男 | 支架 | — | 放疗 | 无 | 否 | 8 |
| [57] | 75 | 女 | 支架 | — | — | 无 | 否 | 4 |
| [62] | 41 | 男 | 激光治疗，放疗，气管切开 | — | — | 无 | 是 | 12 |
| [12] | 40 | 男 | 激光治疗，支架 | — | 放疗 | 无 | 是 | 1.8 |
| [38] | 80 | 男 | 激光治疗，支架 | — | 放疗 | — | 是 | 3 |
| [61] | 50 | 女 | 激光治疗，支架 | — | 化疗，放疗 | 无 | 否 | 30 |
| [41] | 71 | 女 | 激光治疗，支架 | — | 化疗 | 无 | 否 | 6 |
| [20] | 58 | 女 | 激光治疗，支架 | — | — | — | 否 | 8 |
| [12] | 65 | 女 | 激光治疗，支架 | — | — | 无 | 否 | 1.7 |
| [12] | 65 | 男 | 激光治疗，支架 | — | — | 无 | 否 | 0.73 |
| [12] | 69 | 女 | 激光治疗，支架 | — | — | 无 | 是 | 1.13 |
| [17] | 52 | 男 | 激光治疗，内镜切除术 | — | — | 无 | 是 | 78 |
| [17] | 77 | 女 | 激光治疗，内镜切除术 | — | — | 无 | 是 | 46 |
| [17] | 88 | 女 | 激光治疗，内镜切除术 | — | — | 无 | 是 | 42 |
| [97] | 76 | 女 | 激光治疗，氩等离子电凝 | — | — | — | — | — |
| [49] | 66 | 男 | 激光治疗 | — | 放疗 | 无 | 是 | 15 |
| [83] | 40 | 女 | 激光治疗 | — | 化疗 | 无 | 否 | 6 |
| [44] | 73 | 男 | 激光治疗 | — | — | — | 否 | 12 |
| [18] | 69 | 女 | 激光治疗 | — | — | — | 否 | 14 |

续附表2-3

| 参考文献 | 年龄/岁 | 性别 | 支气管镜治疗 | 手术治疗 | 其他治疗 | 30天内术后并发症 | 存活 | 随访时间/月 |
|---|---|---|---|---|---|---|---|---|
| [18] | 73 | 女 | 激光治疗 | — | — | — | 否 | 5 |
| [96] | 70 | 女 | 激光治疗 | — | — | — | 是 | 11 |
| [156] | 28 | 男 | 激光治疗 | — | — | — | | |
| [157] | 54 | 男 | 激光治疗 | — | — | — | 否 | 2 |
| [70] | 58 | 男 | 激光治疗 | — | — | — | — | — |
| [72] | 64 | 男 | 内镜切除，氩等离子电凝 | — | — | 无 | 否 | 0.3 |
| [85] | 71 | 男 | 内镜切除，氩等离子电凝 | — | — | 无 | 否 | 5 |
| [42] | 35 | 女 | 内镜切除 | — | — | — | — | — |
| [50] | 46 | 女 | 内镜切除 | — | — | — | — | — |
| [71] | 50 | 女 | 内镜切除 | — | — | 无 | — | — |
| [100] | 53 | 男 | 内镜切除 | — | — | — | — | — |
| [12] | 64 | 女 | 急诊气管插管，激光治疗，支架植入 | — | 放疗 | 无 | 否 | 2.8 |
| [12] | 64 | 男 | 急诊气管插管，激光治疗，支架植入 | — | 放疗 | 支架移位 | 否 | 0.73 |
| [12] | 51 | 男 | 急诊气管插管，激光治疗，支架植入 | — | — | 无 | 否 | 1.2 |
| [81] | 45 | 女 | 支气管镜手术，内镜切除 | — | 化疗，放疗 | 无 | 是 | 54 |
| [65] | 45 | 女 | 支气管镜手术 | — | — | 死亡 | 否 | 0.1 |
| [102] | — | 女 | 支气管镜手术 | — | — | — | — | — |
| [37] | 53 | 女 | 支气管镜手术 | — | — | — | — | — |
| [64] | 57 | 女 | 冷冻疗法 | — | 化疗 | 无 | 是 | |

续附表2-3

| 参考文献 | 年龄/岁 | 性别 | 支气管镜治疗 | 手术治疗 | 其他治疗 | 30天内术后并发症 | 存活 | 随访时间/月 |
|---|---|---|---|---|---|---|---|---|
| [69] | 61 | 女 | 氩等离子电凝，气管切开 | — | — | 无 | 否 | 3 |
| [59] | — | — | — | — | 放疗，糖皮质激素 | 无 | 否 | — |
| [116] | 40 | 男 | — | — | 放疗 | 无 | 是 | 6 |
| [47] | 73 | 女 | — | — | 放疗 | 无 | — | — |
| [13] | 60 | 男 | — | — | 放疗 | — | 是 | 9 |
| [13] | 68 | 男 | — | — | 放疗 | — | 是 | — |
| [13] | 53 | 男 | — | — | 放疗 | — | 是 | 9 |
| [13] | 64 | 男 | — | — | 放疗 | — | 是 | 11 |
| [82] | 61 | 女 | — | — | 放疗 | 无 | 是 | 6 |
| [16] | 67 | 男 | — | — | 放疗 | — | — | — |
| [80] | 68 | 男 | — | — | 放疗 | 无 | 是 | 24 |
| [158] | — | 男 | — | — | 放疗 | — | — | — |
| [16] | 61 | 男 | — | — | 放疗 | — | — | — |
| [10] | — | — | — | — | 放射性碘治疗，放疗 | — | 否 | 21 |
| [67] | 51 | 男 | — | — | 化疗，放疗 | — | — | — |
| [40] | 54 | 女 | — | — | 化疗 | 无 | 是 | 16 |
| [94] | 76 | 男 | — | — | 化疗 | — | — | — |
| [13] | 66 | 男 | — | — | 化疗 | — | 是 | 10 |
| [86] | 64 | 男 | — | — | 化疗 | — | — | — |
| [87] | 81 | 男 | — | — | 抗雄性激素 | 无 | 是 | — |
| [66] | 59 | 女 | — | — | — | 无 | 否 | 1 |
| [105] | 48 | 男 | — | — | — | — | — | — |
| [103] | 62 | 男 | — | — | — | 死亡 | 否 | 0.03 |

附表2-4 参考文献数据

| 参考文献 | 病理类型 | 报道年份 | n/例 | 年龄/岁 | 性别 | 气管治疗 | 复发概率 | 无疾病间期/月 |
|---|---|---|---|---|---|---|---|---|
| [14] | 胸腺样甲状腺癌 | 2003 | — | 49 | 男 | 甲状腺减瘤术 | 有 | 未知 |
| [44] | 结肠癌 | 1991 | — | 73 | 男 | 支气管镜激光切除术 | 有 | 1 |
| [61] | 嗅母细胞瘤 | 1998 | — | 50 | 女 | 激光切除、化疗、支架、放疗 | 有 | 30 |
| [56] | 食管鳞状细胞癌 | 1990 | — | 52 | 男 | 全喉食管切除术，甲状腺切除术，淋巴结清除术，管状胃代食管颈部吻合，纵隔气管及肺动脉瓣切除术与气管动脉重建 | 有 | 未知 |
| [15] | 食管鳞状细胞癌 | 2006 | — | 57 | 男 | 气管环切术（5环），部分食管切除术，淋巴结清除术，气管切开造口术 | 有 | 3 |
| [81] | 卵巢腺癌 | 2006 | — | 45 | 女 | 电切，圈切，放疗，化疗 | 有 | 58 |
| [98] | 肾细胞癌 | 2013 | — | 74 | 男 | 支架 | 有 | 未知 |
| [139] | 甲状腺癌 | 1983—1998 | — | 68 | 女 | 气管环切术+全甲状腺切除术，淋巴结清除术，放射性碘治疗 | 有 | 未知 |
|  |  |  | — | 78 | 女 | 气管环切术+全甲状腺切除术，淋巴结清除术，放射性碘治疗 | 有 | 39 |
| [17] | 甲状腺癌 | 1996—2006 | — | 52 | 男 | 取病理，支气管镜激光切除术，间断重复激光切除术 | 82% | 未知 |
|  |  |  | — | 77 | 女 |  |  |  |
|  |  |  |  | 88 | 女 |  |  |  |
|  |  |  |  | 53 | 女 |  |  |  |
|  |  |  |  | 61 | 女 |  |  |  |
| [7] | 甲状腺癌 | 1964—1991 | 27 | 61.3 | — | 气管环切术+气管重建 | 8% | — |
|  |  |  | 7 |  |  | 气管环切术+气管末端切开术，未重建 |  | — |
| [135] | 甲状腺癌 | 1968—1983 | 12 | 58 | — | 气管环切术，甲状腺切除术，淋巴结清除术 | 17% | — |
| [136] | 甲状腺癌 | 1987—2004 | 127 | 55 | — | 气管刮除术+残癌电灼（16%），放疗（15%） | 4.7% | — |
| [31] | 甲状腺癌 | 1990—1998 | 17 | 58.6 | — | 气管刮除术+甲状腺切除术 | — | 19 |
|  |  |  | 6 | 63.8 | — | 气管前壁切除术+甲状腺切除术 |  | 12 |
|  |  |  | 5 | 66.4 | — | 气管环切术+甲状腺切除术 |  | 8 |
|  |  |  | 6 | 54.3 | — | 喉气管操作（气管插管）+甲状腺切除术 |  | 37 |

续附表2-4

| 参考文献 | 病理类型 | 报道年份 | n/例 | 年龄/岁 | 性别 | 气管治疗 | 复发概率 | 无疾病间期/月 |
|---|---|---|---|---|---|---|---|---|
| [35] | 甲状腺癌 | 1990—2010 | 65 | 60.5 | — | 气管刮除术（n=18），气管环切术（n=37），全喉气管切除术（n=10） | 60% | — |
| [124] | 甲状腺癌 | 1993—2009 | 42 | — | — | 气管刮除术 | 21% | — |
| | | 1993—2009 | 72 | — | — | 气管环切术 | 34% | — |
| [27] | 甲状腺癌 | 1994—2005 | 12 | 59 | — | 气管前壁切除术 | 16% | — |
| [138] | 甲状腺癌 | 1995—2014 | 30 | 56 | — | 气管刮除术（20%），部分切除（30%），气管环切术（50%） | 39% | — |
| [17] | 甲状腺癌 | 1996—2006 | 35 | 70 | — | 减瘤术，支气管镜激光切除，支架 | 17% | — |
| [33] | 甲状腺癌 | 1997—2006 | 69 | 62 | — | 气管环切术+甲状腺切除术，淋巴结清除术，外照射放疗（99%），放射性碘治疗（42%），永久性气管切开（28%），食管切除术（56%） | 33% | — |
| [73] | 混合型癌 | 2001—2013 | 24 | 56 | — | 支气管镜冰冻治疗；放疗（50%） | — | 38 |
| [29] | 甲状腺癌 | 2004—2014 | 21 | 60 | — | 气管环切术（4~8环），放射性碘治疗（57%），部分食管壁切除术（9.5%） | 0 | — |
| | | | 103 | 57 | — | 气管刮除术，放射性碘治疗（29%），放疗（71%） | 54% | — |
| [126] | 甲状腺癌 | 2005—2012 | 96 | 55 | — | 气管扩大切除术，放射性碘治疗 | 25%（5%局部，9%异位，16%结节） | — |
| [137] | 甲状腺癌低分化或未分化 | 1985—2013 | 5 | 56.8 | — | 甲状腺切除术，放疗 | 18% | — |

在病例系列中，数值报告代表平均值或百分比，n代表病例系列中的研究人群，甲状腺癌若无特殊说明均为分化良好。

## 参考文献

[141] Tytor M，Olofsson J. Thyroid tumors invading the larynx and trachea[J]. J Otolaryngol，1986，15(2)：74-79.

[142] Ribechini A，Bottici V，Chella A，et al. Interventional bronchoscopy in the treatment of tracheal obstruction secondary to advanced thyroid cancer[J]. J Endocrinol Invest，2006，29(2)：131-135.

[143] Noppen M，Poppe K，D'Haese J，et al. Interventional bronchoscopy for treatment of tracheal obstruction secondary to benign or malignant thyroid disease[J]. Chest，2004，125(2)：723-730.

[144] Leung A K，Chow S M，Law S C. Clinical features and outcome of the tall cell variant of papillary thyroid carcinoma[J]. Laryngoscope，2008，118(1)：32-38.

[145] Bishop J A，Wu G，Tufano R P，et al. Histological patterns of locoregional recurrence in Hürthle cell carcinoma of the thyroid gland[J]. Thyroid，2012，22(7)：690-694.

[146] Yalçin B，Demir H A，Ciftçi A O，et al. Thymomas in childhood: 11 cases from a single institution[J]. J Pediatr Hematol Oncol，2012，34(8)：601-605.

[147] Riedel M，Stein H J，Mounyam L，et al. Predictors of tracheobronchial invasion of suprabifurcal oesophageal cancer[J]. Respiration，2000，67(6)：630-637.

[148] Mukai T，Joh K，Arai Y，et al. Tissue-specific expression of rat aldolase A mRNAs. Three molecular species differing only in the 5'-terminal sequences[J]. J Biol Chem，1986，261(7)：3347-3354.

[149] Sharpe D A，Dixon K，Moghissi K. Endoscopic laser treatment for tracheal obstruction[J]. Eur J Cardiothorac Surg，1996，10(9)：722-726.

[150] Shapshay S M，Strong M S. Tracheobronchial obstruction from metastatic distant malignancies[J]. Ann Otol Rhinol Laryngol，1982，91(6 Pt 1)：648-651.

[151] Maeda M，Nakamoto K，Ohta M，et al. Statistical survey of tracheobronchoplasty in Japan[J]. J Thorac Cardiovasc Surg，1989，97(3)：402-414.

[152] Nakahira M，Nakatani H，Takeuchi S，et al. Safe reconstruction of a large cervico-mediastinal tracheal defect with a pectoralis major myocutaneous flap and free costal cartilage grafts[J]. Auris Nasus Larynx，2006，33(2)：203-206.

[153] Fabre D，Kolb F，Fadel E，et al. Successful tracheal replacement in humans using autologous tissues: an 8-year experience[J]. Ann Thorac Surg，2013，96(4)：1146-1155.

[154] Maciejewski A，Szymczyk C，Półtorak S，et al. Tracheal reconstruction with the use of radial forearm free flap combined with biodegradative mesh suspension[J]. Ann Thorac Surg，2009，87(2)：608-610.

[155] Zerner J. Metastatic carcinoma (endometrial adenoacanthoma) to the trachea. Report of a successful resection and primary anastomosis[J]. J Thorac Cardiovasc Surg，1975，70(1)：139-142.

[156] Andrews A H Jr，Caldarelli D D. Carbon dioxide laser treatment of metastatic melanoma of the trachea and bronchi[J]. Ann Otol Rhinol Laryngol，1981，90(4 Pt 1)：310-311.

[157] Koyi H，Brandén E. Intratracheal metastasis from malignant melanoma[J]. J Eur Acad Dermatol Venereol，2000，14(5)：407-408.

[158] Cooper J A Jr, Kapp D S, Swett H A, et al. Acute bilobar collapse secondary to endobronchial metastatic seminoma[J]. J Can Assoc Radiol, 1985, 36(2): 166-167.

翻译：张新雨，中国医科大学附属第一医院胸外科
审校：李文雅，中国医科大学附属第一医院胸外科

# 第三章 气管成像

**Jo-Anne O. Shepard, Efren J. Flores, Gerald F. Abbott**

Division of Thoracic Imaging, Department of Radiology, Massachusetts General Hospital, Harvard Medical School, Boston, MA, USA
*Correspondence to:* Jo-Anne O. Shepard, MD. Thoracic Imaging, Department of Radiology, Massachusetts General Hospital, Founders 202, 55 Fruit Street, Boston, MA 02114, USA. Email: jshepard@partners.org.

*摘要：许多良性和恶性气管疾病可以表现为直接或间接地侵犯气管。后前正位及正侧位胸部X线片是评估气管和中央气道的传统方法，传统的胸部X线片并不总能清晰地显示病变，因此，有必要进行进一步的断层成像评估。CT是气管和支气管可选择的成像方式。熟悉正常和病变气管的影像学表现将有助于气管疾病的诊断评估。*

*关键词：气管；气管狭窄；气管肿瘤；气管软化*

**View this article at:** http://dx.doi.org/10.21037/acs.2018.03.09

## 一、引言

气管近端起始于环状软骨，远端至隆突，全长10~12 cm。胸外段气管（长2~4 cm）经过胸骨切迹后方时转变为胸内段气管（长6~9 cm）。C型气管软骨环[1-4]形成气管的前壁和侧壁，气管膜状后壁由气管后壁黏膜组成。多种良性和恶性疾病可以改变气管的正常表现。本文聚焦于多种累及气管的良性和恶性疾病的影像学表现[1,5-6]。

## 二、成像技术

### （一）胸部X线片

后前正位和正侧位胸部X线片是最初评估气管和中央气道的传统方法。胸部X线片可以显示颈段远端气管、胸内气管和主支气管。然而，纵隔结构的叠加常常使胸内气管、支气管的异常结构显示不清。双斜位胸部X线片通过旋转脊柱和纵隔结构，使其远离气管，从而改善气管评估状况。技术的改良（140 kV）可提高气管异常结构的可视性。所有表现出喘鸣、哮鸣、"成人发作性"哮喘、咯血和反复肺炎症状的患者均应仔细进行气管和中央气道的评估。传统的胸部X线片并不是总能够清晰地显示异常结果，故进一步的断层成像评估是必要的。

### （二）计算机断层扫描

计算机断层扫描（computed tomography，CT）是气管和支气管成像方式之一[2-4]。可直观地显示气管的正常解剖和形态（图3-1），特异地评估邻近的纵隔结构、肿瘤的纵隔侵犯或邻近纵隔肿物造成的气管压迫，也可以提供有关血管增强和组织特点的重要形态信息，如病变的钙化及脂肪成分。

CT扫描仪可以在数秒内扫描整个胸部，利用包括轴面、冠状面及矢状面等多层面的薄层扫描可以快速重建图像。离轴冠状面成像在单平面气管成像中很有用。成像技术的进步，包括体积成像和动态成像均提高了临床诊断能力。用力呼气成像或者咳嗽时成像可以改善对气管软化的评估（图3-1）。最常用的气管三维成像技术包括外部体积重建和内部体积重建，即表面绘制技术和虚拟支气管镜（图3-1）。但是，这些附加图像不能替代轴位成像，因为轴位成像可以增加对病变上下累及范围的了解，有助于选用其他的诊断干预措施。

### （三）磁共振成像

尽管磁共振成像（magnetic resonance imaging，MRI）通常可以很好地显示气管和主支气管，但是MRI通常不如CT简便，而且检查更费时。MRI的一个主要优点在于无电离辐射，对须频繁进行气管成像评估的儿童和青少年特别适合。在评估纵隔肿物压迫或侵犯气管，或者血管环及其他异常血管压迫气管时，MRI同样具有优势。

### （四）FDG PET/CT

氟代脱氧葡萄糖（fluorodeoxyglucose，FDG）正电子发射计算机断层扫描（positron emission tomography-computed tomography，PET/CT）被用于气管支气管恶性疾病患者的分期和全身有无转移病灶的评估。

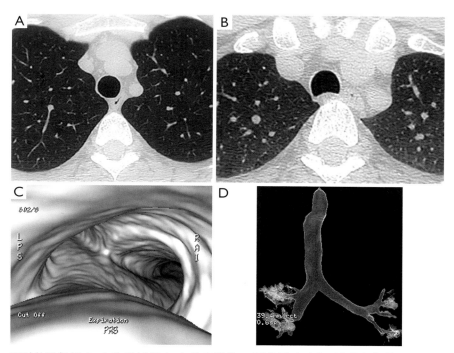

配对的吸气相（A）和呼气相（B）肺窗轴位CT图像展示了薄而光滑的气管壁。吸气时，气管具有正常的环状结构，但是在呼气时，气管的后膜壁则变为凹面。正常情况下，在呼气相时气管腔会减少30%，肺密度会增加。隆突水平的正常气管虚拟支气管镜图像（C）从支气管镜视角描绘出气管的形态，图像的右侧是右主支气管，左侧是左主支气管，顶部是气管前壁，底部是气管后壁。注意气管后膜壁与软骨环之间的轻微凹陷。气管的三维表面成像（D）显示的是正常气管、主支气管和叶支气管。

**图3-1　正常气管**

## 三、气管畸形

### （一）气管支气管

气管支气管或"猪"支气管畸形是最常见的支气管畸形[7]，它常形成于隆突上方2 cm内的右侧气管壁，在左侧气管支气管中则少见。支气管畸形存在4种不同的解剖类型：（1）最常见的是移位支气管，为上肺的1~2个肺段供氧；（2）除了正常的右上肺支气管，发自右侧气管壁的额外的支气管为右上肺补充供氧；（3）具有3个正常支气管段的右上肺支气管，起源于隆突上方；（4）右侧气管壁发出的退化的盲袋状气管支气管。气管支气管通常是偶然被发现的，但的确对气管内插管和肺切除有影响（图3-2）。

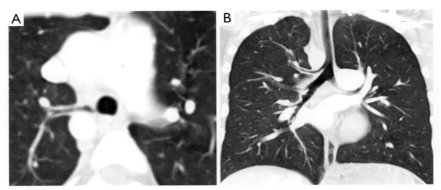

肺窗的轴位CT图像（A）和冠状位CT图像（B）显示一段气管支气管发自远端气管的右侧壁，其接近于右上肺叶支气管开口，且一段移位的支气管供应一部分右上肺。

**图3-2 气管支气管（"猪"支气管）**

## （二）心段支气管

心段支气管是一种少见的支气管畸形，它是从右主支气管中间部分发出的一小段支气管，可表现为1~2 cm的盲袋。有时通向小部分的退化肺组织，这里面可能有胸膜存在。罕见的是具有心段支气管的患者可能存在咯血症状。

## 四、气管扩张

### （一）气管憩室

气管憩室或囊肿是由局灶气管黏膜疝气管壁形成的气体填充的小囊袋状结构[8]，可能是先天性的，也可能是获得性的，并且常见于声带下方4~5 cm胸廓入口处的右侧气管旁区。获得性的憩室被认为与慢性咳嗽及管腔内压力增加有关，常见于慢性阻塞性肺疾病患者。气管憩室是在行CT检查时偶然被发现的，由于其体积较小，所以常规X线片并不容易发现（图3-3）。

### （二）气管支气管巨大症（Mounier-Kuhn综合征）

Mounier-Kuhn综合征是一种由平滑肌或弹性组织的潜在缺损产生的先天

性疾病[9-10]。它与反复的呼吸道感染有关，并且多发于30~40岁的男性。气管呈弥漫性扩张，主支气管及叶支气管在肺段水平突然转变为正常形态的支气管。通常，黏膜在软骨环间凸出于气管肌层。因此，胸部X线片或CT图像上可以看到圆齿状或波纹状的气管和主支气管壁。反复的感染常常导致双侧支气管扩张。用力呼气或咳嗽时气管更容易塌陷或软化（图3-3）。

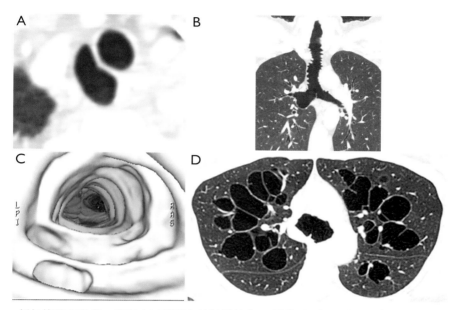

1例气管憩室患者，胸廓入口稍下方的气管轴位CT图像（A）显示了一个发自右侧气管壁、充满空气的囊肿。1例Mounier-Kuhn综合征的患者（B~D），冠状位CT图像（B）显示了弥漫性气管支气管扩张，其具有气管和主支气管壁典型的圆齿状形态。虚拟支气管镜图像（C）显示了扩张的气管及表现为"憩室"的囊袋状气管壁。肺窗的轴位CT图像（D）显示继发于多发呼吸系统感染的中心亚段支气管的曲张囊状支气管扩张。

**图3-3　气管憩室和Mounier-Kuhn综合征**

## 五、气管狭窄

### （一）先天性气管狭窄

先天性气管狭窄是一种气管软骨发育不良病变，它可以形成完整的软骨环，但缺乏正常的后膜壁。因此，气管显得僵硬而且不可扩张[11]，且可弥漫性累及气管或发生于部分气管。CT图像显示气管局灶或完全狭窄，同时可辨认出完整的软骨环。其他先天性畸形还包括H型气管食管瘘、喉软化、声门下狭窄、支气管狭窄以及肺发育不全。

## （二）插管后狭窄/创伤后狭窄

气管狭窄可发生于气管切开造口术和气管插管术后[12-13]。最主要发生在气管切开处、造口处或套囊处。在切开处，大切口的存在、重复感染或者仪器的僵硬连接可以导致压力侵蚀和切开处后续狭窄。肉芽组织和（或）纤维常形成于前壁或侧壁，产生一个三角形的狭窄区。气管壁的钙沉积可以从CT图像上看出。偶尔，切口上方的前壁倒转进入气管腔，形成了前壁瓣。当气管切开插管拔出后，气管瓣可能会导致气管腔的球状阀梗阻。

套囊狭窄通常发生于切开处下方1~2 cm处，并且具有平滑的环状"沙漏样"狭窄特征，长1~4 cm，且可在胸部X线片和CT图像上显示。狭窄的长度和严重程度与套囊的大小、形状以及套囊压、插管时间、吸气峰压有关。这些因素可能导致血管受损，并引起压力性坏死。黏膜溃疡、软骨炎和软骨断裂可导致肉芽组织和纤维产生狭窄。局灶软化产生的软骨破坏可以在吸气/呼气相CT图像上见到。在少数病例中，由于长时间的气管插管及鼻饲管，可能产生相应的气管食管瘘（图3-4）。

创伤后气管狭窄可以发生于锐性损伤、勒伤或机动车车祸，并导致气管部分撕裂后的愈合延误或气管吻合手术并发症。局灶环形或"沙漏样"狭窄可以在胸部X线片和CT图像上显示（图3-4）。

## （三）特发性喉气管狭窄

特发性喉气管狭窄是一种罕见的喉气管狭窄病变，通常发生于既往无创伤、感染或系统疾病史的中年妇女[14]。CT图像表现多样，可能包括平滑、缩窄、不规则、结节状或偏心性狭窄，长2~4 cm。

## （四）剑鞘气管

剑鞘气管是一种获得性病变，与慢性阻塞性肺疾病，尤其是慢性支气管炎相关[15]。反复过度咳嗽产生的气管塌陷也被认为可能导致气管软骨的退行性软化、血管再生和骨化。在这种情况下，典型胸内弥漫性管腔狭窄始于胸廓入口处气管，一直延伸到远端气管。在主动脉弓水平，气管冠状面狭窄和矢状面扩张使气管指数（冠状面直径/矢状面直径）<0.5。并不存在气管软化（图3-4）。

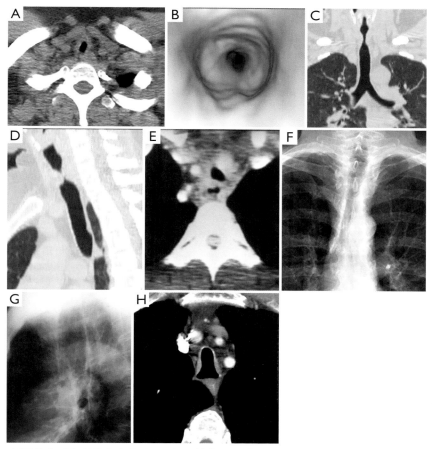

1例插管术后套囊狭窄患者（A~D），轴位CT图像（A）显示气管壁环形增厚和气管腔的狭窄。虚拟支气管镜图像（B）显示环形狭窄。冠状位（C）和矢状位（D）CT图像显示了气管内插管套囊水平的典型"沙漏样"狭窄。1例创伤后气管狭窄的病例（E），胸内近端气管的轴位CT图像（E）显示了气管环形增厚，合并由于纤维化导致弥漫性不规则的软组织增厚。这例患者由于漏诊创伤导致气管撕裂，而产生迟发性气管狭窄，右侧增强的无名动脉形成了气管前壁。1例剑鞘气管的患者（F~H），后前正位（F）和侧位（G）胸部X线片及轴位CT图像（H）显示胸内弥漫性气管狭窄。值得注意的是，在矢状面上气管横向和纵向狭窄，而且气管狭窄起于胸廓入口下方的胸段近端气管。

图3-4　气管狭窄

## （五）复发性多软骨炎

复发性多软骨炎是一种少见的自身免疫疾病，可引起进行性、阵发性炎症以及耳、鼻、上呼吸道和关节透明软骨的破坏[16-17]，破坏的软骨被纤维或肉芽组织所替代。气管受累局限于软骨和软骨膜。50%以上的患者可出现气管受累,这与反复发作的肺炎相关,也是最常见的死因。CT图像上可以发现气管和主支气管平滑弥漫性增厚,有时可累及肺段和亚段气管,通常不累及缺乏软骨的膜状壁。增厚的气管壁可以产生钙化。在急性炎症期,呼气相CT图像上可以发现广泛塌陷的气管支气管软化以及相关的肺内空气滞留。一旦破坏的软骨被纤维替代,便形成了固定的狭窄(图3-5)。

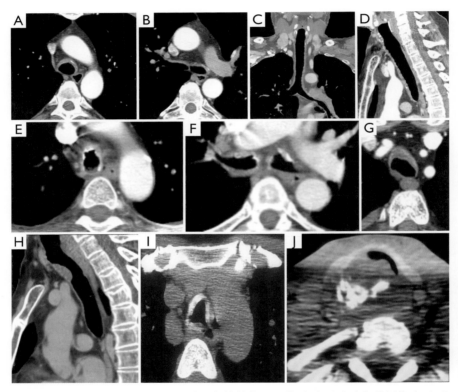

1例复发性多软骨炎患者(A~D),胸段气管轴位CT图像(A)和主支气管图像(B)以及冠状面(C)和矢状面(D)气管图像显示气管软骨部分的弥漫性增厚,不累及气管后膜壁,异常增厚的气管壁内可见零散钙化。1例骨软骨质沉着性气管病患者(E~F),气管(E)和主支气管(F)轴位CT图像显示气管和主支气管前壁和侧壁的平滑结节状增厚,可见软骨钙化,后膜壁不受累。1例淀粉样变性的患者,软组织窗的轴位(G)和矢状面(H)CT图像显示胸段气管的环形狭窄,累及气管的软骨和膜状壁。2例淀粉样变性的患者(I~J),其中1例轴位CT图像显示气管内淀粉样蛋白钙化,气管壁弥漫性增厚和钙化,累及膜状和软骨气管壁(I),另1例不同的气管淀粉样病变的患者(J),巨大钙化的软组织肿物几乎阻塞了颈段气管。

**图3-5 弥漫性气管狭窄**

## （六）骨软骨质沉着性气管病

骨软骨质沉着性气管病是一种少见的良性病变，表现为颈段、胸内气管、主支气管前壁和侧壁黏膜下形成多发、质硬、骨软骨结节，通常不累及气管后膜壁[18-19]。最常见于50岁以上的男性。CT图像可以最有效地显示结节的大小和分布。结节大小从数毫米到数厘米不等，并且可以在CT图像上发现钙化。在吸气相和呼气相的图像上，气管壁通常显得僵硬（图3-5）。

## （七）淀粉样变性

淀粉样变性是一种少见疾病，细胞外存在可以被刚果红染色的不可溶性蛋白纤维沉积[20-22]。纤维通过形成局灶或弥漫性气管壁增厚来破坏正常气管结构，或者形成结节和肿物，这种肿物通常随着时间的延长缓慢生长，且可能引起气管梗阻。沉积物可以钙化，并且可能在碘对比CT或者钆对比的MRI检查上表现出强化。对应的肺门纵隔淋巴结肿大可能包含钙化灶（图3-5）。

## （八）肉芽肿性多血管炎

肉芽肿性多血管炎（granulomatosis with polyangiitis，GPA）以前被称作韦氏肉芽肿病，是一种自身免疫性系统性血管炎，多达50%患者累及气管支气管[23-24]。气管同心性狭窄可能是局灶或弥漫性的，而且最常发生在声门下区域。对应的气管软骨和环状软骨破坏少见。大气管受累产生平滑或结节状气管支气管管壁的增厚，引起局灶或弥漫性狭窄。复发性多发软骨炎患者中GPA后膜壁通常受累。气管软化不是相关的表现（图3-6）。

## （九）纤维性纵隔炎

纤维性纵隔炎是肉芽肿性纵隔炎的并发症，最常见于荚膜组织胞浆菌引起的感染，少数由结核分枝杆菌引起[25-26]。纵隔纤维组织的增生通常可能包绕、侵犯或者占据纵隔结构，包括气管支气管、食管、肺动脉、肺静脉和胸导管。CT图像上常见纵隔浸润性纤维组织内出现钙化。MRI有助于评估血管侵犯（图3-6）。

## （十）结核

结核性气管狭窄可能源于增生性淋巴结或者气管壁肉芽肿改变产生的外部压迫。感染可能形成于直接接触具有传染性的分泌物，尤其当薄壁空洞存在时或者通过淋巴管在黏膜下扩散。在急性增生期，当黏膜下层形成结核结

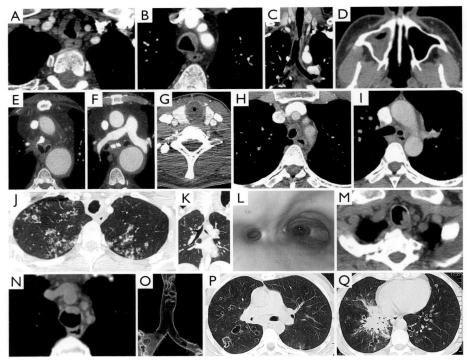

1例GPA患者（A~D），近端气管（A）和胸中段气管（B）轴位CT图像，以及气管冠状面图像（C）显示气管呈气管软组织平滑环形增厚伴管腔狭窄，鼻窦的CT图像（D）显示弥漫性上颌窦增厚。1例纤维性纵隔炎患者（E~F），隆突（E）和主支气管（F）的软组织窗轴位CT图像显示，由于周围软组织钙化伴纤维化而产生的隆突和主支气管的狭窄和扭曲，也存在由于纤维化产生的右侧叶内肺动脉的狭窄（F）。1例增生期结核性气管支气管狭窄的患者（G~J），颈段远端气管（G）、胸中段气管（H）和主支气管（I）的软组织窗轴位CT图像显示弥漫性不规则气管壁增厚，以及弥漫性气管和左主支气管的狭窄，该患者具有活动性原发后慢性结核病病史。肺窗的轴位CT图像（J）显示与活动性结核一致的树芽状阴影、支气管扩张和支气管壁增厚。1例纤维化期结核性气管支气管狭窄的患者（K~L），肺窗的冠状面CT图像（K）和虚拟支气管镜图像（L）显示结核治愈后左主支气管平滑纤维性狭窄。1例气管支气管乳头状瘤病患者（M~O），胸段近端（M）和中段（N）气管轴位CT图像显示多发结节状软组织充盈缺损，且无侵犯表现。气管和主支气管的三维图像（O）显示气管和左主支气管多发结节。1例气管支气管乳头状瘤患者（P~Q），肺窗轴位CT图像显示下肺多发薄壁肺囊肿，右下肺存在一个刺棘状肿物，表现为鳞状细胞癌，几乎阻塞了气管的中间段（P）和右下肺支气管（Q）。

图3-6　炎性和感染性气管病变

节时，气管壁形成溃疡和坏死。随着时间延长，纤维产生导致气管和（或）支气管狭窄[27]。CT图像上，增生期表现为弥漫性不规则气管支气管腔的狭窄。可能存在对应的肺门和纵隔淋巴结肿大，表现为外周增强、中央坏死的淋巴结和（或）感染肺内空腔病变以及树芽状阴影。一旦愈合，气管变得平滑狭窄，受感染的肺内可能存在残余的支气管扩张。如果狭窄造成梗阻，则会引起远端肺不张。随着时间延长，淋巴结通常会发生钙化。晚期并发症、淋巴结侵蚀入支气管可能形成支气管结石（图3-6）。

## 六、良性肿瘤

### （一）气管支气管乳头状瘤

气管支气管乳头状瘤通常是由感染人乳头状瘤病毒的母亲分娩时经产道传播而获得的疾病。儿童和青少年可能存在喉乳头状瘤病，大约5%的患者的气管甚至更小的气管会受到影响，1%患者的肺会被感染，高达2%的患者会恶化为鳞状细胞癌。CT图像上，气管支气管乳头状瘤表现为气管和支气管管腔内结节状充盈缺损。当肺受累时，小结节或囊肿通常见于下肺叶相关部分。结节可能形成空洞，一些可以产生气液平面。当发生恶变时，结节会变大，而且会存在对应的淋巴结肿大以及支气管梗阻，进而产生相关的肺叶塌陷（图3-6）。

### （二）鳞状细胞乳头状瘤

鳞状细胞乳头状瘤是成人最常见的气管良性肿瘤，而且与吸烟有关。男性比女性患者更常见，CT图像上表现为管腔内单个软组织结节，无侵袭特征[28]。

### （三）错构瘤

错构瘤是第二常见的良性气管肿瘤，表现为局灶平滑结节状管腔内充盈缺损，而且CT图像上可通过脂肪和软骨钙化的存在来区分错构瘤与其他良性间叶组织肿瘤，这种特点见于25%的患者。错构瘤通常生长缓慢，而且影像学上不表现侵袭特征。当支气管形成错构瘤时，则可能出现远端肺不张或肺炎。

### （四）软骨瘤

软骨瘤是少见的良性软骨肿瘤，最常见于中年男性。常见位置是环状软骨板的内表面（70%），发生在气管的比较少见[29]。CT图像显示，肿瘤边界清晰，常包含斑点状软骨钙化，难以与软骨肉瘤区分（图3-7）。

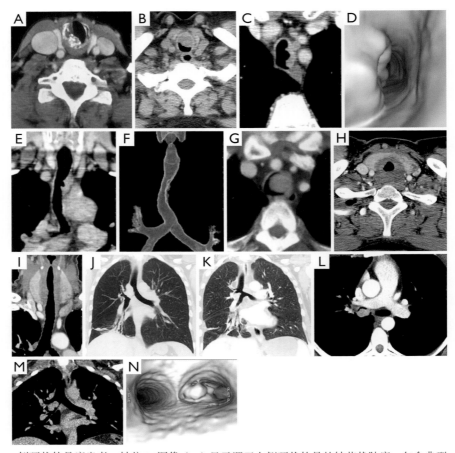

1例环状软骨瘤患者，轴位CT图像（A）显示源于右侧环状软骨的结节状肿瘤，包含典型的软骨肿瘤的致密钙化。1例黑色素瘤气管转移的患者，胸廓入口处的轴位CT图像（B）显示源自气管前壁的软组织肿块引起明显的气管腔的狭窄。1例气管鳞状细胞癌的患者（C~F），中段气管的轴位CT图像（C）和虚拟支气管镜图像（D）显示左侧气管壁的刺棘状和结节状宽基底的肿瘤，伴随气管壁的增厚。左侧气管旁区有一个邻近突出的淋巴结（C）。气管的冠状面CT图像（E）和三维成像（F）显示沿着气管左侧壁有局灶肿块。1例气管腺样囊性癌患者(G)，软组织窗的轴位CT图像（G）显示肿瘤起源于左侧气管壁，突入气管的软组织结节，并注意到肿瘤导致气管左前侧壁增厚。1例不同的气管腺样囊性癌患者（H~I），轴位（H）和冠状面（I）气管软组织窗图像显示气管弥漫性平滑增厚，从声门下区延伸至胸廓入口，典型的肿瘤黏膜下扩散。另1例气管腺样囊性癌患者（J~K），肺窗的冠状面CT图像显示术前远端气管和右主支气管腺样囊性癌伴右下肺远端肺不张的表现（J）。冠状面CT图像展示了隆突切除术后意料之中的表现（K），切除患者的远端气管和近端主支气管，右上叶支气管与气管吻合（端侧），远端气管与左主支气管吻合（端端），中间段支气管与左主支气管吻合（端侧）。1例隆突黏液性表皮样瘤患者（L~N），软组织窗的轴位CT图像（L），冠状面CT图像（M）以及虚拟支气管镜图像（N）显示，结节状软组织肿瘤阻塞右主支气管近端至隆突。

**图3-7 气管肿瘤**

## 七、恶性气管肿瘤

大多数累及气管的肿瘤倾向于恶性[30-32]，常直接侵犯气管，而且可能源自喉癌、甲状腺癌、食管癌和肺癌。黑色素瘤、乳腺癌、结直肠癌、肾癌血行转移的气管恶性肿瘤以及原发性气管恶性肿瘤较为少见（图3-7）。气管鳞状细胞癌和腺样囊性癌是最常见的原发性气管恶性肿瘤，其他原发性气管恶性肿瘤如黏液表皮样癌、类癌肿瘤、软骨肉瘤和淋巴瘤则比较少见。

### （一）鳞状细胞癌

鳞状细胞癌是最常见的原发性气管恶性肿瘤，且与吸烟相关，常见于50~60岁的男性患者。患者可能同时或相继存在头部、颈部或肺部鳞状细胞癌。鳞状细胞癌可以发生于气管或支气管的任何部位，但最常见于远端2/3气管的后壁。CT图像上常表现为腔内息肉样肿物，具有平滑、分叶或不规则边缘，或局灶气管环形增厚。大约1/3的肿瘤表现出相关的转移性淋巴结肿大和（或）肺转移。或许存在纵隔结构的邻近侵犯，包括食管，这可能导致气管食管瘘或支气管食管瘘。FDG PET/CT上，气管肿瘤和淋巴结肿大显示由肿瘤的高代谢活力导致FDG摄取增加（图3-7）。

### （二）腺样囊性癌

腺样囊性癌是第二常见的原发性气管恶性肿瘤，发病年龄在40岁左右，男女发病率相似，且与吸烟无关。腺样囊性癌可以表现为环形或弥漫性气管增厚、局灶性管腔内息肉样结节或肿物，下段气管和主支气管最常受累。这种肿瘤倾向于在气管黏膜下层内生性播散生长。横断面成像可能显示其扩散至邻近纵隔脂肪。10%的患者存在区域淋巴结转移，在疾病晚期，肺、骨或肝脏可发生血行转移。这些肿瘤通常生长缓慢，因此PET/CT上FDG摄取变化较高（图3-7）。

### （三）黏液表皮样癌

黏液表皮样癌是罕见的气管和主支气管肿瘤，可以是低级别或高级别恶性肿瘤。影像学上，表现为局灶管腔内有软组织肿物，不易与其他气管恶性肿瘤区分（图3-7）。

## 八、气管软化

气管软化指由气管壁的薄弱导致的气管塌陷[33-35]，可能是由原发性发育不良、继发性软化、软骨环的破坏或者后膜壁过度松弛引起。气管软化有许多已知的病因，包括先天性软骨环缺损或发育不良，创伤性因素包括带套囊的气管内插管机械通气创伤或钝性创伤，炎症性疾病如复发性多软骨炎，以及像甲状腺肿等邻近肿物及异常血管或邻近微动脉瘤产生的压迫。气管软化也可以是特发性的。

动态CT图像或者吸气相和呼气相CT图像是评估气管支气管软化的理想成像技术。在呼气或咳嗽时，后膜壁的正常内陷通常会导致气管支气管腔缩小10%~30%[34]。气管软化患者在用力呼气或咳嗽时，气管口径会减少超过70%。横断面CT图像会出现"皱眉征"，即后膜壁变成凹形，靠近气管前壁（图3-8）。

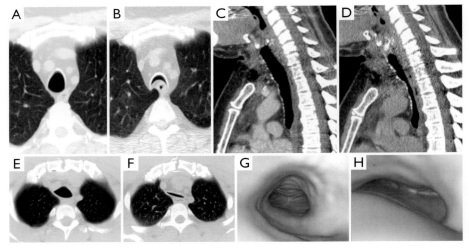

1例气管软化患者（A~D），近端胸内气管吸气相（A）和呼气相（B）的轴位CT图像表明呼气时管腔狭窄大于75%。注意到呼气相（B）气管后膜壁显著偏离表现为"皱眉征"。通过气管的吸气相（C）和呼气相（D）矢状面CT图像发现呼气时胸内气管显著塌陷。另1例气管软化患者（E~H），吸气相（E）和呼气相（F）轴位CT图像显示气管后膜壁延伸，且呼气时塌陷超过70%（F）。吸气相（G）和呼气相（H）虚拟支气管镜图像发现与气管软化一致的明显的气管塌陷。

**图3-8　气管软化**

## 九、结论

CT是评估气管异常时可选的影像学手段。许多良性和恶性疾病可以直接或间接累及气管。熟悉它们的影像学表现有利于气管疾病的诊断评估。

## 致谢

无。

## 声明

本文作者宣称无任何利益冲突。

## 参考文献

[1] Heidinger B H，Occhipinti M，Eisenberg R L，et al. Imaging of large airways disorders[J]. AJR Am J Roentgenol，2015，205(1)：41-56.

[2] Boiselle P M. Imaging of the large airways[J]. Clin Chest Med，2008，29(1)：181-193.

[3] Javidan-Nejad C. MDCT of trachea and main bronchi[J]. Radiol Clin North Am，2010，48(1)：157-176.

[4] Lee K S，Boiselle P M. Update on multidetector computed tomography imaging of the airways[J]. J Thorac Imaging，2010，25(2)：112-114.

[5] Ferretti G R，Bithigoffer C，Righini C A，et al. Imaging of tumors of the trachea and central bronchi[J]. Thorac Surg Clin，2010，20(1)：31-45.

[6] Kang E Y. Large airway diseases[J]. J Thorac Imaging，2011，26(4)：249-262.

[7] Siegel M J，Shakelford G D，Francis R S，et al. Tracheal bronchus[J]. Radiology，1979，130(3)：353-355.

[8] Goo J M，Im J G，Ahn J M，et al. Right paratracheal air cysts in the thoracic inlet：clinical and radiologic significance[J]. AJR Am J Roentgenol，1999，173(1)：65-70.

[9] Shin M S，Jackson R M，Ho K J. Tracheobronchomegaly (Mounier-Kuhn syndrome)：CT diagnosis[J]. AJR Am J Roentgenol，1988，150(4)：777-779.

[10] Dunne M G，Reiner B. CT features of tracheobronchomegaly[J]. J Comput Assist Tomogr，1988，12(3)：388-391.

[11] Benjamin B，Pitkin J，Cohen D. Congenital tracheal stenosis[J]. Ann Otol Rhinol Laryngol，1981，90(4 Pt 1)：364-371.

[12] Cooper J D，Grillo HC. The evolution of tracheal injury due to ventilator assistance through cuffed tubes：a pathologic study[J]. Ann surg，1969，169(3)：334-348.

[13] Wood D E，Mathisen D J. Late complications of tracheotomy[J]. Clin Chest Med，1991，12(3)：597-609.

[14] Bhalla M，Grillo H C，McLoud T C，et al. Idiopathic laryngotracheal stenosis：radiologic findings[J]. AJR Am J Roentgenol，1993，161(3)：515-517.

[15] Greene R. "Saber-sheath" trachea：relation to chronic obstructive pulmonary disease[J]. AJR Am J Roentgenol，1978，130(3)：441-445.

[16] Im J G，Chung J W，Han S K，et al. CT manifestations of tracheobronchial involvement in

relapsing polychondritis[J]. J Comput Assist Tomogr , 1988,12(5): 792-793.

[17]  McAdam L P, O'Hanlan M A, Bluestone R, et al. Relapsing polychondritis: prospective study of 23 patients and a review of the literature[J]. Medicine (Baltimore), 1976,55(3): 193-215.

[18]  Mariotta S, Pallone G, Pedicelli G, et al. Spiral CT and endoscopic findings in a case of tracheobronchopathia osteochondroplastica[J]. J Comput Assist Tomogr , 1997,21(3): 418-420.

[19]  Onitsuka H, Hirose N, Watanabe K, et al. Computed tomography of tracheopathia osteoplastica[J]. AJR Am J Roentgenol , 1983,140(2): 268-270.

[20]  Pickford H A, Swenson S J, Utz J P. Thoracic cross-sectional imaging of amyloidosis[J]. AJR Am J Roentgenol, 1997,168(2): 351-355.

[21]  Cordier J F, Loire R, Breene J. Amyloidosis of the lower respiratory tract: Clinical and pathologic features in a series of 21 patients[J]. Chest , 1986,90(6): 827-831.

[22]  Urban B A, Fishman E K, Goldman S M, et al. CT evaluation of amyloidosis: spectrum of disease[J]. Radiographics, 1993,13(6): 1295-1308.

[23]  Screaton N J, Sivasothy P, Flower C D, et al. Tracheal involvement in Wegener's granulomatosis: evaluation using spiral CT[J]. Clin Radiol , 1998,53(11): 809-815.

[24]  Stein M G, Gamsu G, Webb W R, et al. Computed tomography of diffuse tracheal stenosis in Wegener granulomatosis[J]. J Comput Assist Tomogr , 1986,10(5): 868-870.

[25]  Farmer D W, Moore E, Amparo E, et al. Calcific fibrosing mediastinitis: demonstration of pulmonary vascular obstruction by magnetic resonance imaging[J]. AJR Am J Roentgenol, 1984,143(6): 1189-1191.

[26]  Weinstein J B, Aronberg D J, Sagel S S. CT of fibrosing mediastinitis: findings and their utility[J]. AJR Am J Roentgenol, 1983,141(2): 247-251.

[27]  Choe K O, Jeong H J, Sohn H Y. Tuberculous bronchial stenosis: CT findings in 28 cases[J]. AJR Am J Roentgenol , 1990,155(5): 971-976.

[28]  Aylward T D, Flege J B Jr. Primary papilloma of the trachea[J]. Ann Thorac Surg, 1973, 16(6): 620-623.

[29]  Hyams V J, Rabuzzu D D. Cartilaginous tumors of the larynx[J]. Laryngoscope , 1970,80(5): 755-767

[30]  Ngo A V, Walker C M, Chung J H, et al. Tumors and tumorlike conditions of the large airways[J]. AJR Am J Roentgenol , 2013,201(2): 301-313.

[31]  Park C M, Goo J M, Lee H J, et al. Tumors in the tracheobronchial tree: CT and FDG PET features[J]. Radiographics , 2009,29(1): 55-71.

[32]  Wu C C, Shepard J A. Tracheal and airway neoplasms[J]. Semin Roentgenol , 2013,48(4): 354-364.

[33]  Boiselle P M, Feller-Kopman D, Ashiku S, et al. Tracheobronchomalacia: Evolving role of dynamic multislice helical CT[J]. Radiol Clin N Am , 2003,41(3): 627-636.

[34]  Stern E J, Graham C M, Webb W R, et al. Normal trachea during forced expiration: dynamic CT measurements[J]. Radiology, 1993,187(1): 27-31.

［35］ Aquino S L，Shepard J A，Ginns L C，et al. Acquired tracheomalacia：detection by expiratory CT scan［J］. J Comput Assist Tomogr，2001，25(3)：394-399.

翻译：张家齐，北京协和医院胸外科
审校：李树本，广州医科大学附属第一医院胸外科

**Cite this article as**：Shepard JO, Flores EJ, Abbott GF. Imaging of the trachea. Ann Cardiothorac Surg，2018，7(2)：197-209. doi：10.21037/acs.2018.03.09

扫码或通过下方链接观看本章视频
http://ame.pub/zTbBBMvC

# 第四章　喉气管创伤的临床处理策略

Philicia Moonsamy, Uma M. Sachdeva, Christopher R. Morse

Division of Thoracic Surgery, Massachusetts General Hospital, Boston, MA, USA
*Correspondence to:* Christopher R. Morse, MD. Division of Thoracic Surgery, Massachusetts General Hospital, 55 Fruit Street, Founders 7, Boston, MA 02114, USA. Email: crmorse@partners.org.

摘要：喉气管损伤是一种罕见但随时可危及生命的创伤，通常见于多发性损伤患者，因其发病率较低，所以患者可能无法早期接受诊治。此类创伤的临床表现通常与损伤的严重程度无关，损伤程度可以从喉内血肿到完整的气管横断。通过高分辨率CT、纤维喉镜和纤维支气管镜等可以准确诊断损伤程度。治疗方面主要包括动态观察病情、对症处理，复位和手术修复骨折以及完全的喉或气管重建。气管内支架用于严重的黏膜损伤或喉头损伤患者。在处理这类患者时，最重要的目标是保护和重建气管，长期目标是恢复声音和吞咽机制。

关键词：气管创伤；气道管理；甲状软骨骨折；气管横断；喉

**View this article at:** http://dx.doi.org/10.21037/acs.2018.03.03

## 一、引言

较早的气管创伤案例是由Seuvre于1873年报道的，描述了1例被汽车车轮碾压的女性，尸检时发现右侧主支气管有撕裂[1]。Rudolf Nissen于1931年对1例12岁女性患者进行了第1次全肺切除术，该患者为胸部挤压伤，由于左主支气管撕裂，最初出现左侧张力性气胸[2]。气胸减压后，由于在撕裂部位形成支气管狭窄，在接下来的几个月内发展为慢性肺脓肿和支气管扩张，于是做了肺切除术。第1次手术牵拉肺门时出现了心搏骤停，故终止手术；第2次手术顺利完成，术后14天顺利出院，患者在身体状况良好的情况下生活多年。

喉气管损伤是一种罕见的创伤，在美国每30 000例急诊中仅有1例。它是颅内损伤、头颈部创伤患者死亡的第2大常见原因[3]。据报道，只有0.5%的多发性损伤患者存在各种情况的气管损伤。喉部损伤的发生率低可能是由于其受到上颌骨、下部胸骨和后部脊柱的保护，此外，喉部的肌肉和肌腱附着物可以使创伤物往除了向后的所有方向偏转。由于喉部损伤的发病率较低且临床考虑较少，经常会被漏诊。美国杜兰大学的一项回顾性研究发现，支气管损伤患者的总病死率为17%，颈部气管损伤的病死率为14%[4]。

## 二、损伤机制

钝性伤害是迄今为止最常见的气管损伤机制。目前对钝性气管创伤进行的最大宗病例综述回顾了265例患者，时间跨度超过123年，主要受伤原因是机动车碰撞（59%）[5]。通常发生在驾驶员伸出颈部撞击方向盘、仪表板或挡风玻璃时。由于安全气囊、安全带的使用增加以及仪表板设计的改进，目前受到这些伤害的频率已经下降。钝性伤害还包括运动引起的挤压伤，特别是冰球、篮球和空手道，以及上吊或被勒死时造成的挤压伤[6]。穿透性损伤不太常见，通常是刺伤或子弹伤。医源性损伤罕见，可能发生在经皮穿刺气管切开术期间，也可能发生在非熟练或紧急插管时以及支气管镜检查中。

## 三、临床表现

主要临床症状包括呼吸困难、发音困难、声音嘶哑、喘鸣、颈部疼痛、吞咽困难和咯血。体格检查结果可能包括喉部压痛、皮下气肿、发绀，颈部伤口有气体逸出，放置胸管后大量或持续漏气，症状的严重程度并不总是与受伤程度相符[7]。

## 四、诊断

在呼吸稳定后，必须进行完整的创伤评估，以确认气管损伤程度及与喉部创伤相关的其他器官损伤。该评估通常以胸部X线片开始，可以显示气胸、纵隔气肿、皮下气肿或气管偏移。针对病情稳定的患者，颈胸部CT可以诊断大多数喉部骨折和脱位，识别相关的损伤。食管是气管支气管损伤中最常见的相关损伤部位。由于靠近神经，环状软骨骨折患者的喉返神经损伤发生率也很高，大血管和甲状腺的损伤也很常见。如果怀疑伴随血管损伤，也可以行CT血管造影。一项针对与气管支气管损伤相关的大血管损伤的调查研究发现，颈动脉是最常见的受损血管[4]。

使用纤维喉镜和纤维支气管镜进行可视化的检查对于诊断任何水平的气管损伤都非常重要。在可能的情况下，喉部的评估应由耳鼻喉科医生进行[7]。通常不需要行硬质支气管镜检查，重要的是在插管患者中拉回气管插管以检查整个气管。对于疑似食管损伤的患者应该进行食管镜检查和吞咽钡剂检查。另外，MRI和磁共振血管成像（magnetic resonance angiography，MRA）目前在评估喉气管创伤方面没有任何作用。

## 五、分类

已有许多针对喉部创伤的分类，根据部位（声门上、声门、声门下）、受损组织（软骨、黏膜、韧带、神经、关节）和严重程度对损伤进行分类。美国耳鼻喉头颈外科学会采纳的Schaefer分类系统是目前使用最广泛的，它可以帮助临床医生根据损伤的严重程度作出治疗决定（表4-1）[8]。

表4-1　Schaefer分类（依据喉部损伤的严重程度）

| 分类 | 损伤程度 |
| --- | --- |
| 1 | 轻微的喉内血肿或撕裂，没有可检测到的骨折 |
| 2 | 稍严重的水肿、血肿、轻度黏膜损伤，无软骨外露或移位骨折 |
| 3 | 严重水肿、大面积黏膜撕裂，软骨外露，移位骨折或声带不活动 |
| 4 | 在分类3的基础上更为严重的喉前部损伤，不稳定骨折，有2个或更多骨折线，严重的黏膜损伤 |
| 5 | 喉气管完全分离 |

## 六、处理

每个喉部损伤的患者的伤情都是不一样的，因此，处理起来可能很复杂，但是治疗目标始终是获得并保持稳定的气管。呼吸窘迫或喘鸣加重的患者应立即行气管插管，并且应用纤维支气管镜进行插管的指征应适当放宽。气管内可以观察到轻微的喉内撕裂、血肿和擦伤。

气管破裂延伸到隆突以外时，须在支气管镜引导下进行气管插管，将导管置入健侧主支气管，提供单肺通气，并在损伤侧插入支气管阻滞器和留置胸腔闭式引流管，防止张力性气胸的发展，以保持足够的潮气量。一旦气管被固定，就可以开始进一步的诊断检查，全面的治疗取决于受伤机制、受伤部位和合并损伤是否存在等因素。

## （一）舌骨

舌骨骨折很少见，通常是因为被绳勒或由运动、机动车事故引起。在对46例舌骨骨折患者的回顾性综述中，只有5例接受了舌骨修复手术，15例患者须行气管切开和外科手术以治疗相关损伤。大多数患者接受了噤声、饮食改变和症状性镇痛治疗，手术和非手术治疗均获得了较好的预后[9]。因此，非手术治疗是舌骨骨折最常用的治疗方法，但如果骨折后疼痛持续存在，一些中心则主张切除骨折两侧的骨质以防止痉挛[6]。

## （二）甲状软骨

甲状腺和环状软骨在儿童早期发生骨化，因此，患者的年龄可以影响损伤的模式。老年患者的钙化喉部复合体可在多处发生骨折，而年轻人的喉部组织更有弹性，常发生单处骨折。当甲状软骨因外力被挤压至颈椎上，受压变平后弹回原位时会发生甲状软骨前部的线性骨折[6]。

如果在内镜检查中，没有发现由甲状软骨的非移位骨折引起功能障碍的证据，则可采取非手术治疗（表4-2）。

表4-2　喉气管创伤的非手术治疗

| 措施 | 目标 |
| --- | --- |
| 床头抬高 | 可有助于减少喉头水肿和管理分泌物 |
| 噤声 | 最大限度地减少喉头水肿的恶化 |
| 凉且湿润的空气 | 减少纤毛麻痹、改善分泌物的处理 |
| 类固醇 | 虽无明确数据、但可能有助于减轻水肿 |
| 防反流药物 | 预防反流性喉炎 |

甲状软骨的所有移位骨折应通过低颈甲状腺切除术的切口进行切开复位，并使用微型钢丝或不可吸收的单丝缝线进行复位。目前的研究显示，使用微型钢板固定优于缝合或钢丝固定，因为微型钢板能够完全固定住软骨[10]。手术时还应将软骨膜分层对合，闭合复位其他小的骨折及杓状肌脱位。经内镜放置气管支架已在一些中心试用，但是目前此方面的经验有限，且预后并不令人满意[3]。因此，现阶段还应通过开放手术进行外科干预。

如果在术前行内镜检查时发现内部结构及功能受损，如声带撕脱或会厌移位等，则必须在软骨复位后立即修复，以确保在黏膜层愈合前获得适当的支撑，并用可吸收缝线和埋藏打结方式修复黏膜缺损，以防止肉芽肿形成。如果存在广泛的黏膜缺损，则可以使用来自颊黏膜、皮肤或真皮的移植物修复缺损。

### （三）环状软骨

环状软骨的损伤通常与骨折的甲状软骨相关。由于环状软骨是一个完整的环，骨折通常出现在前部或后部。非移位、稳定的骨折可采取非手术治疗。如果断裂端不稳定，应将软骨充分复位并插入软支架，如硅胶等，并保持4~6周。环状软骨环结构完全破坏的患者应行气管切开造口术，待周围水肿改善后再切除环状软骨。通常仅须切除软骨前半部分，然后用舌骨或肋骨移植物代替。

### （四）支架

气管支架植入通常被用于喉内损伤较重（或者喉部损伤出现前连合破坏）的情况，以防止黏膜粘连和喉部狭窄。放置支架有助于保持断裂组织良好对位，并保护前声门。一般情况下，为了实现黏膜的稳健修复和喉部骨折的完全复位并保持稳定，须考虑到潜在的并发症，应尽量避免使用支架。这些并发症包括感染、肉芽组织和瘢痕形成以及由支架过大引起的压力性坏死等，支架上新生的瘢痕组织可能导致气管狭窄和声带活动受损。目前有多种中空和模制支架，其尺寸、形状和材料各不相同。主要使用的支架有硅胶支架、金属支架和混合材料支架，如何选择支架目前仍然存在争议，但一般首选硅胶支架。支架通常放置2周，之后通过支气管镜移除[3]（表4-3）。

### （五）穿透伤

在创伤较小、没有组织损失且伤口边缘良好的情况下，可以行临时气管插管或鼻气管插管等非手术治疗。气管插管的气囊应在伤口下方充气，以防止空气泄漏到皮下和纵隔空间，造成污染。较小的气管伤口通常在48 h内自行闭合。

任何颈部穿透伤一旦出现血流动力学不稳定，应立即在手术室进行颈部探查。固定气管后，进行喉镜和支气管镜评估。只有在气管安全后才能修复其他的合并损伤。食管和下咽部可通过咽喉镜和食管镜检查同时进行评估。

表4-3　基于Schaefer损伤分类系统的评估和管理

| 分类 | 评估 | 处理措施 |
|---|---|---|
| 1 | 纤维喉镜 | 通常不需要外科干预，可选择辅助治疗措施：类固醇治疗、抗生素治疗、加湿、噤声等 |
| 2 | 直接喉镜和食管镜 | 伤情可能会随着时间推移而恶化，须动态观察，此类损伤很少须行气管切开造口术，可选择性使用上述辅助治疗 |
| 3 | 手术室中行直接喉镜和食管镜检查 | 通常须行气管切开造口术和手术干预；通常表现为前连合破坏、喉内严重撕裂、声带撕裂、声带固定、软骨暴露、软骨移位骨折 |
| 4 | 手术室中行直接喉镜和食管镜检查 | 一般均须行气管造口，并且在手术修复时放置支架以保持喉部的完整性 |
| 5 | 此类患者存在严重的呼吸窘迫，需要在保证气管安全的情况下进行内镜检查 | 气管损伤通常发生在环状软骨的上方或下方，无论是在环甲膜以上还是在气管侧交界处（图4-1~图4-2），通常通过颈部横断部位将气管插管插入远端气管以建立临时气管（图4-3），然后通过低颈部切口进行喉气管修复（图4-4） |

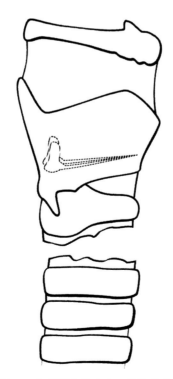

图4-1　气管损伤发生在环状软骨水平

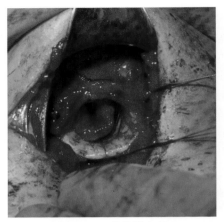

图4-2 环状软骨离断

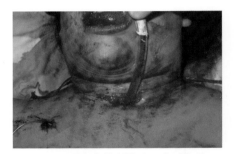

图4-3 颈部气管插管建立临时气管

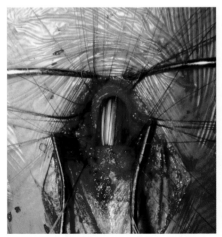

图4-4 经口气管插管后修复离断的环状
软骨

### （六）气管横断伤

气管横断伤通常是致命的，很少有患者能够活着到达医院急诊科。在颈部气管完全横断的情况下，应行颈部横切口将气管插管插入远端气管。如果进行手术，应提前将整个前胸部纳入可能的手术范围，以备在需要时可以进行正中胸骨切开术。失活的气管组织和粗糙的创伤边缘均应切除，但是必须尽可能多地保存剩余气管组织。气管修复通常以端端吻合的方式进行，用可吸收4-0缝线穿过所有气管层，间隔距离为3~4 mm。应注意保持沿气管两侧横向运动的血供，以防止缺血，避免影响愈合及产生狭窄。在气管修复治疗中，支架不是必需的。手术结束时，在患者的下颌和胸部之间留置缝线，以防止颈部过度伸展和修复中断。在吻合术后第7天，可以通过纤维支气管镜检查吻合口情况[7]。

修复胸内气管损伤的手术可以通过右后外侧切口进行，包括修复气管膜部损伤，可以用带蒂肋间肌瓣支撑（图4-5）。

### （七）混合伤

如果气管和食管都有损伤，应分别进行修复（图4-6），并且食管必须分2层修复。在食管和气管2个修复部位之间插入肌肉、壁层胸膜或心包皮瓣等，以促进愈合，并防止气管食管瘘的发生。对于胸部气管和食管均受伤，且伴随纵隔污染的患者，初次手术时主要修复气管创伤，并建立颈部造瘘口，用以引流食管分泌物，并同时行胃或空肠造瘘术，留置肠内营养管。待气管损伤完全愈合后，食管应在数周后重建[11]。

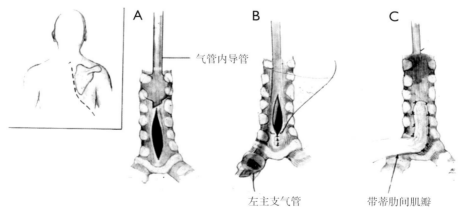

图4-5　带蒂肋间肌瓣修复气管膜部

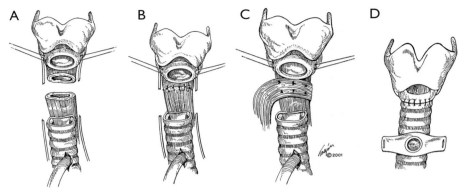

图4-6　修复喉及食管损伤

　　有相关血管损伤的患者病死率较高。另外，低位气管持续穿透性损伤的患者往往合并心脏或大血管的致死性损伤，通常难以挽救。

## 七、并发症

　　气管损伤的延迟处理可能影响日后发音，特别是在经历广泛喉部重建手术的患者中，通常可以观察到其声音的变化。在接受外科手术修复喉部创伤的患者中，约有21%出现了术后声音改变。因此，长期言语治疗对于这些患者的康复至关重要。

## 致谢

　　无。

## 声明

　　本文作者宣称无任何利益冲突。

## 参考文献

[1]　Bacha E，Mathisen D J，Grillo H C. Airway trauma[M]//Westaby S，Odell J A，eds. Cardiothoracic Trauma. 1st ed. London：Oxford University Press，1999.

[2]　Rudolf Nissen. Classics in thoracic surgery：Total pneumonectomy[J]. Ann Thorac Surg，1980，29(4)：390-394.

[3]　Lee W T，Eliashar R，Eliachar I. Acute external laryngotracheal trauma：diagnosis and management[J]. Ear Nose Throat J，2006，85(3)：179-184.

[4]　Kelly J P, Webb W R, Moulder P V, et al. Management of airway trauma. II: Combined injuries of the trachea and esophagus[J]. Ann Thorac Surg, 1987, 43(2): 160-163.

[5]　Kiser A C, O'Brien S M, Detterbeck F C. Blunt tracheobronchial injuries: treatment and outcomes[J]. Ann Thorac Surg, 2001, 71(6): 2059-2065.

[6]　Gluckman J L, Mangal A K. Laryngeal trauma[M]//Paparella MM, Shumrick DA, Gluckman JL, et al. eds. Otolarngology, Vol III: Head and neck. Philadelphia: Saunders, 1991, 2231.

[7]　Mathisen D J, Grillo H. Laryngotracheal trauma[J]. Ann Thorac Surg , 1987, 43(3): 254-262.

[8]　Schaefer S D. The acute management of external laryngeal trauma. A 27-year experience[J]. Arch Otolaryngol Head Neck Surg, 1992, 118(6): 598-604.

[9]　Ramchand T, Choudhry O J, Shukla P A, et al. Management of hyoid bone fractures: a systematic review[J]. Otolaryngol Head Neck Surg, 2012, 147(2): 204-208.

[10]　Sniezek J C, Thomas R W. Laryngeal Trauma[M] //American Academy of Otolaryngology. Resident Manual of Trauma to the Face, Head and Neck. 1st ed., 2012.

[11]　Symbas P N, Hatcher C R Jr, Boehm G A. Acute penetrating tracheal trauma[J]. Ann Thorac Surg, 1976, 22(5): 473-477.

翻译：甘向峰，中山大学附属第五医院胸外科
审校：李树本，广州医科大学附属第一医院胸外科

**Cite this article as**: Moonsamy P, Sachdeva UM, Morse CR. Management of laryngotracheal trauma. Ann Cardiothorac Surg, 2018, 7(2): 210-216. doi: 10.21037/acs.2018.03.03

扫码或通过下方链接观看本章视频
http://ame.pub/4FyLZTZi

# 第五章　全颈清扫术

**Uma M. Sachdeva, Michael Lanuti**

Division of Thoracic Surgery, Massachusetts General Hospital, Boston, MA, USA
*Correspondence to:* Michael Lanuti, MD. Division of Thoracic Surgery, Massachusetts General Hospital, 55 Fruit Street, Founders 7, Boston, MA 02114. USA.
Email: mlanuti@mgh.harvard.edu.

摘要：全颈清扫术是一种治疗发生于气管、食管或甲状腺的局部浸润性癌及气管造口部位复发性肿瘤的根治性手术，偶尔也被用于治疗这些部位的良性疾病。全颈清扫术包括切除喉、咽、食管和气管，以及周围的淋巴组织。根据气管残端的长度和位置，可行颈部气管切开造口术或纵隔气管切开造口术。消化道可以用几种管道重建，但最常用的是胃或左半结肠。在重新缝合气管时，必须避免无名动脉的张力，以防止无名动脉被磨蚀。动脉上的张力可以通过游离血管或将气管转位到无名动静脉的侧下方来解决。全颈清扫术后可能会发生一系列严重并发症，包括吻合口瘘、无名动脉磨蚀、气管造口裂开及继发纵隔感染，甚至死亡，但在经过高度选择的患者中，它可以提供相当不错的治愈或姑息治疗机会，术后功能恢复可获得与全喉切除术相当的效果。

关键词：纵隔气管切开造口术；管道；皮瓣；同种主动脉移植；重建

**View this article at:** http://dx.doi.org/10.21037/acs.2018.03.05

## 一、引言

全颈清扫术以治愈或延缓为目的，切除咽、喉以及食管和胸骨上气管的受累部分。虽然现在该手术很少由胸外科医生完成，但刚开始全颈清扫术属于胸外科和喉外科手术，最初是Hermes Grillo医生对颈纵隔清扫合并前纵隔气管造口术这一技术进行了描述。虽然创伤较大，但这种根治性手术在某些情况下是高位气管消化道原发或继发性恶性肿瘤最终治疗的唯一选择，在最佳情况下可以提供相当于全喉切除术的功能性结果。切除上呼吸道（包括喉和颈纵隔部分气管及消化道的咽食管部分）之后的重建工作非常重要，须恢复消化道的连续性，用皮肤和软组织填充颈部及纵隔缺损，并构建末端气管开口。根据残留气管的位置和长度，气管皮肤吻合可以作为标准的颈部气管切开造口术。如果整个颈部气管被切除，可能须行前纵隔气管切开造口术。

虽然该手术解剖、切除和重建的范围较大，并发症较多，病死率较高，但是对于幸存者来说，这种手术提供了良好的功能性结果，可缓解梗阻症状，并有可能治愈。因此，在选择最有可能从这种创伤巨大的手术中受益并且预期术后存活时间超过6个月的患者时，必须非常谨慎。

## 二、适应证

全颈清扫术适用于有局部侵犯的上部气管、消化道及甲状腺肿瘤的完整切除。这些肿瘤包括：气管的腺样囊性癌；侵犯上段气管的下咽癌、环状软骨后癌或颈胸段食管癌；累及上段气管的低分化甲状腺癌，包括乳头状癌、滤泡状腺癌或混合型癌；累及上段气管的低分化局限性甲状腺癌；在气管造口处复发的喉癌。一些良性疾病也可能受益于这种方法，包括放疗引起的喉、咽、气管和食管的狭窄。本术式可以减轻阻塞的上段气管及消化道症状来达到治疗或姑息治疗的目的。另外，全颈清扫术也可以作为一种在喉气管或咽食管肿瘤（最常见的是喉部、下咽部或环状软骨后部食管鳞状细胞癌）初始放化疗失败后的挽救性治疗措施。

## 三、术前检查

术前评估应从完善的临床分期评估开始，以确定手术能否增加生存获益或缓解症状。评估应包括诊断性的颈胸部CT及正电子发射计算机断层扫描（PET/CT），以评估远处或区域淋巴结转移状况，并确定广泛切除具有的潜在肿瘤学益处。此外，完全切除的可行性应通过彻底评估疾病程度和局部侵袭程度来确定，特别是必须评估是否存在颈椎的直接侵犯，以及是否累及颅内血管，尤其是颈动脉和椎动脉，因为这将避免术中不必要的尝试。应通过支气管镜对气管进行全面评估，在手术前应评估气管受累的位置和程度，并应用直接喉镜和口咽镜评估喉和口咽部。为了充分评估食管，也应进行钡餐食管造影和上消化道内镜检查。

　　术前检查对于确定最佳的重建方式至关重要。当胸外科医生主刀时，食管的重建会用到胃或结肠，术前须评估这两个器官的血供，并在内镜下评估它们的生存能力，以及确定是否存在可能妨碍它们作为合适的移植物使用的任何内在疾病。肠系膜血管造影可以更好地了解目标结肠的血供情况。如果这些器官不可用，则可以将带蒂胸壁肌皮瓣[1]或游离前臂皮瓣[2]转位并塑形成新食管，这种方法有时受到喉部肿瘤外科医生的青睐。游离的空肠段[3]是另一种替代管道，但是须与颈部血管吻合。

　　如果在行前纵隔气管切开造口术时有离断无名动脉的可能，或者怀疑原发性肿瘤累及颈动脉，则需要进行术前脑血管造影。这将在后文中进一步讨论。

　　全颈清扫术是一项需要数小时才能完成的长时间手术，并伴有高风险的心肺并发症[4]。所有患者都应该在术前评估心肺功能。考虑到术中可能发生的无名动脉离断，脑血管损伤或发现颈动脉、椎动脉被肿瘤侵犯，术前应记录基线神经功能。应加强营养以令患者耐受手术及加速术后康复。应考虑使用临时的喂养管（通常是空肠管），以便在咽部重建愈合时给予充分的术后营养。

## 四、操作流程

　　术前监测血流动力学，包括放置动脉留置管、氧饱和度探头和至少两个大口径静脉导管。这些管线的留置，应使它们在手术过程中不会受到无名动脉或左无名静脉离断的潜在影响。患者入手术室，仰卧于手术台至少固定一只手臂，以防手术中需要建立上肢通路。考虑到肿瘤的位置和范围，气管内插管时应小心谨慎。如果存在现有的颈部气管造口，则直接通过造口放置加强型气管导管。如果预期有脑血管的离断或受累，则需要进行脑电图监测。无菌手术野应从下颌到耻骨，从一侧腋中线到另一侧腋中线。如果预期需要皮瓣移植，大腿也应消毒。如果需要前臂游离皮瓣，手臂也应做同样准备。

　　首先做一低领切口，横向由胸骨切迹上方至锁骨头上方（图5-1）。如果存在气管造口，应可被切口覆盖。任何被肿瘤侵犯或有放射性改变的皮肤均须排除在切口之外，并与下面的标本一并切除。尽管术前已行影像学检查，但肿瘤受累程度往往难以在手术前准确评估，因此，手术应始终以全面的颈部探查开始。在抬起皮瓣后，要从各个方向彻底检查。上方，游离肌皮瓣到舌骨上、下方，要暴露至胸骨上切迹；外侧须游离至颈动脉和颈内静脉。分开颈浅肌群以显露下面的气管和食管。检查椎前筋膜是否有肿瘤侵犯。如果从颈部切口不能完全评估纵隔，则应将切口侧向延伸至锁骨上方，并在中线处将下面的皮瓣抬高至胸肌筋膜上方，然后沿中线纵行劈开上段胸骨至第2肋间水平，并在该水平横断胸骨，以便进行充分的纵隔探查（图5-2）[5]。如果需要行前纵隔气管切开造口术，则可以切除暴露的胸骨前板。

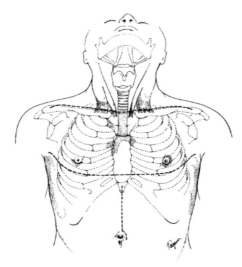

上切口方便颈部和纵隔上部操作。根据Grillo
等描述的技术，乳房下切口用于创建双蒂皮
瓣。上腹正中切口可用来准备管道，通常是
胃或结肠，并放置空肠造口管用于术后肠内
喂养。

图5-1 全颈清扫术切口

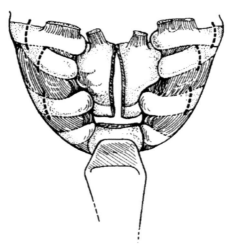

将胸骨柄分开以便于纵隔探查和解剖。两个
锁骨头连同锁骨内侧4 cm一起移除。切除第1
和第2肋软骨以及第1肋间肌。

图5-2 胸骨前板切除

## 五、甲状腺处理

如果甲状腺无累及，则可以沿中线切开腺体并向两侧牵拉以显露下面的气管。这样可以同时保留甲状腺和甲状旁腺功能。然而，如果是对局部浸润性甲状腺癌进行探查，则须完整切除腺体。甲状腺癌全颈清扫术后的效果将在后文中作进一步讨论。

## 六、气管和食管的处理

气管切除始于确定可切除的范围，目的是获得一个约1.5 cm无肿瘤边缘在内的标本。气管残端的处理取决于残余气管的长度。对于在胸骨切迹上方几厘米处离断气管的病例，可行颈部气管切开造口术。然而，如果气管必须在胸骨后方切断，或者是对原气管造口处复发肿瘤进行手术，则须对患者行气管造口术。

此时，须沿中线切开胸骨柄，切口横向延伸且超过双侧第2肋间数厘米（图5-2）。肌皮瓣向外侧掀起并牵拉以暴露骨质胸板。从胸骨中线旁开4 cm并切断双侧锁骨，注意不要损伤锁骨下血管。沿胸骨和肋骨游离第1肋间肌后，切断双侧第1和第2肋软骨，整块切除锁骨头部、肋软骨和胸骨柄。为方便整块切除，可以先沿中线切断胸骨，然后检查气管并确定远端切缘，同时应考虑到在肿瘤远侧标本上需要有足够的切缘。在计划切除的气管两端的远端，跨气管软骨环放置侧方牵引缝线。切断气管后，台上行气管残端插管并跨手术野通气。气管残端应送冷冻切片病理检查，以确保无肿瘤残留。

然后评估食管是否受累。如果受累程度有限，可在部分侧壁切除后保留或行一期修复。如果食管广泛受累，则须确定切除的远端，沿食管周围游离并锐性切断，然后沿纵隔向颈部上方进行解剖。切除范围在双侧颈动脉鞘之间，并向后延伸至椎前筋膜。如有必要，可以牺牲一条颈内静脉；也可切除一侧颈动脉，通过动脉重建或搭桥来恢复脑灌注。一旦肿瘤侵犯到喉，舌骨上肌（包括下颌舌骨肌、颏舌骨肌和颏舌肌）、舌骨和喉部的肌肉均须切断。双侧喉上神经和血管都与标本一起切除。随着解剖继续向后进行，咽和会厌也要切除。此时，就可以整块取出喉、咽、气管、食管和淋巴结组织。上切缘送冷冻切片病理检查。

## 七、重建

重建从食管开始。用于重建的管道包括胃、结肠或者是带有微血管的游离空肠[3]、前臂皮瓣[2]、胸壁皮瓣[6]。胸廓入口以上的肿瘤常用游离皮瓣，胸廓入口处及以下的肿瘤常用胃、结肠。用于移植的器官要在腹腔内准备好。游离结肠肝曲到乙状结肠，并在发自左结肠动脉的蒂上形成左半结肠导管。另一种办法是，如果左半结肠不可用，可以用右半结肠替代，但其效果不太可靠[5,7]。制作胸骨后隧道，将血管蒂从胃的后面向上提，管道的远端与胃前壁吻合，导管的近端与咽部（舌底）用4-0缝线或Vicryl缝线间断缝合两层。这种吻合可以端对端或端对侧的方式进行，缝合结肠盲端（图5-3）。通过与结肠和胃分离，游离出一块以胃网膜右动脉为蒂的大网膜瓣。把这个网膜瓣从胸骨后提起并分成两个舌状片，注意不要破坏血供。一片用来包裹吻合口以减少吻合口瘘的发生；另一片稍后用来支撑气管吻合口（图5-4）。如果是用胃管，则网膜附着在胃大弯上，与胃作为一个整体带入纵隔。任何咽部重建的近端吻合口都有发生瘘的风险，因为许多患者都曾接受过放疗，其组织完整性和伤口愈合并不理想。因此，有必要用活组织（即网膜和带蒂胸肌皮瓣）覆盖吻合口。

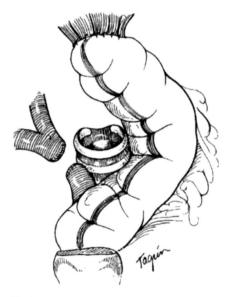

管道（这里用结肠）从气管残端左侧进入
纵隔，并与舌根部双层吻合。

**图5-3　食管重建术**

如果无法进行颈部气管切开造口术，则需要行前纵隔气管切开造口术。气管造口保留在胃或结肠管道的右边。气管的切端通过侧方牵引线从纵隔牵出。必须仔细评估气管造口与无名动脉的邻近程度，以防止无名动脉被磨蚀，这是一种严重的并发症，一旦发生，将导致死亡。在Grillo等[5]对全颈清扫术的报道中，描述了一种在这种情况下选择性结扎无名动脉的技术，再加固缝合近端和远端残端。在选择性结扎之前，夹闭动脉，观察脑电图变化20 min以上，只有在没有观察到变化的情况下才能将动脉结扎，必须在颈总动脉和锁骨下动脉分叉的近端进行结扎。然后将造口包裹于网膜中，既可将其与无名动脉分开，又可防止潜在的裂开风险（图5-4）[5,8]。气管切开造口术是通过双蒂皮瓣进行的（图5-5），为了制作这个皮瓣，在两个乳房下褶的下方做第二切口，延伸至两侧腋前线。在胸肌筋膜前方游离皮瓣，然后将皮瓣上移至纵隔缺损处，通过皮瓣上的开口引出气管造口，并使用4-0 Vicryl缝线将其缝合到皮肤上。然后将多个扁平的Penrose引流管置于颈部、纵隔和皮下间隙的两侧。首先以多层缝线缝合上切口，用从大腿前部切取的中厚皮瓣覆盖下部切口，以防止皮瓣或纵隔气管造口张力增加而导致皮瓣失活或吻合口裂开。

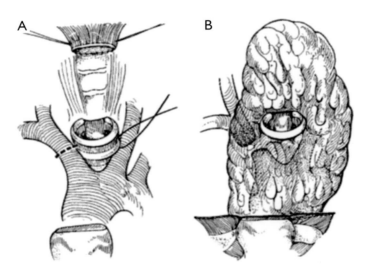

（A）气管病变已切除，如果无名动脉和气管残端之间存在张力，则须切断动脉（虚线）。(B)在气管造口之前，用网膜包裹气管残端以保护无名动脉免受潜在的磨蚀。

**图5-4　气管切除**

Orringer[9]描述了一种替代技术，通过将远端气管残端移动到无名动脉的下方，避免了无名动脉的离断和双蒂皮瓣的重建。这种方法通过在无名动脉、无名静脉的右下方形成一个空间来避免气管皮肤吻合的张力。然后，将气管残端转位到无名动脉的下方，从而额外多出1.5~2 cm的长度，方便将其从纵隔牵出（图5-6）。因此，如果需要的话纵隔缺损可以重建，并且可以通过肩胸皮瓣或乳头皮瓣建立吻合口（图5-7）。该皮瓣通过从胸大肌表面游离皮肤和皮下组织获得，将其向上和向内旋转来填充纵隔和颈部缺损，然后通过这个皮瓣进行气管切开造口术。与Grillo的技术一样，由这个皮瓣的游离造成的下部缺损用取自大腿前部或下腹部的中厚皮瓣来重建。最初的报道表明，这种方法至少需要5 cm[9]的远端气管残端，但是最近有报道称其在较短的远端残端[10]上也获得了成功。

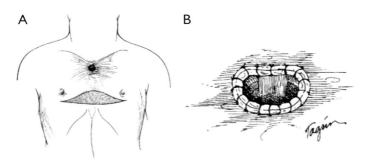

（A）气管造口通过颈部切口下面的皮瓣引出。（B）将气管残端用Vicryl缝线间断缝合到皮瓣上。

**图5-5　使用双蒂皮瓣建立前纵隔气管造口**

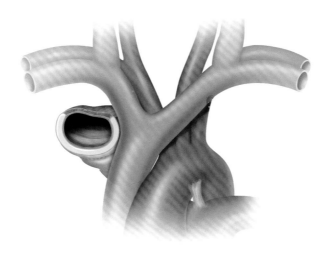

为了避免气管残端和无名动脉之间的张力，气管可以侧向移位，并低于无名血管。

**图5-6　气管残端移位**

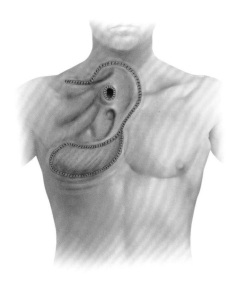

当气管残端置于无名动脉的侧下方时，可以
使用该皮瓣。乳房下创面用中厚皮瓣覆盖。

**图5-7　胸部皮瓣**

## 八、术后护理

　　术后，患者被转入重症监护病房，医生应密切监测气管和血流动力学变化。如果需要机械通气（通常情况下需要），可以通过一根放置于气管造口处的加强型气管插管或特制的缩短的气管造口管来完成。气管球囊不应过度充气，以避免对剩余的气管造成创伤，管尖必须高于隆突。一旦不再需要机械通气，患者须保持吸入湿化空气。鼻胃管放置至少7天，以防止反流或胃液从口腔流出并进入纵隔气管造口。鼻胃管可以在患者开始走路并且能够在咳嗽时保持直立坐姿时拔除。术后万一发生医源性甲状旁腺功能减退，则须检查血钙水平，并根据需要补充钙和维生素D。大多数患者在手术时接受空肠造口置管，可用于术后喂养和给药治疗。

## 九、并发症

　　尽管该类手术相对少见，但也有几个病例系列报道了全颈清扫术联合或不联合前纵隔气管切开造口术的数据，突出了与此手术相关的并发症。Orringer[9]报道了44例行前纵隔气管切开造口术的案例，其中34例进行了喉癌、甲状腺癌或颈部食管癌的全颈清扫。34例中有14例（41%，14/34）气管残端移位至无名动脉右下方，6例（18%，6/34）行颈部清扫术后死亡，1

例死于无名动脉磨蚀，1例死于脑血管意外，1例死于急性心肌梗死，1例死于咽胃吻合口瘘引起的败血症，1例死于呼吸和肾脏并发症，1例死于肝肾综合征。在幸存的28例患者中，只有9例（32%，9/28）患者在住院过程中未出现并发症，这强调了与此手术相关的并发症的高发病率。主要并发症包括咽部吻合口瘘6例、医源性甲状旁腺及甲状腺功能减退症9例、脑血管意外3例、颈部乳糜瘘3例、迟发性脾破裂1例、肝硬化导致的肝功能衰竭1例。住院时间为10~51天，平均住院时间为26.2天。4例（14%，4/28）患者在手术后2周出院，75%患者在手术后3~8周出院。管道并发症包括1例管胃上端坏死，用游离空肠间置移植治疗；1例结肠移植物静脉梗死，用胃间置治疗。3例乳糜瘘患者中的2例需要再行手术并结扎颈段胸导管。3例脑血管意外患者中的2例发生了短暂的神经系统症状，由结扎和切断颈总动脉引起。

Grillo和Mathisen[5]的早期研究报道了与此手术相关的类似高发病率。18例患者因颈部食管癌、甲状腺癌、腺样囊性癌、复发性喉癌或放疗并发症接受了全颈清扫术。患者住院15~58天，平均住院34.2天。7例无名动脉被选择性离断。10例行结肠重建，4例行胃重建，其余均行食管缺损一期修复。10例（56%）无严重并发症，8例（44%）发生严重并发症。其中瘘2例，1例行一期食管修复术，另1例行用右结肠作为管道的咽结肠吻合术。气管造口裂开2例，1例经清创治疗，后来因狭窄须修补而复杂化；另1例的气管造口与用于纵隔重建的双蒂皮瓣完全分离，并且需要旋转胸大肌瓣来填充缺损并保护下面的血管结构。1例患者在切除无名动脉分叉后出现右侧偏瘫，在从左锁骨下动脉搭桥到右颈总动脉后有所改善。1例在胸骨后隧道内发生结肠移植物阻塞，需要行手术修补。4例需要长期机械通气，其中3例患有肺炎。1例伤口裂开须行胸骨清创术。1例患者形成髂股动脉血栓。还有1例在围手术期死亡，死因为用于消化道重建的反向胃管的缺血性坏死引起的败血症。

Conti等[11]最新报道了6例行前纵隔气管切开造口术的全颈清扫术患者。其中，食管鳞状细胞癌2例，声门下鳞状细胞癌1例，原气管造口处复发2例，原气管切除吻合口处复发1例，以胸肩峰血管为蒂的胸大肌皮瓣重建缺损及造口。5例行咽胃吻合术，1例行左半结肠间置移植重建，其中，4例（67%，4/6）发生严重术后并发症，1例死亡，2例发生吻合口瘘，1例发生肌皮瓣坏死，1例发生肺栓塞。在皮瓣坏死的病例中，术中结扎了左侧无名静脉，术后皮瓣静脉充血导致坏死、吻合口破裂和无名动脉破裂，最终导致死亡。2例吻合口瘘均通过旋转对侧胸肌来闭合缺损。

Trachiotis等[12]报道了1例食管鳞状细胞癌患者行全颈清扫术后发生气管胃瘘。食管切除因一个延伸至右主支气管近端的气管膜部撕裂而变得复杂。术中采用右侧开胸行一期修补，重建消化道后行咽胃吻合术。术后第9天，在胃小弯和气管造口后外侧壁之间发现气管胃瘘。刚开始通过引流进行治疗，然后通过游离带状肌和将这些肌肉作为中间皮瓣进行修复。几个月后，患者在更远处出现第2处气管胃瘘，经正中胸骨切开行外科修复。

Grillo等[13]也回顾了他们治疗侵犯气管的局部浸润性甲状腺癌的经验。52例患者中有7例需要进行联合或不联合纵隔气管切开造口术的全颈清扫术。其中，3例行食管切除并结肠间置移植重建；3例行食管侧壁切除并一期食管修复。此外，3例行双侧改良全颈清扫术；1例因淋巴结转移行左后三角清扫术。1例需要切除无名动脉和颈总动脉-锁骨下动脉分叉，切除时没有观察到脑电图变化，但迟发的神经症状需要随后进行颈总动脉重建。1例对无名动脉行预防性离断。6例行纵隔气管切开造口术，其中1例行低位颈部气管切开造口术。4例游离大网膜进入颈部。术后观察到1例死亡，其余患者的生存率取决于基础疾病的进展。在该小组对1964—2005年接受甲状腺癌切除术的患者进行的一份更新报道中，没有发现接受全颈清扫术的其他病例[14]，强调了该手术在当时的罕见性。

## 十、结果

据报道，在最佳情况下，本手术所取得的长期功能性效果相当于全喉切除术。所有存活至术后初期的患者均能通过进食[5,9]维持其营养状态。Grillo和Mathisen报道6例患者需要用食管扩张来维持消化道的长期通畅，5例行气管造口修补术。Orringer报道患者最初的主诉包括与咳嗽、弯身或仰卧位相关的餐后反流，通过6个月的行为矫正，症状均得到改善。一些患者餐后腹泻，通过改变饮食结构和服用抗痉挛药物得以改善。大多数患者能够通过使用电子喉讲话，并获得功能性食管和胃。

在所有的报道中，长期存活取决于基础疾病的进程。手术切除可以是治愈性的或姑息性的。对于姑息性切除的病例，大多数患者死于疾病复发、转移或其相关的并发症[5,9]。

## 十一、展望

结肠或胃是食管重建最常使用的移植物，最近研究报道使用冷冻保存的同种主动脉移植物作为假体来重建气管消化道的缺损。据报道，该技术是一种可行的技术，用于在经颈部分喉切除术后重建，以避免行全喉切除术[15]。在本研究中，15例患者中的8例至少有40%的环状软骨周围组织被切除，使用同种主动脉移植物作为扩展补片移植物进行修复，该补片移植物用多根Vicryl缝线原位缝合，术后无严重并发症，所有患者喉部均可发声。15例患者中有14例恢复了经口进食。因此，冷冻保存的同种主动脉移植物是高位气管肿瘤切除术后一种安全可行的重建选择。在此研究之后，主动脉同种异体移植物被用于重建某些不适于行一期修复的部分缺损的食管壁（图5-8）。然而，这种技术的长期结果尚不清楚。

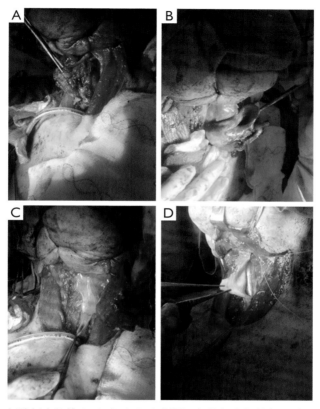

切除标本的前（A）和后（B）视图，切除标本包括喉、颈段气管和食管前壁。食管前壁缺损超过周径的50%（C）。用硅胶管（D）将冷冻保存的同种主动脉移植物缝合到位，重建食管缺损。

**图5-8　全颈清扫术联合同种主动脉移植物重建食管**

## 十二、结论

全颈清扫术是一种根治性手术，用以切除颈部和纵隔的受影响组织，重建气管、消化道，以治疗或减轻因气管、食管或甲状腺的局部浸润性恶性肿瘤或放射治疗后由该区域的良性狭窄引起的症状。该术式潜在的并发症是显著的，包括吻合口瘘、气管吻合口裂开、无名动脉磨蚀、皮瓣坏死，所有这些都有可能导致死亡。然而，通过切除所有受影响的器官和周围的淋巴结组织，可为局部侵袭或复发的上呼吸道和颈部食管恶性肿瘤提供唯一的治愈机会。选择合适病例对于取得良好的结果至关重要，这种方法可以提供与全喉切除术相当的长期存活和功能性效果。

## 致谢

感谢Douglas J.Mathisen教授和已故名誉教授Hermes Grillo，为这种复杂外科手术方式的发展作出的宝贵贡献。

## 声明

本文作者宣称无任何利益冲突。

## 参考文献

[1]  LoGiudice J A，Wyler von Ballmoos M C，Gasparri M G，et al. When the Gastrointestinal Conduit for Total Esophageal Reconstruction Is Not an Option：Review of the Role of Skin Flaps and Report of Salvage With a Single-Stage Tubed Anterolateral Thigh Flap[J]. Ann Plast Surg，2016，76(4)：463-467.

[2]  Varvares M A，Cheney M L，Gliklich R E，et al. Use of the radial forearm fasciocutaneous free flap and montgomery salivary bypass tube for pharyngoesophageal reconstruction[J]. Head Neck，2000，22(5)：463-468.

[3]  Gaur P，Blackmon S H. Jejunal graft conduits after esophagectomy[J]. J Thorac Dis，2014，6 Suppl 3(Suppl 3)：S333-S340.

[4]  Fleisher L A，Fleischmann K E，Auerbach A D，et al. 2014 ACC/AHA guideline on perioperative cardiovascular evaluation and management of patients undergoing noncardiac surgery：a report of the American College of Cardiology/American Heart Association Task Force on practice guidelines[J]. J Am Coll Cardiol，2014，64(22)：e77-e137.

[5]  Grillo H C，Mathisen D J. Cervical exenteration[J]. Ann Thorac Surg，1990，49(3)：401-408；discussion 408-409.

[6]  Fabian R L. Pectoralis major myocutaneous flap reconstruction of the laryngopharynx and cervical esophagus[J]. Laryngoscope，1988，98(11)：1227-1231.

[7]  Wain J C，Wright C D，Kuo E Y，et al. Long-segment colon interposition for acquired esophageal disease[J]. Ann Thorac Surg，1999，67(2)：313-317；discussion 317-318.

[8]  Kuwabara Y，Sato A，Mitani M，et al. Use of omentum for mediastinal tracheostomy after total laryngoesophagectomy[J]. Ann Thorac Surg，2001，71(2)：409-413.

[9]  Orringer M B. Anterior mediastinal tracheostomy with and without cervical exenteration[J]. Ann Thorac Surg，1992，54(4)：628-636；discussion 636-637.

[10]  Gómez-Caro A，Gimferrer J M，Macchiarini P. Technique to avoid innominate artery ligation

and perform an anterior mediastinal tracheostomy for residual trachea of less than 5 cm[J]. Ann Thorac Surg, 2007, 84(5): 1777-1779.

[11] Conti M, Benhamed L, Mortuaire G, et al. Indications and results of anterior mediastinal tracheostomy for malignancies[J]. Ann Thorac Surg, 2010, 89(5): 1588-1595.

[12] Trachiotis G D, Hix W R. Repair of tracheogastric fistula after cervical exenteration[J]. Ann Thorac Surg, 1996, 61(2): 719-721.

[13] Grillo H C, Suen H C, Mathisen D J, et al. Resectional management of thyroid carcinoma invading the airway[J]. Ann Thorac Surg, 1992, 54(1): 3-9; discussion 9-10.

[14] Gaissert H A, Honings J, Grillo H C, et al. Segmental laryngotracheal and tracheal resection for invasive thyroid carcinoma[J]. Ann Thorac Surg, 2007, 83(6): 1952-1959.

[15] Zeitels S M, Wain J C, Barbu A M, et al. Aortic homograft reconstruction of partial laryngectomy defects: a new technique[J]. Ann Otol Rhinol Laryngol, 2012, 121(5): 301-306.

翻译：赵龙，宁波市第二医院心脏大血管外科
审校：李树本，广州医科大学附属第一医院胸外科

**Cite this article as**: Sachdeva UM, Lanuti M. Cervical exenteration. Ann Cardiothorac Surg, 2018, 7(2): 217-226. doi: 10.21037/acs.2018.03.05

扫码或通过下方链接观看本章视频
http://ame.pub/ug5cmaME

# 第六章　获得性喉气管狭窄行喉气管切除重建手术的功能性结果

**Simone T. Timman[1], Christiana Schoemaker[1], Wilson W. L. Li[1], Henri A. M. Marres[2], Jimmie Honings[2], Wim J. Morshuis[1], Erik H. F. M. van der Heijden[3], Ad F. T. M. Verhagen[1]**

[1]Department of Cardiothoracic Surgery, [2]Department of Oto-Rhino-Laryngology and Head & Neck Surgery, [3]Department of Pulmonary Diseases, Radboud University Medical Centre, Nijmegen, The Netherlands

*Correspondence to:* Simone T. Timman. Department of Cardiothoracic Surgery, Radboud University Medical Centre, Geert Grooteplein zuid 10 (route 615), 6525 GA Nijmegen, The Netherlands. Email: simone.timman@radboudumc.nl.

背景：探讨获得性良性喉气管狭窄行喉气管切除和重建手术后的功能性效果，特别是累及喉部的手术对术后效果的影响。

方法：回顾性分析了1996—2017年因喉气管良性病变接受手术治疗的患者资料。手术结果主要包括：手术成功率、气管和嗓音相关并发症。并使用生活质量、呼吸困难、吞咽功能、发音感知（标准化）问卷来评价。

结果：在119例患者中，47例行喉气管切除重建手术，72例行气管节段切除手术（其中78%行端端吻合，22%行环状软骨气管吻合）。与术前相比，患者术后生活质量得到明显提高，手术成功率为92%。对比气管节段切除端端吻合术，喉气管切除术后气管相关并发症的发生率更高（30% *vs* 7%，P=0.003）。排除喉返神经麻痹的原因，喉气管切除术后早期嗓音改变的发生率是节段切除术后的2倍多（34% *vs* 16%，P=0.04），且随访期间的语音质量更差。用于评价功能结果的问卷调查的总应答率为63%。

结论：喉气管手术是安全有效的，术后可使患者相关功能得到明显提高。喉部受累是手术相关气管并发症的一个预测因子。非喉返神经麻痹引起的声音改变在喉气管切除术中更加普遍，这是一个严重的障碍。目前文献对这方面的报道不多，值得在术前咨询和患者随访中进一步关注。因问卷调查的总应答率偏低，本项研究的功能结果须谨慎解读。

关键词：喉气管切除术；气管手术；长期功能结果

View this article at: http://dx.doi.org/10.21037/acs.2018.03.07

## 一、引言

获得性喉气管狭窄（acquired laryngotracheal stenosis，ALTS）和获得性气管狭窄是罕见的疾病，由各种良、恶性疾病引起，易导致呼吸困难，并逐渐加重[1-3]。手术切除是治疗选择之一，据报道，随访1个月至12年，成功率为84%~100%[4-5]。由于病变累及声门下区或环状软骨区，其解剖结构较为复杂，因此，喉气管切除术（laryngotracheal resection，LTR）与孤立的气管节段切除术（segmental tracheal resection，STR）相比更具挑战性，其可预测性较差，失败率为37%~70%[6-7]。

上述报道主要集中在"手术的成功"参数（成功拔管率、狭窄复发率、再干预率）上，但很多作者倡导关注功能结果，如肺功能、发声功能和吞咽相关功能，这些在定义治疗成功上应是同样重要的[8]。由于很少有成年患者接受气管手术后的相关功能结果报道[3]。即使功能结果参数正在被关注，也只有少数研究使用了标准的测量工具去评估患者报告的结果和生活质量（quality of life，QoL）[3,9]。

本研究主要关注获得性良性喉气管狭窄行喉气管切除重建术后的功能性结果，并研究喉部受累对术后结果及功能结果的影响。

## 二、研究方法

### （一）患者和招募

我们进行了一项单中心回顾性队列研究，评估了1996年1月至2017年12月奈梅亨大学医学中心因良性病因行LTR的所有患者。本研究不包括隆突切除、先天性、恶性病变的手术。术前应用计算机断层扫描（CT）测量患者气管的狭窄程度（狭窄百分比等于气管最狭窄部分的横截面积除以无阻塞气管面积），并根据Cotton-Myer（CM）分级对其进行分类（图6-1）[10]。本研究经当地医学伦理审查委员会批准。

97

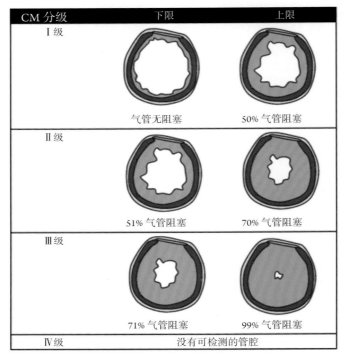

| CM 分级 | 下限 | 上限 |
|---|---|---|
| Ⅰ级 | 气管无阻塞 | 50% 气管阻塞 |
| Ⅱ级 | 51% 气管阻塞 | 70% 气管阻塞 |
| Ⅲ级 | 71% 气管阻塞 | 99% 气管阻塞 |
| Ⅳ级 | 没有可检测的管腔 | |

图6-1 适用于Cotton-Myer（CM）分级的狭窄程度[10]

收集基线患者特征、手术细节和手术结果参数数据，手术后6周内的结果参数包括：严重的伤口感染、血肿，气管相关的并发症（如再狭窄、再干预、裂开和呼吸功能不全），发音相关的并发症如喉返神经（recurrent laryngeal nerve，RLN）麻痹、非RLN麻痹引起的声音改变和手术病死率[30天病死率和（或）住院死亡率]。手术成功的标准是术后6周内无须再次干预，气管有足够的空间（剩余管腔>90%）。

对术后至少6个月的结果进行评估，使用标准化问卷，评估患者生活质量、呼吸困难或吞咽相关主诉和发音质量即嗓音障碍指数（voice handicap index，VHI）。问卷于2016年初邮寄发放，2个月后对最初的无应答者再次发送问卷或通过电话联系。此外，从2017年初开始，前瞻性收集包括VHI在内的功能结果和生活质量参数，并纳入另外8例患者的数据进行分析。

## （二）功能结果

### 1. QoL

QoL采用欧洲五维生存质量量表（EuroQol five dimensions questionnaire，

EQ-5D）进行评估，评估5个方面的感知健康问题，包括活动度、自我护理、日常活动、疼痛或不适、焦虑或抑郁。应用欧洲生活质量视觉模拟评分量表（EuroQol visual analogue scale，EQ-VAS，评分为0~10分，0分表示你能想象到的最糟糕的健康状况，10分表示你能想象到的最好的健康状况），当患者在5个维度上评价自我健康状况时，每个维度均增加第2次VAS测量，对患者所记得的术前情况进行评分，以判断术前和术后差异。

## 2. 呼吸困难

采用与EQ-VAS类似的双线设计，对呼吸困难（静息时和运动时）、咳嗽、喘息、喘鸣和吞咽功能进行VAS评估，以回顾性比较术前和术后的情况。该线的左端标有"无症状"，而右端标有"严重症状"。

## 3. 发声

语音障碍由VHI量表评估。VHI是一份包含30个项目的有效的自我管理问卷，旨在评估语音障碍对以下3个不同领域的影响：即功能、感受和体质。使用从"从不"（0分）到"总是"（4分）的4档评分来表示症状的频率[11]。这些分数可以累加成总分，也可以分别反映3个不同的领域，分数越高，说明语音障碍越严重。1~30分为轻度功能障碍，31~60分为中度功能障碍，60分以上为重度功能障碍。

## （三）手术流程和术后护理

由一个多学科团队对患者进行治疗，包括心胸外科、耳鼻喉科（头颈外科）和肺部疾病专家。喉气管切除采用类似Grillo和Pearson等所述的技术[12-13]。一个颈部切口（包括或不包括部分胸骨切开术）被运用于近端和中部气管的切除。甲状腺峡部打开后，暴露气管前表面，在病变节段水平进行气管环绕解剖。STR采用气管端端（end-to-end，ETE）吻合术，即STR-ETE（图6-2A），或者在切除第一个气管环的情况下，采用环气管（cricotracheal，CT）吻合术，即STR-CT（图6-2B）。对于累及声门下区的ALTS，采用两种吻合式行LTR。首先，在切除前环状软骨后，行甲状-环状气管吻合术（图6-2C）。在5例患者中，为了获得额外的管腔，对环状软骨内侧进行打磨。将远端气管直接连接到甲状软骨的前方。同时，连接到甲状软骨外侧和背面的黏膜，形成甲状软骨-气管吻合术。在所有接受LTR的患者中，小心地分离环甲肌以暴露喉头前部，并在完成吻合后重新连接，以尽量减少声音的改变。所有吻合均应采用可吸收缝线（3-0 Vicryl缝线）间断缝合。在声门下切除嵌入膜部分的情况下，可吸收缝线被使用于后膜部。除1例患者外，所有患者均避免了行舌骨上松解术（以减少吻合口张力）。常规放置"保护缝线"或"颌下缝线"，以避免颈部过度伸展，7天后取出。

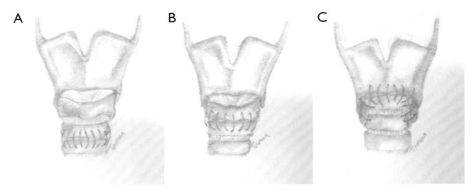

（A）气管节段切除后气管端端吻合术；（B）环气管吻合术；（C）喉气管切除重建后甲状–环状气管吻合术

**图6-2　气管吻合术类型**

术中行支气管镜检查评估吻合口及会厌肿胀情况，放置胃管。大多数患者在手术室拔管，转移到重症监护病房或麻醉后监护病房，最初接受LTR的患者仍需插管数天，直到声门和黏膜水肿减轻。所有患者均接受为期5天的抗生素治疗。除非有肺科医生的指示，否则患者不接受常规类固醇激素治疗。出院前再次行支气管镜检查，评估吻合口和声带功能。患者通常在术后第7~10天出院。术后6周至3个月进行最后一次支气管镜检查。

## （四）统计分析

连续变量以均值±标准差或中位数（范围）表示。分类变量报告为数字和百分比。$\chi^2$和fisher检验被用于比较两组之间的分类变量。为了比较术前和术后的连续变量，采用相关样本或配对$t$检验。为了比较两组之间的连续变量，采用独立的$t$检验。在非正态分布情况下，独立样本和相关样本分别采用Mann-Whitney检验和Wilcoxon非参数检验。$P<0.05$被认为具有显著统计学意义。统计分析采用Windows 22.0版SPSS软件。

## 三、结果

119例患者中47例接受了LTR，56例接受了STR- ETE，16例接受了STR-

CT，见表6-1。119例患者中位年龄为49岁（0~85岁），55%为女性。插管后气管狭窄是所有组中最常见的病因（47%~91%），尤其是在STR-ETE组中（91%）。特发性气管狭窄和肉芽肿性多血管炎（GPA）仅见于LTR和STR-CT患者，两组间气管阻塞程度无显著性差异。根据CM分级，大多数患者术前有Ⅱ级或Ⅲ级狭窄。

　　在LTR组中，最常见的吻合类型是甲状–环状气管吻合术（89%），其余病例为甲状软骨–气管吻合术。除1例患者外，所有患者均仅通过颈部切口进行手术。在STR-ETE组中，91%的患者通过颈部切口进行手术，5%的患者进行了（部分）胸骨切开术。与LTR组相比，在两个STR组中，患者切除的节段明显更长（平均切除环数3 vs 5，P<0.001）。STR-ETE组6例（11%）、LTR组2例（4%）患者行长节段（>4.0 cm）切除（P=0.285）。

表6-1　患者特征及术中变量

| 特征 | LTR (n=47) | STR-CT (n=16) | STR-ETE (n=56) | P值 (LTR vs STR-ETE) | P值(LTR vs STR-CT) | P值 (STR-CT vs STR-ETE) |
|---|---|---|---|---|---|---|
| 年龄/岁 | 43（0~85） | 50（13~72） | 54（0~82） | 0.030 | 0.373 | 0.369 |
| 女性 | 31（66） | 7（44） | 28（50） | 0.103 | 0.117 | 0.659 |
| BMI/(kg·m$^{-2}$) | 27（16~39） | 27（17~51） | 28（14~48） | 0.406 | 0.842 | 0.659 |
| 糖尿病 | 1（2） | 1（6） | 10（18） | 0.010 | 0.446 | 0.436 |
| COPD | 5（11） | 5（31） | 10（18） | 0.301 | 0.106 | 0.299 |
| 结缔组织病 | 6（13） | 2（13） | 2（4） | 0.138 | 1.000 | 0.212 |
| 病因 | | | | | | |
| 　插管后气管狭窄 | 22（47） | 11（69） | 51（91） | <0.001 | 0.528 | <0.001 |
| 　特发性气管狭窄 | 15（32） | 3（19） | — | — | — | — |
| 　GPA/自身免疫相关 | 6（13） | 2（13） | — | — | — | — |
| 　感染 | 2（4） | — | — | — | — | — |
| 　其他 | 2（4） | — | 4（7） | — | — | — |
| 狭窄程度（CM） | | | | | | |
| 　Ⅰ级 | 7（15） | 3（19） | 8（14） | 0.268 | 0.567 | 0.914 |
| 　Ⅱ级 | 9（19） | 5（31） | 18（32） | — | — | — |
| 　Ⅲ级 | 14（30） | 5（31） | 20（36） | — | — | — |
| 　Ⅳ级 | 4（9） | — | 1（2） | — | — | — |
| 　失访 | 13（28） | 3（19） | 9（16） | — | — | — |

---

**续表6-1**

| 特征 | LTR (n=47) | STR-CT (n=16) | STR-ETE (n=56) | P值(LTR vs STR-ETE) | P值(LTR vs STR-CT) | P值(STR-CT vs STR-ETE) |
|---|---|---|---|---|---|---|
| 先前的干预 | | | | | | |
| 任何类型的干预 | 31（66） | 8（50） | 23（41） | 0.012 | 0.256 | 0.525 |
| 扩张 | 23（49） | 5（31） | 12（21） | — | — | — |
| 激光 | 12（26） | 5（31） | 7（13） | — | — | — |
| 支架 | 1（2） | 1（6） | 3（5） | — | — | — |
| 冷冻疗法 | — | 1（6） | — | — | — | — |
| 丝裂霉素C应用 | 3（6） | — | — | — | — | — |
| 其他 | 8（17） | 1（6） | 5（9） | — | — | — |
| 术前插管 | 10（21） | 1（6） | 8（14） | 0.326 | 0.261 | 0.673 |
| 术中变量 | | | | | | |
| 吻合类型 | | | | | | |
| 甲状软骨–气管吻合术 | 5（11） | — | — | N/A | N/A | N/A |
| 甲状–环状气管吻合术 | 42（89） | — | — | N/A | N/A | N/A |
| 环气管吻合术 | — | 16（100） | — | N/A | N/A | N/A |
| 气管端端吻合术 | — | — | 56（100） | N/A | N/A | N/A |
| 切口类型 | | | | | | |
| 颈部 | 46（98） | 16（100） | 51（91） | 0.234 | 1.000 | 0.464 |
| 颈部+（部分）胸骨切开术 | — | — | 3（5） | — | — | — |
| 胸骨切开术 | 1（2） | — | 2（4） | — | — | — |
| 切除长度 | | | | | | |
| 气管环数 | 3（1~8） | 5（2~7） | 5（1~9） | <0.001 | <0.001 | 0.559 |
| 长度/cm | 2（1~4） | 3（1~4） | 3（1~5） | 0.006 | 0.063 | 0.765 |
| 长节段（>4.0 cm）切除 | 2（4） | ~ | 6（11） | 0.285 | 1.000 | 0.327 |
| 手术时间/min | 165（118~385） | 165（120~347） | 150（97~279） | 0.041 | 0.807 | 0.239 |

连续变量用中位数（范围）表示；二分变量用百分数（%）表示。LTR，喉气管切除术；STR，气管节段切除术；BMI，身体质量指数；TEF，气管食管瘘；STR-CT，STR环气管吻合术；STR-ETE，STR气管端端吻合术；COPD，慢性阻塞性肺疾病；CM，Cotton-Myer分类；N/A，数据不可用；GPA，肉芽肿性多血管炎。

## （一）手术结果

手术病死率为0.8%（1/119），即1位Myhre综合征患者接受了LTR治疗，在ICU住院4个月后死亡。LTR术后14例（30%）、STR-ETE术后4例（7%，*P*=0.003）患者出现气管相关并发症（表6-2）。LTR术后6%的患者、STR术后2%的患者出现须再次插管的呼吸功能不全（如声门水肿、气胸）（*P*=0.328）。LTR（5/47，11%）和STR-ETE（4/56，7%，*P*=0.490）术后再狭窄率相似。STR-CT后无再狭窄。在9例再狭窄患者中，6例（LTR组4例，STR组2例）行支气管内激光治疗或扩张；LTR组中1例接受大剂量泼尼松龙治疗。此外，LTR组和STR-ETE组分别有1例和2例患者最终接受了气管切开术。所有患者术后6周的手术成功率为92%，LTR术后为89%，STR-ETE术后为93%（*P*=0.729）。

表6-2　手术结果

| 结果变量 | LTR （*n*=47） | STR-CT （*n*=16） | STR-ETE （*n*=56） | *P*值（LTR *vs* STR-ETE） | *P*值（LTR *vs* STR-CT） | *P*值（STR-CT *vs* STR-ETE） |
|---|---|---|---|---|---|---|
| 血肿 | 1（2） | — | 1（2） | 1.000 | 1.000 | 1.000 |
| 拔管时间＞24 h | 17（36） | 3（19） | 6（11） | 0.001 | 0.445 | 0.281 |
| 气管相关并发症 | | | | | | |
| 　任何类型的气管相关并发症 | 14（30） | 4（25） | 4（7） | 0.003 | 1.000 | 0.067 |
| 　呼吸功能不全* | 3（6） | 2（13） | 1（2） | 0.328 | 0.597 | 0.125 |
| 　肺部感染 | 4（9） | 2（13） | 2（4） | 0.407 | 0.643 | 0.217 |
| 　水肿 | 10（21） | 3（19） | — | <0.001 | 1.000 | 0.100 |
| 　吻合口裂开 | 1（2） | — | | 0.455 | 1.000 | N/A |
| 　支气管气管软化 | 3（6） | — | 1（2） | 0.331 | 0.562 | 1.000 |
| 　再狭窄 | 5（11） | — | 4（7） | 0.490 | 0.309 | 0.571 |
| 　术后插管 | — | — | — | — | — | — |
| 发音相关并发症 | | | | | | |
| 　总计 | 20（43） | 2（13） | 11（20） | <0.001 | 0.012 | 0.722 |
| 　RLN麻痹 | 4（9） | — | 2（4） | 0.408 | 0.546 | 1.000 |
| 　声音改变而无RLN麻痹 | 16（34） | 2（13） | 9（16） | 0.034 | 0.121 | 1.000 |
| 吞咽困难 | 4（9） | 1（6） | 6（11） | 0.752 | 1.000 | 1.000 |
| 手术病死率 | | | | | | |
| 　住院病死率 | 1（2） | — | — | 1.000 | 1.000 | N/A |
| 　30天病死率 | — | — | — | N/A | N/A | N/A |
| 成功率[+] | 42（89） | 16（100） | 52（93） | 0.729 | 0.317 | 0.569 |

二分变量用百分数（%）表示。*，须再插管；[+]，总患者减去再狭窄、吻合口裂开和术后插管的患者数量；LTR，喉气管切除术；STR，气管节段切除术；RLN，喉返神经；STR-CT，STR环气管吻合术；STR-ETE，STR气管端端吻合术；N/A，数据不可用。

在发音相关并发症方面，LTR和STR-ETE治疗后RLN麻痹的发生率相似（9% *vs* 4%，*P*=0.408），然而，与STR-ETE组相比，LTR组中非RLN麻痹性的早期声音变化明显更严重（34% *vs* 16%，*P*=0.034）。

## （二）功能结果

在119例患者中，对75例患者随访超过6个月，这些患者在发放问卷时仍健在。其中，在接受问卷调查的47例（63%）患者中，包含LTR组患者17例（36%），STR-CT组8例（17%），STR-ETE组22例（47%）。平均随访5.3~5.8年。此外，在建立前瞻性数据库之后，另外收集了8例患者的VHI问卷（LTR后7例，STR-ETE后1例），并纳入本分析，共计55例患者提供VHI数据。

在QoL方面（表6-3），在EQ-5D VAS的5个维度中，在LTR和STR-CT后，有2个维度较术前明显改善；在STR-ETE后，有4个维度较术前明显改善。3组间差异无统计学意义。LTR组和STR-ETE组的气管相关评分均有显著改善，其中，运动时呼吸困难（5.6分 *vs* 3.8分，*P*=0.239）和吸气喘鸣（5.8分 *vs* 4.4分，*P*=0.283）改善最为显著。在我们的系列研究中，没有发现明显的术后吞咽问题。

在所有组中，术后任何声音变化都有报道。LTR组的VHI总分的平均值高于STR-ETE组（显示损伤更严重）（28.6分 *vs* 17.4分，*P*=0.027）（表6-3）。LTR组中有4例（16%）、STR-ETE组中有2例（9%）患者评分在60分以上，属于重度语音功能障碍；有7例患者有中度语音功能障碍，其中5例（20%）在LTR组，2例（9%）在STR-ETE组；LTR组中有13例患者有轻度的语音功能障碍。

## 四、讨论

在对119例患者的研究中，LTR和STR-ETE术后总体成功率较高，且结果相似（89% *vs* 93%）。本研究的主要目的是评估喉受累对术后结果和功能预后的影响。因此，重点比较的主要是LTR组和STR-ETE组。STR-CT组可以被认为是一个"中间组"，因为假设与LTR相比，它的损伤性更小。在随访期间，LTR组和STR-ETE组的生活质量和气管相关的感知评分显著提高。然而，LTR组术后无论是早期还是长期随访（平均随访时间为5.5~5.8年）中，出现早期气管相关并发症和非RLN麻痹性语音功能障碍的患者明显增多。

本系列报道的成功率与其他报道一致，一期喉气管切除和重建后成功率为83%~98%。此外，喉气管手术似乎是安全的，在本系列中，病死率为0.8%，这与其他文献报道的0~2%的手术病死率一致[5,14-19]。

表6-3　功能结果

| 结果变量 | LTR (n=17) | STR-CT (n=8) | STR-ETE (n=22) | P值（LTR vs STR-ETE） | P值（LTR vs STR-CT） | P值（STR-CT vs STR-ETE） |
|---|---|---|---|---|---|---|
| 随访时间/年 | 5.5（±3.9） | 5.8（±3.7） | 5.3（±3.6） | 0.871 | 0.892 | 0.794 |
| EQ-5D VAS（0~10分）* | | | | | | |
| 　活动度 | +1.6（±5.3） | +2.1（±4.5） | +2.4（±3.7）* | 0.447 | 1.000 | 0.812 |
| 　自我护理 | +1.4（±3.1） | +1.6（±4.1） | +2.1（±3.9）* | 0.672 | 0.626 | 0.360 |
| 　日常活动 | +2.7（±4.5）* | +3.8（±3.7）* | +2.3（±3.8）* | 0.599 | 0.599 | 0.269 |
| 　疼痛或不适 | +1.9（±5.0） | +4.6（±3.5）* | +1.7（±4.0）* | 0.669 | 0.208 | 0.076 |
| 　焦虑或抑郁 | +2.4（±2.5）* | +0.5（±2.7） | +1.3（±3.3） | 0.506 | 0.088 | 0.299 |
| 气管相关评分（0~10分）* | | | | | | |
| 　静息时呼吸困难 | +5.4（±3.6）* | +0.8（±4.9） | +4.1（±4.4）* | 0.341 | 0.017 | 0.102 |
| 　运动时呼吸困难 | +5.6（±3.8）* | +5.2（±5.4）* | +3.8（±4.8）* | 0.239 | 0.930 | 0.396 |
| 　喘息 | +2.9（±4.1）* | +2.7（±4.5） | +3.9（±4.8）* | 0.557 | 0.229 | 0.421 |
| 　吸气喘鸣 | +5.8（±3.5）* | +4.3（±4.2）* | +4.4（±5.0）* | 0.283 | 0.380 | 0.866 |
| 　咳嗽 | +3.8（±3.6）* | +2.6（±4.8） | +1.6（±4.1）* | 0.147 | 0.599 | 0.708 |
| 吞咽相关结果（0~10分）* | | | | | | |
| 　吞咽困难得分 | +0.1（±2.0） | +2.1（±4.7） | +1.7（±4.8） | 0.303 | 0.844 | 0.922 |
| 发音相关结果（VHI） | | | | | | |
| 　总分（0~120分） | 28.6（±25.0） | 11.2（±12.0） | 17.4（±25.4） | 0.027 | 0.056 | 1.000 |
| 　功能（0~40分） | 9.6（±9.2） | 2.6（±3.6） | 5.7（±9.3） | 0.025 | 0.027 | 0.881 |
| 　体质（0~40分） | 11.8（±8.6） | 7.5（±8.9） | 7.0（±8.3） | 0.030 | 0.170 | 0.912 |
| 　感受（0~40分） | 7.1（±8.6） | 1.1（±2.1） | 4.3（±8.5） | 0.124 | 0.097 | 0.749 |
| 总体发音损伤评分^ | | | | | | |
| 　轻度 | 13（52） | 5（6） | 11（48） | 0.662 | 0.216 | 0.435 |
| 　中度 | 5（20） | — | 2（9） | — | — | — |
| 　重度 | 4（16） | — | 2（9） | — | — | — |
| 纳入VHI评估的患者/例 | 25 | 8 | 23 | | | |

变量以计数的平均值±标准差（%）表示。*根据视觉模拟评分量表（VAS）评估术后与术前的差异；+表示症状改善；*，术后评估与术前评估VAS有显著差异；^，分数越高表示声音损伤越严重；LTR，喉气管切除术；STR，气管节段切除术；EQ-5D，欧洲生活质量五维问卷；VHI，嗓音障碍指数。

　　我们发现，与STR相比，LTR气管相关并发症明显增多，再狭窄的风险也更高，即与STR相比，LTR更复杂，更具挑战性，其结果更难预测[6,14-15]。这可能是由喉区解剖学上的挑战引起的，这个区域气管腔非常狭窄，声带与环状软骨及附着在环状软骨外侧的RLN分支相连接。

气管手术主要是为了恢复高位气管功能。大多数报道用手术后气管腔开放度或拔管率定义治疗成功与否[5,7,14-15,18,20]，然而，功能结果也同等重要，尤其是从患者的角度来看。目前，只有有限的数据可用于了解患者发音和吞咽困难的程度[3,9,21]。在本系列研究中，经过中位时长为5.5年的随访后，两组患者的呼吸困难、喘鸣和咳嗽感知评分均有持续的长期改善。同样，Liberman等[22]也报道了在量身定制的环状软骨成形术后，患者呼吸困难、喘息和咳嗽有了显著改善，且没有发生吞咽障碍；不过，他们的随访时间不到2年。我们的研究提供了目前文献中随访时间最长的功能性数据，证实了喉气管切除用于治疗各种疾病的长期和持久效果。

特别值得注意的是，与STR-ETE相比，LTR对语音功能的损伤更为明显。STR-CT组与STR-ETE组语音功能损伤发生率相似，但由于患者数量较少，LTR与STR-CT组间的差异无统计学意义。在我们的研究中，有4例（9%）患者在LTR后出现RLN麻痹，2例（4%）患者在STR-ETE后出现RLN麻痹，此结果与其他报道的结果相比具有可比性，在其他报道中，2%~13%的患者在喉气管手术后出现RLN麻痹[20,23-24]。另一方面，与STR-ETE相比，LTR后非RLN麻痹引起的音调变化是前者的2倍多（34% vs 16%，P=0.034）。这一结果与Menapace等[25]报道的LTR后31%的患者语音功能不佳相似。在我们的研究中只有2例患者（13%）在接受了STR-CT后出现了非RLN麻痹的声音改变，这与我们的假设相符，即与LTR相比，STR-CT的损伤性更小，因此对语音功能的影响也更小。我们推测，在LTR后，非RLN麻痹引起的声音受损或部分改变是由覆盖在环状软骨前部的环甲肌的肌肉长度变化引起的。环甲肌的再附着影响着功能性肌腹的长度。当肌腹相对较长时，肌肉张力较低，导致声音较低沉。在我们看来，声音功能似乎是气管手术后一个被忽视的方面。在纳入了50多例患者的中大型病例研究中，只有5例提到了气管手术后非RLN麻痹引起的异常语音结果[15-18,26]。只有一项研究对32例患者的语音功能进行了从好到差的量化[25]。患者，尤其是年轻的女性患者，手术后声音变得更加低沉，这是一个严重的障碍[9,27]。我们目前的研究表明，语音功能障碍确实是一个问题，尤其是在LTR后。因此，它应该成为术前咨询和知情同意的一部分。此外，在手术决策时也应考虑患者的声音诉求。

虽然我们的研究报道了一大批患者喉气管手术后随访时间最长的功能结果，但研究也存在一些局限性。其中一个重要限制是生活质量的回顾性基线测量。尽管很大程度上存在回忆偏差，但我们相信患者能够在手术后的回顾中发现改善或恶化。另外功能性测量问卷的应答率很低（63%），这可能与本研究的时间框架有关，因为有些患者是20年前做的手术。这种无反应偏差可能对我们的研究结果和结论产生一定影响，患者的手术结果（无论是积极的还是消极的）有可能影响他们回答我们的问卷的可能性。

为了解决上述局限性，我们启动了一个项目，对所有在我们中心接受气管手术的患者进行前瞻性评估，通过标准化问卷对其术前基线和术后生活质量进行测量。此外，我们将使用图像记录下量化的语音质量。

总而言之，喉气管切除重建是安全的，其病死率低，成功率高。我们发现，在随访期间，患者功能得到了一致的改善，尤其是在运动时呼吸困难和吸气喘鸣方面，且没有吞咽障碍。然而，在行喉气管切除重建术后，与气管相关的并发症显著增加。与STR-ETE相比，LTR后语音障碍（非RLN麻痹）更常见（34% vs 16%）。LTR后VHI评分也表明，患者的声音变化是一个严重的障碍。因此，应该在术前将这些发现充分地告知患者。然而，由于问卷的应答率较低（63%），本研究关于功能结果的报告应谨慎解读。

## 致谢

无。

## 声明

利益冲突：该手稿的摘要于2017年10月10日在奥地利维也纳举行的第31届EACTS年会上发表过。

## 参考文献

[1]　Grillo H C. Primary reconstruction of airway after resection of subglottic laryngeal and upper tracheal stenosis[J]. Ann Thorac Surg, 1982, 33(1): 3-18.

[2]　Lewis S, Earley M, Rosenfeld R, et al. Systematic review for surgical treatment of adult and adolescent laryngotracheal stenosis[J]. Laryngoscope, 2017, 127(1): 191-198.

[3]　Clunie G M, Kinshuck A J, Sandhu G S, et al. Voice and swallowing outcomes for adults undergoing reconstructive surgery for laryngotracheal stenosis [J]. Curr Opin Otolaryngol Head Neck Surg 2017; 25(3): 195-199.

[4]　Yamamoto K, Kojima F, Tomiyama K, et al. Meta-analysis of therapeutic procedures for acquired subglottic stenosis in adults[J]. Ann Thorac Surg, 2011, 91(6): 1747-1753.

[5]　Wright C D, Grillo H C, Wain J C, et al. Anastomotic complications after tracheal resection: prognostic factors and management[J]. J Thorac Cardiovasc Surg, 2004, 128(5): 731-739.

[6]　Abbasidezfouli A, Akbarian E, Shadmehr M B, et al. The etiological factors of recurrence after tracheal resection and reconstruction in post-intubation stenosis[J]. Interact Cardiovasc Thorac Surg, 2009, 9(3): 446-449.

[7]　Abouyared M, Szczupak M, Barbarite E, et al. Open airway reconstruction in adults: Outcomes and prognostic factors[J]. Am J Otolaryngol, 2017, 38(1): 7-12.

[8]　van den Boogert J, Hans Hoeve L J, Struijs A, et al. Single-stage surgical repair of benign

laryngotracheal stenosis in adults[J]. Head Neck , 2004, 26(2): 111-117.

[9] Bryans L, Palmer A D, Schindler J S, et al. Subjective and objective parameters of the adult female voice after cricotracheal resection and dilation[J].Ann Otol Rhinol Laryngol, 2013, 122(11): 707-716.

[10] Myer C M III, O'Connor D M, Cotton R T. Proposed grading system for subglottic stenosis based on endotracheal tube sizes[J]. Ann Otol Rhinol Laryngol, 1994, 103(4 Pt 1): 319-323.

[11] Jacobson B H, Johnson A, Grywalski C, et al. The Voice Handicap Index (VHI): Development and Validation[J]. Am J Speech Lang Patho, 1997, 6: 66-70.

[12] Grillo H C. The management of tracheal stenosis following assisted respiration[J]. J Thorac Cardiovasc Surg, 1969, 57(1): 52-71.

[13] Pearson F G, Cooper J D, Nelems J M, et al. Primary tracheal anastomosis after resection of the cricoid cartilage with preservation of recurrent laryngeal nerves[J]. J Thorac Cardiovasc Surg , 1975, 70(5): 806-816.

[14] Grillo H C, Mathisen D J, Wain J C. Laryngotracheal resection and reconstruction for subglottic stenosis[J]. Ann Thorac Surg, 1992, 53(1): 54-63.

[15] Bibas B J, Terra R M, Oliveira Junior A L, et al. Predictors for postoperative complications after tracheal resection[J]. Ann Thorac Surg, 2014, 98(1): 277-282.

[16] D'Andrilli A, Maurizi G, Andreetti C, et al. Longterm results of laryngotracheal resection for benign stenosis from a series of 109 consecutive patients[J]. Eur J Cardiothorac Surg, 2016, 50(1): 105-109.

[17] Herrington H C, Weber S M, Andersen P E. Modern management of laryngotracheal stenosis[J]. Laryngoscope, 2006, 116(9): 1553-1557.

[18] Rea F, Callegaro D, Loy M, et al. Benign tracheal and laryngotracheal stenosis: surgical treatment and results[J]. Eur J Cardiothorac Surg, 2002, 22(3): 352-356.

[19] Amorós J M, Ramos R, Villalonga R, et al. Tracheal and cricotracheal resection for laryngotracheal stenosis: experience in 54 consecutive cases[J]. Eur J Cardiothorac Surg, 2006, 29(1): 35-39.

[20] Rubikas R, Matukaitytė I, Jelisiejevas J J, et al. Surgical treatment of non-malignant laryngotracheal stenosis[J]. Eur Arch Otorhinolaryngol , 2014, 271(9): 2481-2487.

[21] Lennon C J, Gelbard A, Bartow C, et al. Dysphagia Following Airway Reconstruction in Adults[J]. JAMA Otolaryngol Head Neck Surg, 2016, 142: 20-24.

[22] Liberman M, Mathisen D J. Tailored cricoplasty: an improved modification for reconstruction in subglottic tracheal stenosis[J]. J Thorac Cardiovasc Surg, 2009, 137(3): 573-578; discussion 578-579.

[23] El-Fattah A M, Ebada H A, Amer H E, et al. Partial cricotracheal resection for severe upper tracheal stenosis: Potential impacts on the outcome[J]. Auris Nasus Larynx, 2018, 45(1): 116-122.

[24] Piazza C, Del Bon F, Paderno A, et al. Complications after tracheal and cricotracheal resection and anastomosis for inflammatory and neoplastic stenoses[J]. Ann Otol Rhinol Laryngol, 2014, 123(11): 798-804.

[25] Menapace D C, Modest M C, Ekbom D C, et al. Idiopathic Subglottic Stenosis: Long-Term Outcomes of Open Surgical Techniques[J]. Otolaryngol Head Neck Surg, 2017,

156(5):906-911.

[26] Macchiarini P，Verhoye J P，Chapelier A，et al. Partial cricoidectomy with primary thyrotracheal anastomosis for postintubation subglottic stenosis[J].J Thorac Cardiovasc Surg，2001，121:68-76.

[27] Smith M E，Roy N，Stoddard K，et al. How does cricotracheal resection affect the female voice？[J].Ann Otol Rhinol Laryngol，2008，117(2):85-89.

翻译：王一帆，成都大学附属医院胸心外科
审校：李树本，广州医科大学附属第一医院胸外科

**Cite this article as**:Timman ST, Schoemaker C, Li WW, Marres HA, Honings J, Morshuis WJ, van der Heijden EH, Verhagen AF. Functional outcome after (laryngo)tracheal resection and reconstruction for acquired benign (laryngo) tracheal stenosis. Ann Cardiothorac Surg,2018,7(2):227-236. doi:10.21037/acs.2018.03.07

# 第七章 气管部分切除重建术后并发症的预防和处理

**Luis F. Tapias[1,2], Douglas J. Mathisen[1,2]**

[1]Division of Thoracic Surgery, Massachusetts General Hospital, Boston, MA, USA;
[2]Harvard Medical School, Boston, MA, USA

*Correspondence to:* Douglas J. Mathisen, MD. Division of Thoracic Surgery, Massachusetts General Hospital,55 Fruit Street, Founders 7, Boston, MA 02114, USA. Email: dmathisen@mgh.harvard.edu.

摘要：气管外科在过去50年中不断发展和进步，已成为现代胸外科临床的重要组成部分。外科医生可以在大多数因插管后气管狭窄及气管肿瘤等病理原因导致气管狭窄、主气管外形及功能异常的患者身上安全有效地进行手术。美国麻省总医院的Hermes Grillo医生进行了首例气管手术并不断发展气管外科，使麻省总医院成为世界上经验最丰富的气管外科中心。对气管病变患者的管理经验使麻省总医院团队得以完善对这些患者的护理，包括术前评估、外科治疗及术后护理，为气管手术后可能出现的并发症提供了宝贵的经验。我们试图积累知识和经验，提供关键方案，以防气管重建并发症的发生。因此，我们强调本中心在早期认识和处理最常见、最可怕的并发症方面的经验。

关键词：气管狭窄；气管肿瘤；气管；胸外科；气道管理；吻合

**View this article at:** http://dx.doi.org/10.21037/acs.2018.01.20

## 一、引言

大多数患者的节段性气管切除重建术可以安全、顺利地进行。气管外科手术自20世纪中期问世以来，已不断改进。有主气管问题的患者主要集中在大型中心医院，接受来自胸外科、麻醉科、耳鼻喉科和重症医学科的多学科管理。

气管和喉气管部分切除与重建是胸外科的基础。因此，建立气管手术和诊疗防治原则，识别和处理潜在的并发症，将最大限度保障手术成功施行，减少术后并发症的发生。气管手术后并发症很少见，但一旦发生就可能会危及生命。预防、评估和早期发现是有效处理并发症的关键。

## 二、适应证和禁忌证

### （一）适应证

气管部分切除重建术常被应用于插管后气管损伤的治疗[1]。气管插管时使用低压气囊，小心插管，避免不必要的创伤，精细的操作及术后护理可避免气管切开造口术后气管狭窄。

随着经皮穿刺气管切开术的普及，这可能成为气管狭窄发生最常见的原因，并伴有环状软骨增生[2]。气管部分切除重建术的其他适应证包括原发癌（如鳞状细胞癌、腺样囊性癌）和转移癌（如支气管癌、甲状腺癌）[3]。特发性喉气管狭窄罕见，但发病率在增加，且几乎只发生在年轻女性身上[4]。其他可能接受气管部分切除重建术的疾病有气管食管瘘（tracheoesophageal fistula，TEF）[5]、气管无名动脉瘘（tracheo-innominate artery fistula，TIF）、感染后病变或先天性问题[6]。

### （二）禁忌证

绝对禁忌证为先天性解剖变异和气管肿瘤的转移外侵，或者合并严重并发症及营养状态不佳。

## 三、特殊情况和高危患者

在气管重建手术中，有一些情况值得特别关注。第一，术后需要长时间机械通气的情况。正压通气会对气管吻合造成压力，增加并发症风险，麻醉计划应包括按常规在手术结束时拔管。第二，长期使用皮质激素可导致气管吻合口难以愈合。理想情况下，术前2~4周患者应该停用类固醇，术前使用类固醇并不能避免气管水肿。第三，术前放射治疗也有可能对吻合口愈合产生影响。对于某些高选择性的患者，气管切除重建术仍然可以进行[7]，应该着重考虑用带蒂血管组织包埋吻合口。对于可切除的气管肿瘤患者，术前应避免放疗。第四，糖尿病会增加吻合口并发症的发生风险[8]，导致吻合口微血管受损。术前血糖控制可能对这类患者有益。

以往，气管切除重建术是一个特别的挑战，纤维瘢痕和由此产生的气管缩短导致吻合口高张力[9]。术前已有的气管切开表明其是有创的操作，更易被细菌定植，发生炎症、伤口愈合受损和气管软化。

与肉芽肿性多血管炎（韦氏肉芽肿病）有关的气管狭窄患者不宜行切除术，因为疾病的发展过程不可预测，且经常复发。支气管镜治疗是首选治疗方法。高选择性难治性气管狭窄患者可能会受益，但需要支气管镜的干预随访[10]。

儿科患者不能承受与成人患者一样的气管吻合张力，因此，可切除的气管长度比例要低于成人患者[6]。

## 四、手术原则

气管重建手术的核心原则须严格遵循，以最大程度保证手术成功并降低术后并发症发生风险。外科医生在手术过程中，要对可接受的气管切除长度、因切除引起的血供缺损区及吻合口能承受的最大张力有很强的判断力。

（1）切除长度：成人患者最多可切除50%的气管。然而，当切除长度超过4 cm时，术后吻合口并发症的发生率明显增加[8]。在儿科患者中，当气管切除比例超过30%时，并发症发生率增加[6]。

（2）肿瘤切除：术前影像学检查、支气管镜检查有助于确定病变范围，但可能无法确定相邻结构的累及程度。因此，最后决定是在手术室确定的。解剖游离周围组织结构后，方可对气管肿瘤需要切除的病变进行评估。冷冻切片的边缘分析将有助于确定缝合的方法。腺样囊性癌如沿着气管黏膜下生长，术中可接受R1切除[11-12]。关于气管肿瘤外科治疗方法的更多细节将在后文作进一步介绍。

（3）气管游离：仔细解剖游离气管，并考虑应该采取什么措施来保持血供以避免吻合口的缺血。环形切除的目标是病理上的R0切除。远端和近端断面的游离应该限制在1 cm以内，以免影响吻合口供血。

（4）吻合张力：这是造成吻合口并发症的最大因素。小心注意需要切除的气管长度，因为吻合口并发症的发生率随着切除长度的增加而增加。

（5）松解术：利用多种松解方式减小气管吻合处的张力[13]。任何气管外科或肺外科医生在行气管和喉气管切除重建术时，都应该熟悉这些技术和细节。具体地说，颈部前屈是最简单的松解方式，舌骨上松解术对患者也有帮助。在喉气管或近端气管切除术中，气管前平面的活动可提供额外的活动性，使用纵隔镜对该平面进行钝性解剖有助于游离松解。应用纵隔镜对远端气管进行游离，避免瘢痕形成，常规情况下该侧的下肺韧带应该通过开胸松解，肺门松解可显著减少吻合张力，最好在气管切除前完成心包下肺静脉下方U形切开，心包内切开延伸至下肺静脉和下腔静脉之间。沿着肺静脉、心包内分叉完全切开心包可获得足够的长度。

（6）吻合技术：麻省总医院在进行气管吻合时首选间断缝合，选择可吸收线缝合，如4-0 polyglactin 910，针距2~3 mm。使用可吸收缝合材料可防止肉芽肿的形成，造成吻合口狭窄[14]。完成所有缝合后在气管管腔外打结。

（7）支气管镜检查：术后1周用支气管镜检查吻合情况，因为术后1周是识别吻合口并发症的关键时期，如缺血导致黏膜异常、吻合口有并发症症状或伤口感染，均能在较短的时间内被发现。

## 五、气管切除术的并发症

即使经过仔细的病例选择和细致的手术，患者术后仍可能出现并发症。气管部分切除重建病死率为0~5%，并发症发生率为9%~45%[2,8,15-22]（表7-1）。

表7-1　2004—2017年发表的报告中有关气管切除术后并发症的研究摘要

| 作者，论文发表时间 | 病例数/例 | 术后并发症发生率/% | | | | | 死亡率/% |
|---|---|---|---|---|---|---|---|
| | | 所有 | 吻合口并发症 | 喉并发症 | TEF | TIF | |
| Wright，2004[8] | 901 | 18.2 | 9.0 | — | 0.3 | 0.2 | 1.2 |
| Amorós，2006[15] | 54 | 33.3 | 18.5 | 3.7 | 1.9 | 0 | 1.85 |
| Marulli，2008[16] | 37 | 37.8 | 18.9 | 10.8 | 0 | 0 | 0 |
| Cordos，2009[17] | 60 | 16.7 | 11.7 | 0 | 0 | 1.7 | 5.0 |
| Krajc，2009[18] | 164 | 17.1 | 5.5 | 12.1 | 0 | 0 | 0 |
| Mutrie，2011[19] | 105 | 17.1 | 3.8 | 3.8 | 0 | 0 | 1.0 |
| Bibas，2014[20] | 94 | 44.6 | 21.0 | 5.3 | 1.1 | 0 | 0 |
| Piazza，2014[21] | 137 | 42.3 | 18.2 | 8.0 | 0 | 0 | 0.7 |
| D'Andrilli，2016[22] | 109 | 9.2 | 8.3 | 0.9 | 0 | 0 | 0 |
| Kim，2017[2] | 36 | 25.0 | 16.7 | 2.8 | 0 | 0 | 0 |

TEF，气管食管瘘；TIF，气管无名动脉瘘。

气管切除术后特有的并发症大部分与气管吻合有关，包括吻合口肉芽肿、吻合口不愈合、良性吻合口狭窄或肿瘤复发狭窄。此外，患者还存在瘘形成（如TIF）、喉问题[包括声门水肿、喉返神经（RLN）损伤]或吞咽障碍的风险。

麻省总医院遵守前面提到的外科原则，并取得了很好的效果。最大宗的关于气管部分切除重建术的系列报道来自麻省总医院[8]。该研究回顾了28年间的901例接受气管和喉气管切除重建术治疗的患者。最常见的适应证为插管后气管狭窄（589例，65.4%）和气管肿瘤（208例，23.1%），其次是特发性喉气管狭窄（83例，9.2%）和TEF（21例，2.3%）。研究显示术后病死率为1.2%，并发症发生率为18.2%，吻合口并发症发生率为9%[8]，麻省总医院的经验也被认为是该领域的标准（表7-1）。

另外，麻省总医院利用大样本进行了回顾性统计分析，确定了吻合口并发症发生的几个危险因素，在评估患者气管切除重建的可能性时，这些因素应该仔细考虑：（1）术前因素包括糖尿病和再次手术，它们使吻合口并发症发生的风险增加3倍；（2）儿科患者（即17岁及以下）与老年患者相比，发生吻合口并发症的风险多2倍；（3）术前气管切开造口术使术后吻合口并发症风险增加约80%；（4）术中需要切除气管长度超过4 cm的患者吻合口并发症风险增加2倍，需要进行喉气管切除术的患者发生并发症的风险增加80%。避免术后吻合口并发症是重要的，因为它直接影响病死率。发生术后吻合口并发症患者的病死率为7.4%，无吻合口并发症患者的术后病死率为0.6%（$P=0.000\ 1$）[8]。

## 六、吻合口并发症

### （一）肉芽组织

术后可能出现不同程度的肉芽组织，但这很少导致气管阻塞。因为常规使用可吸收缝线材料进行气管吻合，临床上很少遇到由肉芽组织引起的严重气管阻塞（7/901，0.7%，来源于麻省总医院经验）[8]。患者可能在术后数天到数周出现喘鸣，及时用支气管镜检查可以评估并解决这个问题。缝线上的肉芽组织可以在支气管镜检查中被清除，对于大多数患者来说，这一步是必要的。有报道称局部注射曲安奈德可防止颗粒的再生[23]。当形成肉芽组织并出现复发性气管梗阻时，T管可以稳定气管。对于严重疑难病例，可以再次进行手术，但在麻省总医院的经验中，这并不常发生。

### （二）吻合口裂开

吻合口裂开是一种破坏性的并发症。在麻省总医院的经验中，这种情况很少发生（37/901，4.1%）[8]。术后2周，患者可能有哮鸣、咳嗽、分泌物增多、咯血、皮下气肿或伤口感染等症状。完全气管分离是罕见的，但病死率很高，应优先考虑稳定气管。喉部伴发的水肿可能造成气管插管困难，重新床边气管切开对远端气管进行插管是最后的手段。如患者病情稳定，进行颈胸部CT可以帮助评估颈部或纵隔的积液状况和肺炎情况。

如果怀疑吻合口裂开，须立即到手术室进行确认并稳定气管。缺口通常被定位在前方，因为这是一个张力最高的地方。小的裂口可以观察到，特别是用带蒂组织瓣包埋的地方。抗感染治疗、控制引流污染、噤声和颈部采用前屈减张的方法可以促进吻合口愈合。高压氧治疗可能有助于促进和加快伤口愈合[24]。对于大于几毫米的裂口，应该探查颈部，并使用气管配套器械进行处理。如果裂口位于上部，可以使用T管，如果有明显缺损，应通过缺损放置气管造口。应避免立即修复吻合口，但在术后早期因剧烈咳嗽或颈部过伸导致的吻合口裂开可考虑立即修复。

### （三）良性狭窄或再狭窄

良性狭窄或再狭窄起病隐匿并且是由吻合问题造成的，包括张力过高、缺血和（或）亚临床分离导致瘢痕形成。在麻省总医院的经验中，这种情况偶尔发生（37/901，4.1%）[8]。

插管后狭窄须行气管切除术，所有涉及严重炎症的气管都必须切除以防复发。患者可能在术后几个月出现气管阻塞症状，经软式支气管镜检查可确诊。处理方法包括使用硬质支气管镜扩张或球囊扩张。如果不提供持久的效果，每3~6个月须再行扩张，则应考虑再手术。然而，重新手术应该推迟6~12个月，以便令患者从前次手术中痊愈。硅胶支架或T管可作为患者接受再切除手术前的临时解决方案，或作为稳定不能接受再切除手术患者的长期解决方案。

## 七、瘘

### （一）气管无名动脉瘘（TIF）

TIF很罕见，但预后很差。这些患者通常表现为大量咯血和严重急性呼吸循环障碍并可能很快死亡。这是一种罕见的并发症，在麻省总医院的两个系列报道中，在901例患者中遇到2例TIF患者（0.2%）（表7-1）[8]，在796例患者中仅有1例（0.1%）。TIF源于吻合口区域的感染和炎症，并可侵蚀无名动脉。大量出血前常伴有"前哨出血"。小量咯血、病情稳定的患者可以在支气管镜检查前先行CT血管造影检查，大量咯血患者应及时进行评估和干预[25]。紧急放置气管内支架，再制订手术计划封闭活动出血部位。外科手术入路应选择颈胸联合正中入路。控制无名动脉近端、远端，切除瘘管。缝合切口边缘并覆盖健康组织。在保证正常循环的前提下，神经系统并发症是很罕见的，如果可行，可以在夹闭动脉的同时进行术中脑电图监测，以检测任何情况的变化。在这种情况下，考虑到受污染区域的性质，建议采用自体隐静脉重建移植。气管吻合的缺损应修补并同期予以组织包埋。

可以通过限制解剖无名动脉后方或靠近气管来预防TIF的发生。积极的做法是将带血管的组织置于气管和无名动脉之间，尤其是气管吻合口与动脉之间的地方。

### （二）气管食管瘘（TEF）

TEF是气管切除重建术后罕见的并发症。在麻省总医院经验中，901例患者只有3例（0.3%）出现这种并发症。其他单位报告的比例为0~1.9%（表7-1）。TEF是由吻合口后膜壁分离或初次手术中食管损伤引起的，患者可能延迟出现咳嗽、吞咽困难和吸入性肺炎等症状，经食管造影、食管镜检查及支气管镜检查可确诊。遇到TEF时应进行修复。修复前炎症和感染需要控制消退，运用广谱抗生素和引流颈部、纵隔积液是非常有必要的。气管可以用T管或带袖管的气管造口进行手术。胃造口术可以有效防止反流，提供营养支持。TEF手术的主要步骤是解剖瘘管、气管部分切除重建及食管修复。详情见其他部分。

## 八、喉并发症

### （一）喉水肿

在喉气管切除术中，喉水肿是一个常见的问题[4]，患者表现为声音嘶哑及喘鸣。经支气管镜检查可以及早发现喉水肿，诊断和排除伴发的吻合口并发症。轻度病例的治疗方式包括头部抬高、噤声，使用类固醇、利尿药和肾上腺素雾化吸入剂。严重情况下，可以通过插管来处理，使用小的没有气囊的气管内插管。插管几天后，仍持续性水肿者须考虑气管切开造口术。

### （二）喉返神经（RLN）麻痹

术前应该评估声门和声门下区域的状态和功能。如果使用适当的技术并精细解剖，气管和喉气管切除重建术后很少发生RLN损伤。只有0.8%的患者会遇到这种情况[4]。我们的做法是避免暴露气管食管床以防止损伤神经。由于喉水肿或短暂性RLN麻痹，术后通常可出现一定程度的声音嘶哑。继发于炎症或牵引，患者也可表现出轻微的咳嗽。床旁喉镜检查可以帮助确定声带的活动能力。这些症状可随着时间的推移慢慢恢复，因此，术后6个月内不应行手术干预。如果患者发生误吸，可临时留置胃管，并可进行吞咽和语言功能训练。对罕见的双侧RLN损伤，可行气管切开造口术。

### （三）吞咽功能障碍

气管手术后吞咽功能障碍并不常见。有多种因素可导致术后吞咽功能障碍，包括喉部水肿、RLN麻痹、舌骨以上松弛及广泛的气管重建。最后两个症状可影响咽喉的正常活动和吞咽机制。患者年龄较大是另一个危险因素。在术后早期，应避免灾难性的误吸事件。随着时间的推移，大多数患者的病情有望好转。在对这些患者进行饮食治疗之前，必须由语言功能训练师进行正式评估。

## 九、结论

仔细选择患者并注意手术细节，尽量减少气管切除重建术后并发症。当它们确实发生时，要及早发现和治疗。并发症处理失败通常会导致患者死亡。

## 致谢

无。

## 声明

本文作者宣称无任何利益冲突。

## 参考文献

[1] Cooper J D, Grillo H C. The evolution of tracheal injury due to ventilatory assistance through cuffed tubes: a pathologic study[J]. Ann Surg, 1969, 169(3): 334-348.

[2] Kim S S, Khalpey Z, Hsu C, et al. Changes in Tracheostomy- and Intubation-Related Tracheal Stenosis: Implications for Surgery[J]. Ann Thorac Surg, 2017, 104(3): 964-970.

[3] Grillo H C, Mathisen D J. Primary tracheal tumors: treatment and results[J]. Ann Thorac Surg, 1990, 49(1): 69-77.

[4] Wang H, Wright C D, Wain J C, et al. Idiopathic Subglottic Stenosis: Factors Affecting Outcome After Single-Stage Repair[J]. Ann Thorac Surg, 2015, 100(5): 1804-1811.

[5] Muniappan A, Wain J C, Wright C D, et al. Surgical treatment of nonmalignant tracheoesophageal fistula: a thirty-five year experience[J]. Ann Thorac Surg, 2013, 95(4): 1141-1146.

[6] Wright C D, Graham B B, Grillo H C, et al. Pediatric tracheal surgery[J]. Ann Thorac Surg, 2002, 74(2): 308-313.

[7] Muehrcke D D, Grillo H C, Mathisen D J. Reconstructive airway operation after

117

irradiation[J]. Ann Thorac Surg, 1995, 59(1): 14-18.

[8]　Wright C D, Grillo H C, Wain J C, et al. Anastomotic complications after tracheal resection: prognostic factors and management[J]. J Thorac Cardiovasc Surg, 2004, 128(5): 731-739.

[9]　Donahue D M, Grillo H C, Wain J C, et al. Reoperative tracheal resection and reconstruction for unsuccessful repair of postintubation stenosis[J]. J Thorac Cardiovasc Surg, 1997, 114(6): 934-938.

[10]　Costantino C L, Niles J L, Wright C D, et al. Subglottic Stenosis in Granulomatosis With Polyangiitis: The Role of Laryngotracheal Resection[J]. Ann Thorac Surg, 2018, 105(1): 249-253.

[11]　Gaissert H A, Grillo H C, Shadmehr M B, et al. Long-term survival after resection of primary adenoid cystic and squamous cell carcinoma of the trachea and carina[J]. Ann Thorac Surg, 2004, 78(6): 1889-1896.

[12]　Honings J, Gaissert H A, Weinberg A C, et al. Prognostic value of pathologic characteristics and resection margins in tracheal adenoid cystic carcinoma[J]. Eur J Cardiothorac Surg, 2010, 37(6): 1438-1444.

[13]　Heitmiller R F. Tracheal release maneuvers[J]. Chest Surg Clin N Am, 2003, 13(2): 201-210.

[14]　Hsieh C M, Tomita M, Ayabe H, et al. Influence of suture on bronchial anastomosis in growing puppies[J]. J Thorac Cardiovasc Surg, 1988, 95(6): 998-1002.

[15]　Amorós J M, Ramos R, Villalonga R, et al. Tracheal and cricotracheal resection for laryngotracheal stenosis: experience in 54 consecutive cases[J]. Eur J Cardiothorac Surg, 2006, 29(1): 35-39.

[16]　Marulli G, Rizzardi G, Bortolotti L, et al. Single-staged laryngotracheal resection and reconstruction for benign strictures in adults[J]. Interact Cardiovasc Thorac Surg, 2008, 7(2): 227-230.

[17]　Cordos I, Bolca C, Paleru C, et al. Sixty tracheal resections--single center experience[J]. Interact Cardiovasc Thorac Surg, 2009, 8(1): 62-65.

[18]　Krajc T, Janik M, Benej R, et al. Urgent segmental resection as the primary strategy in management of benign tracheal stenosis. A single center experience in 164 consecutive cases[J]. Interact Cardiovasc Thorac Surg, 2009, 9(6): 983-989.

[19]　Mutrie C J, Eldaif S M, Rutledge C W, et al. Cervical tracheal resection: new lessons learned[J]. Ann Thorac Surg, 2011, 91(4): 1101-1106.

[20]　Bibas B J, Terra R M, Oliveira Junior A L, et al. Predictors for postoperative complications after tracheal resection[J]. Ann Thorac Surg, 2014, 98(1): 277-282.

[21]　Piazza C, Del Bon F, Paderno A, et al. Complications after tracheal and cricotracheal resection and anastomosis for inflammatory and neoplastic stenoses[J]. Ann Otol Rhinol Laryngol, 2014, 123(11): 798-804.

[22]　D'Andrilli A, Maurizi G, Andreetti C, et al. Long-term results of laryngotracheal resection for benign stenosis from a series of 109 consecutive patients[J]. Eur J Cardiothorac Surg, 2016, 50(1): 105-109.

[23]　Lanuti M, Mathisen D J. Management of complications of tracheal surgery[J]. Chest Surg Clin N Am, 2003, 13(2): 385-397.

[24]　Stock C, Gukasyan N, Muniappan A, et al. Hyperbaric oxygen therapy for the treatment of

anastomotic complications after tracheal resection and reconstruction[J]. J Thorac Cardiovasc Surg, 2014, 147(3): 1030-1035.

[25] Allan J S, Wright C D. Tracheoinnominate fistula: diagnosis and management[J]. Chest Surg Clin N Am, 2003, 13(2): 331-341.

翻译：莫靓，南华大学附属第一医院胸心血管外科
审校：李树本，广州医科大学附属第一医院胸外科

**Cite this article as**: Tapias LF, Mathisen DJ. Prevention and management of complications following tracheal resections— lessons learned at the Massachusetts General Hospital. Ann Cardiothorac Surg, 2018, 7(2): 237-243. doi: 10.21037/ acs.2018.01.20

# 第八章　气管恶性肿瘤综述

**Maria Lucia L. Madariaga, Henning A. Gaissert**

Division of Thoracic Surgery, Department of Surgery, Massachusetts General Hospital, Boston, MA, USA
*Correspondence to:* Henning A. Gaissert. Founders House, Massachusetts General Hospital, 265 Charles Street, Boston, MA 02114-2621, USA.
Email: hgaissert@partners.org.

摘要：气管恶性肿瘤给外科医生带来了特殊的挑战，它既区别于那些较为常见的良性气管疾病，又区别于罕见原发性肿瘤或恶性肿瘤转移，并且还须考虑合适人选的治疗性切除。本章对气管恶性梗阻进行了回顾性分析，重点介绍了气管恶性肿瘤患者的评估、患者对切除的选择及长期生存的预测因素。原发性气管肿瘤的新进展实际上并不新鲜，但其使医生意识到在流行病学研究中该肿瘤的切除率仍然很低，主要是因为错失了切除的机会。

关键词：气管；隆突；肿瘤；鳞状细胞癌；腺样囊性癌

**View this article at:** http://dx.doi.org/10.21037/acs.2018.03.04

## 一、引言

原发性气管肿瘤较为罕见。20世纪30年代，在麦吉尔大学的9 000例尸检报告和蒙特利尔综合医院的12 700例尸检报告中，只发现2例原发性气管肿瘤[1]。根据荷兰癌症登记处1989—2002年的数据，原发性气管恶性肿瘤的年发病率为0.142/10万；在308例中，有15例是在尸检中偶然诊断的[2]。最大宗的原发性气管肿瘤的流行病学研究基于美国国立癌症研究所的监测、流行病学和最终结果（Surveillance, Epidemiology, and End Results program，SEER）数据库，在1973—2004年的578例病例中[3]，318例（55%）患者为男性，以鳞状细胞癌（squamous cell carcinoma，SCC）为主要组织学类型（260例，45.0%），其后依次为腺样囊性癌（adenoid cystic carcinoma，ACC）（94例，16.3%）、未特化或未分化癌（74例，12.8%）、小细胞癌（56例，9.7%）、腺癌（34例，5.9%）、大细胞癌（22例，3.8%）和肉瘤[3]。1/3的患者没有接受手术治疗，1/4的患者接受了从"减瘤"到"全切除"或根治性手术治疗，而大多数患者（399例，69%）接受了放射治疗[3]。

目前的流行病学和临床数据显示，由于一些原因，原发性气管恶性肿瘤的发病率和患病率相互矛盾。虽然大多数气管肿瘤都有症状，但它们通常是非特异性的，比如呼吸急促，而且可能不是由肿瘤本身引起，从而导致诊断延迟。此外，不是每一个长在气管里的瘤都是气管瘤，转移性癌的淋巴结位于肺部的其他部位，也可能发展至气管腔内，并被误认为是原发性疾病。只有仔细比较放射学特征和组织学检查结果才能将常见的转移性梗阻从罕见的原发性肿瘤中分离出来，但很少有研究提供放射学或组织学检查结果[2]。在没有进行组织学或影像学检查人群的研究中，发现大量临床序列罕见的非鳞状"原发性"癌症（如腺癌和小细胞癌），强烈提示转移性疾病侵袭。因此，对切除和生存随访数据的怀疑是合理的。与此相反，一些临床中常见的肿瘤在流行病学中并不常见，如在一项流行病学研究中，生长缓慢的ACC仅占原发性肿瘤的7%[2]，但由于治疗时间较长，其发生频率与一项临床研究中SCC的发生频率相同[4]。对相关数据的批判性评估表明对任何未经证实的原发性气管肿瘤的诊断都应持谨慎态度。总的来说，原发性气管肿瘤可能比在一般人群中报道的更为罕见，很少考虑手术切除；如果不切除，其预后仍然很差。对于经验丰富的外科医生来说，这些数据表明切除作为治疗手段使用时的不足[5]，需要进行更好的流行病学研究。

绝大多数成人的原发性气管肿瘤是恶性的，而在儿童中，原发性气管肿瘤通常是良性的[6]。成人气管良性病变包括软骨瘤、颗粒细胞瘤、错构瘤、血管瘤、平滑肌瘤、神经源性肿瘤、多形性腺瘤和鳞状上皮乳头状瘤[7]。大部分气管肿瘤为继发性气管内转移，源于邻近器官的直接侵袭或血行播散[8]。本文主要关注成人原发性气管恶性肿瘤（表8-1）。

## （一）鳞状细胞癌（SCC）

最常见的原发性气管恶性肿瘤是SCC，占临床病例的50%~60%。这些肿瘤的组织学与肺鳞状细胞癌相同。在1985—2008年治疗的59例患者中，Honings等[9]发现24%的患者分化良好，49%的患者分化中等，27%的患者分化不良。预后不良的因素包括肿瘤向甲状腺侵犯及向淋巴管浸润，而角化、角化不良、坏死和肿瘤厚度并不能预测预后，通常气管壁侵犯、纵隔邻近组织脏器累及或淋巴结转移是疾病进展的标志。靠近原发性肿瘤的纵隔淋巴结是否预示着与N1期疾病相似或更差的预后，根据目前的数据还不能得出结论。

**表8-1　气管肿瘤的类型**

| 程度 | 类型 |
| --- | --- |
| 良性 | 毛细血管瘤 |
| | 成软骨细胞瘤 |
| | 软骨瘤 |
| | 纤维组织细胞瘤 |
| | 血管球瘤 |
| | 颗粒细胞瘤 |
| | 错构瘤 |
| | 纵隔血管瘤样畸形 |
| | 炎性假瘤(浆细胞肉芽肿) |
| | 平滑肌瘤 |
| | 神经源性肿瘤（神经鞘瘤、丛状神经纤维瘤、外周神经鞘瘤、非典型神经鞘瘤） |
| | 副神经节瘤 |
| | 多形性腺瘤 |
| | 化脓性肉芽肿 |
| | 鳞状上皮乳头状瘤（多个、单个） |
| | 边缘恶性的血管瘤 |
| 恶性 | 类癌（典型类癌、非典型类癌） |
| | 淋巴瘤 |
| | 黑色素瘤 |
| | 黏液表皮样癌 |
| | 非鳞状细胞癌（小细胞癌、腺癌、大细胞癌、腺鳞状癌） |
| | 肉瘤[梭形细胞肉瘤、软骨肉瘤、平滑肌肉瘤、癌肉瘤(假性肉瘤)、侵袭性纤维性肿瘤、恶性纤维组织细胞瘤] |

### （二）腺样囊性癌（ACC）

ACC是第二常见的原发性气管恶性肿瘤，在流行病学研究中发病率为10%~15%，但在临床气管切除术病例中，其发病率更高。它们类似于分化良好、生长缓慢的颈部唾液腺肿瘤，并可能沿气管轴向黏膜下平面浸润，远超过大体肿瘤，导致手术切缘阳性率较高。对108例经手术切除的喉、气管、隆突连续病变的临床资料进行分析，结果表明，有15%的病例为管腔内病变，85%为管腔外病变；邻近器官受侵犯的病例占20%[10]。因其沿内膜生长，术后病理检查发现，55%病例的气管切缘镜下见癌肿，8%肉眼见癌肿，仅37%未见肿瘤[10]。术后超过10年，肿瘤依然可能复发。

## 二、其他原发性气管瘤

表8-1中较少见的原发性气管肿瘤包括类癌、淋巴瘤、黑色素瘤、黏液表皮样癌和肉瘤[7]。部分局限型病变患者须接受手术切除。虽然淋巴瘤侵袭气管的情况并不少见，但化疗后很少须切除，而且只在结构不稳定时才须切除。

## 三、表现和诊断

### （一）病史

气管肿瘤梗阻的临床表现取决于腔内肿瘤的大小、位置、组织学类型和生长模式。气管肿瘤大到足以引起症状，通常为阻塞一半气管或减少气管管腔直径[11]。气管梗阻最小径线距离<8 mm可导致活动后出现呼吸困难，而内径<5 mm则通常出现静息时呼吸困难[12]。除了呼吸困难，患者也可能经常出现咳嗽、咯血、喘息或喘鸣。相反，与毗邻气管的结构相关的症状并不常见。吞咽困难在可切除的肿瘤中很少见。当肿瘤起源于声门下间隙或接近声门下间隙时可能会出现声音嘶哑，但声音嘶哑与声带麻痹或喉返神经受侵犯没有明显的相关性[13]。膈神经受侵犯引起的膈肌抬高在可切除的气管肿瘤中是罕见的。SCC通常出现在60~70岁的患者身上，而ACC患者要年轻10岁以上（表8-2）。

### （二）风险因素

SCC患者通常有吸烟史。对不吸烟的患者，应该了解患者的其他致癌物（如吸入的碳氢化合物）接触史。约有25%的SCC患者既往有肺癌切除史，这说明长期监测（支气管镜检查）对于有大气管鳞状上皮异型增生的肺癌患者是非常重要的[4]。ACC有未知的风险因素。

表8-2　常见的原发性气管恶性肿瘤鳞状细胞癌与腺样囊性癌的比较

| 类别 | 区别 |
|------|------|
| 鳞状细胞癌 | 最常见的原发性气管恶性肿瘤（如肺SCC） |
| | 男性>女性（患者数量），60~70岁 |
| | 90%为吸烟者 |
| | 通常为外生或溃疡性；如果气管膜部受侵犯，考虑原发性食管肿瘤的侵袭 |
| | 生物侵袭性强，生长迅速，早期转移；30%有同步或异位恶性肿瘤 |
| | 通常在症状出现后4~6个月确诊 |
| 腺样囊性癌 | 起源于支气管腺体（组织学如唾液腺） |
| | 男性=女性（患者数量），40~50岁 |
| | 与吸烟无相关性 |
| | 通常产生群体效应而非区域入侵；黏膜下生长 |
| | 生长缓慢，复发晚 |
| | 通常在症状出现1年以后确诊 |

## （三）诊断延迟

气管肿瘤患者通常确诊较晚，因为其症状通常被误认为是其他呼吸道疾病，如哮喘、慢性阻塞性肺疾病或肺炎。根据经验，平均延迟时间为12个月，这从患者转诊到胸外科的时间可反映出[14]。SCC在诊断前的症状持续时间比ACC短。肿瘤在气管腔内快速增长有助于早期诊断，但在这种情况下，及时诊断并接受治疗的时间窗较短，可切除和不可切除的SCC平均症状持续时间相差3.5个月[14]。此外，60%的SCC患者伴有咯血，这是一种不可被忽视的症状，而ACC患者中这一比例为30%[4]。

## （四）影像学表现

许多患者出现不明原因的恶性气管梗阻，在发病早期进行了胸部平片检查。对纵隔轮廓或气管空气阴影细微异常的识别要求医生对这种罕见疾病有很高的怀疑程度。因此，普通影像检查很少能明确诊断。CT是一种精确的成像方式，可以清晰地显示气管、支气管肿瘤或外部肿块。在一项包含6例ACC病例的研究中，CT图像一致显示病变的壁外范围，然而却低估了纵隔结构的纵向范围和浸润[15]。随着影像技术的发展，尽管CT图像的虚拟支气管重建质量不及临床支气管镜检查[16]，但多平面重构和三维重建已经提高了CT的分辨率，在支气管肺癌、ACC和其他恶性肿瘤中，可对局部转移性和远处转移性疾病进行标准评估。正电子发射体层成像（positron emission tomography，PET）有助于显示高放射性示踪剂摄取的肿瘤（如SCC）的病变程度，而ACC和生长缓慢的黏液表皮样肿瘤的氟代脱氧葡萄糖（FDG）摄取变化更大[17]。

### （五）肺功能测定法

对于大气管梗阻，有3种特征性的流量体积环型：固定型、可变的胸腔内型和可变的胸腔外型[18]。在阻力固定的情况下，吸气和呼气循环有一个平台期，反映了气管阻力是独立于跨壁压力变化的。气管肿瘤也可导致不同类型的胸腔内梗阻模式，包括正常的吸气循环（负胸膜内压扩张气管，减少梗阻程度）和呼气循环平台（正胸膜内压缩小气管，增加梗阻程度）。

### （六）支气管镜内镜检查

怀疑是恶性气管梗阻的患者，特别是因梗阻无法诊断而危重者，都应该接受内镜检查。严格的支气管镜检查可用于清除气管肿瘤，为组织学诊断提供组织，协助建立通畅气管。支气管镜检查也为手术计划提供了最具体的信息，因为可以根据肿瘤的位置和大小来评估肿瘤是否可以切除。

### （七）喉镜检查

若出现提示声带麻痹的症状，如声音微弱或抽吸，应进行喉镜检查以完成评估。

## 四、治疗

### （一）概况

对转移性恶性气管梗阻的治疗主要分为姑息治疗和边缘护理，对一部分可切除肿瘤来说，长期生存至关重要。合理的评估要求局限性原发性气管恶性肿瘤患者转诊到在肿瘤治疗方面有经验的中心。在美国，所有地区都有外科医生能够在风险较低的情况下对患者进行气管切除，这些外科医生可能并不为人所知。同时也存在一些重要的局限性，如患者不愿长途旅行或保险公司会限制承保范围，从而限制了转诊。

## （二）可切除性评估

如果涉及的气管部分可以切除并可进行吻合重建，那么气管肿瘤被定义为是可切除的。根据患者的年龄、体重、颈部活动和患病情况，大约一半的气管肿瘤可以被安全切除。老年脊柱后凸患者可能不能忍受切除超过2 cm的气管，而个别颈长且活动性好的年轻患者，其气管可能在切除6 cm或更多之后被成功重建。优质的评估对每个患者都很重要，这取决于外科医生的经验。气管切除的主要禁忌证是呼吸衰竭、口服糖皮质激素和基础疾病并发症。肿瘤切除的禁忌证包括邻近器官或大血管的局部侵犯、广泛的纵隔淋巴结转移、远处转移和先前对气管的高剂量（>50 Gy）照射。

通过影像学和支气管镜检查来评估气管可切除性时，很少有患者单独进行颈部或胸部的手术探查。麻省总医院未切除的手术探查率为6%[4]。临床系列研究表明，原发性气管癌患者中有超过一半是手术候选者[19]。然而，由于气管肿瘤罕见，不正确的诊断和次优的治疗常见。在对荷兰癌症登记处2000—2005年的流行病学数据进行的多学科审计中，确定了50例既非转移性疾病也非局部侵袭的原发性气管癌[5]。治疗包括切除（12例，24%）、放射治疗（29例，58%）、支气管内治疗（6例，12%）和观察（3例，6%）[5]。审计确定了另外16位手术候选者，56%的患者被建议切除，14%的患者被建议行放射治疗，8%的患者被建议行减状手术[5]。为了增加手术切除的比例，气管肿瘤患者应转诊到有多学科诊疗经验的三级中心治疗这种疾病。

## 五、外科手术治疗

### （一）基本原则

外科手术的目标是R0切除。这个目标必须与安全的气管吻合平衡。主要原则是保护气管侧向供血，仅切除可安全重建的气管或支气管长度，避免吻合口张力过大[20]。本章描述的是使用开放切口的标准技术。最近成功地选择使用自主呼吸麻醉的患者中，应用胸腔镜技术的研究可予考虑[21]。

### （二）麻醉治疗

标准的术中监测包括外周动脉和膀胱导管监测。在支气管镜检查中，全身麻醉无须注射肌肉松弛剂，可采用吸入或全静脉麻醉。一旦气管安全，可以进行肌肉放松。支气管镜检查后，小口径气管插管穿过病灶。在切除期间和手术后的气管通过插入合适的袖带管或导管注射到远端气管提供通气。重建气管后，经吻合口再次插入气管导管或导管。关于麻醉技术的详细综述也可以在其他文献找到[22]。虽然体外循环很少被用到，但在复杂的隆突重建中可能有用。

### （三）切除定位

通过颈部或胸骨进行气管切除术时，患者仰卧位，肩部放充气垫实现颈部伸展。从颏部一直到肚脐的皮肤须在术前被准备好。右侧开胸行气管下段或隆突切除术时，患者通常取经典的左侧卧位。左侧主支气管近端通过胸骨切开术进入，左侧中下主支气管最好通过左侧开胸术进入。双侧开胸手术是对隆突前区病变患者的特殊入路。经颈前入路则适用于声门下喉部、颈段气管和部分中段气管病变。

### （四）切除技巧

手术沿前中线平面进行切开，游离解剖整个气管，避免喉返神经、气管两侧的血供和邻近脏器食管的损伤。如果评估肿瘤可以切除，解剖时，尽可能紧贴气管且远离肿瘤进行解剖游离。因淋巴结和气管两侧的血供紧密相连，应避免根治性淋巴结清扫，淋巴结清扫会损伤气管的血供，影响吻合口愈合。气管通常在肿瘤的远端分开，牵引缝线放置在远端气管的侧壁。跨术野气管通气，用气管插管或小导管插管对远端气管进行高频通气。含有肿瘤的气管段被行解剖切除。如果存在高张力，切除恶性病变并完成吻合口张力评估后，再对黏膜下微小疾病进行额外切除。如果累及食管肌肉或甲状腺，则可与肿瘤一起R0切除，由于纵隔的解剖限制，大多数气管切除术的手术软组织边缘是最小的。

### （五）术中冰冻切片分析

外科医生应在肿瘤上方和下方离断的气管边缘进行冰冻切片检查，除非达到安全切缘，否则应进一步切除。由于ACC黏膜下内生性播散生长，所以不完全切除是较为常见的。切缘阳性患者术后应辅助放疗。局部淋巴结取样，以完成局部切除。

### （六）重建技术

将可吸收线Vicryl或聚二恶烷酮缝线环周间断缝合，吻合完成。为了重建气管，在麻醉医生的配合下前屈颈部，以减轻吻合口张力。当吻合口张力过大时，采用松解术。有6%的原发性切除术患者需要进行松解手术[23]。增加气管长度最常见的操作是蒙哥马利舌骨上松解[24]。舌骨上松解有助于获得上气管移动性，因为切断肌肉附着和中央舌骨的外侧部分会导致喉头和颈部气管向下移位1~2 cm。然而，这种松解手法常导致术后暂时性吞咽困难。对肺静脉周围心包进行心包环形切开，进行胸腔内的气管松解，可以获得更多的长度并用于重建气管下段[25]。

### （七）隆突切除重建术

隆突切除重建术有一组独特的问题，并较气管支气管切除重建术有更高的风险。1982年，Grillo等[26]报道了36例隆突切除重建术，其中详细介绍了原发性隆突病变切除术中隆突重建、有无不同肺切除术的选择。23例气管原发性肿瘤患者（14例ACC、4例类癌、2例SCC、1例黏液表皮样癌、1例黏液样梭形细胞肉瘤、1例颗粒细胞瘤）进行了手术。围手术期病死率为13%（1例为肺动脉侵袭，3例为呼吸衰竭），8%的患者发生吻合口狭窄[26]。Mitchell等[27]发表于1999年的随访论文中，包含了143例隆突切除术，拥有较丰富的临床经验，提示了减轻吻合口张力的重要性，64例（45%）患者行气管松解术，其中肺门心包松解49例，喉松解3例，合并气管松解12例[27]。喉松解术在隆突重建中无效。根据切除的类型和程度，共有15种不同的重建模式，其中52例患者行隆突切除术，未行肺切除术；68例患者行隆突切除术加全肺切除术；14例患者行隆突切除术加肺叶切除术[27]。因为左侧主支气管被主动脉弓固定，所以向下移动气管在这一侧更为重要。偶尔在最大松解后须将右侧主支气管与气管吻合，左侧主支气管与右侧主支气管或中间支气管吻合以减轻张力。

### （八）术后护理

术后护理包括在有气管康复经验的护理单位的初步观察。在最初的3~4天，限制口服食量，吞咽后进行评估和监督。颈部伸展受限于颏部和前胸部之间的缝线，缝合必须足够松以防止颈部弯曲造成的神经损伤。1周后用支气管镜检查吻合情况，如观察到愈合延迟，则延长出院时间。在最近的一篇报道中，5例吻合口愈合失败（从坏死到部分分离）的患者每天1次或每天2次用高压氧治疗，将高压氧舱加压至2个标准大气压，治疗90 min[28]。治疗5~14天后，所有患者经支气管镜检查，均有吻合口愈合的迹象，无须行气管造口、放置T管或再手术[28]。出院后，建议所有患者限制颈部伸展和旋转1个月。

### （九）监测

虽然ACC与晚期局部复发和转移有关，但SCC可能继续出现在气管的其他部位。建议采用内镜监测，但由于使用了高剂量的放疗，干预措施的选择有限。

## 六、辅助治疗

### （一）放疗

术后辅助放疗是在外科切除后局部控制不佳的情况下进行的。大多数原发性气管恶性肿瘤，包括最常见的气管鳞癌和腺样囊性癌，会出现外科手术边缘阳性的患者。由于这个原因，在没有任何前瞻性证据的情况下，学者们广泛同意（尽管发表得很少）对肿瘤局部进展期成功施行气管和隆突切除重建的患者（这里对成功的定义是一个良好愈合的吻合重建），术后，施行纵隔区辅助放疗。由于吻合口张力的作用会持续一段时间，患者在手术后2个月方可进行辅助治疗，如果对吻合的完整性有顾虑，可在术后2个月或更晚进行辅助治疗。选择放射治疗的肿瘤类型包括所有支气管源性癌肿、ACC和软组织肉瘤。根据以往的经验，施用54 Gy剂量。当使用调强放射治疗时，剂量可能达到60 Gy。在对接受晚期头颈部癌症切除术的患者进行的随机试验中，接受术后放化疗的患者生存率更高，局部复发率降低，但其不良反应高于仅接受辅助放疗的患者[29-30]。特别是在手术切除受限于气管病变长度的情况下，应考虑术后放疗。值得注意的是，在麻省总医院患者中，59%的ACC患者气管切缘呈阳性，而SCC患者中18%为阳性[31]。除阳性边缘外，其他应及时辅助治疗的高危特征包括晚期肿瘤分期（T3、T4）、气管腔外扩张、神经或淋巴血管浸润。低级别肿瘤患者，如类癌或局部分化良好的黏液表皮样癌，不需要辅助放疗[31]。对SEER数据库进行回顾性配对分析，以确定放疗是否能改善原发性气管恶性肿瘤患者的预后[32]。将1988—2007年接受放射的患者和与之有着相似的人口统计学、肿瘤组织学、疾病程度和手术切除等特征，但没有接受辐射治疗的患者相匹配，显示放疗与生存率提高有关，特别是对于SCC患者、区域疾病扩展患者或不可切除疾病患者[32]。在荷兰癌症登记处，肿瘤切除而未放疗的患者中位生存时间为91个月，肿瘤切除并追加放射治疗后的患者中位生存时间为82个月，仅放疗的患者中位生存时间为11个月，没接受任何治疗的患者的中位生存时间为3个月[2]。

### （二）化疗

参考周围型肺癌的治疗，可将以顺铂为主的联合放疗作为术后辅助治疗。化疗是否能带来好处还有待进一步研究。

## 七、不可切除的肿瘤

### （一）概况

内镜可用于治疗恶性气管梗阻，如使用激光和支架，属于姑息治疗，只用于不可切除的肿瘤或手术禁忌证患者。在来自意大利的对2 008例恶性气管梗阻患者应用内镜治疗开展的研究中，1 838例患者共进行了2 610次激光切除术，306例患者共进行了393次气管支气管硅胶支架植入，66例接受了腔内近距离放射治疗[33]。93%接受激光切除术治疗的患者生活质量有所改善，但缓解通常是暂时的[33]。

### （二）支架和T管

支架是一种特殊的自扩张金属网支架，不应该被认为是手术的"桥梁"，因为它们的使用与局部并发症有关。支架只能用于不适合切除的患者。自扩张金属支架可用于还有3~6个月预期生存时间的患者。这些支架的缺点包括移位、食管和血管瘘的形成，以及支架上方和下方狭窄的形成[31]。如果支架长时间放置在气管内，那么几乎每一个自扩张的气管支架都会导致并发症。因此，它们不适合不可切除的ACC患者，这类患者可能存活数年。使用硅胶T管可以更有效、长期地缓解疼痛，而且对正常气管壁的损伤有限。

### （三）放化疗

对于气管梗阻也可提供姑息性放射治疗。由于气管肿瘤罕见，目前还没有临床试验可以确定不可切除或转移性SCC或ACC的最佳治疗方法。目前的治疗方法包括在选定的支气管肺癌患者中应用铂类化疗[34-35]。

## 八、结果

### （一）概述

影响生存期的预后因素是肿瘤组织学（ACC优于SCC和其他支气管癌）和切除情况（完全切除且阴性边缘）（表8-3）。随着时间的推移，手术死亡率和并发症发生率降低。

### （二）肿瘤史和可切除性

气管肿瘤切除后的预后不良因素包括不完全切除、侵犯邻近甲状腺或侵犯气管外膜、淋巴管浸润或淋巴结转移以及神经束周围生长[9-10]。法国心胸

表8-3　成人原发性气管恶性肿瘤切除术后生存率

| 研究员 | 时期/年 | 患者数/例 | 肿瘤分型占比 | 5年总生存率 |
|---|---|---|---|---|
| Grillo等[36] | 1962—1989 | 198（MGH） | SCC，36%；ACC，40% | SCC，45%*；ACC，65%* |
| Gaissert等[4] | 1962—2002 | 270（MGH） | SCC，50%；ACC，50% | 可切除的SCC，39%，不可切除的SCC，7%；可切除的ACC，52%，不可切除的ACC，33% |
| Honings等[2] | 1989—2002 | 308（荷兰癌症登记处） | SCC，53%；ACC，7% | SCC，12%；ACC，61% |
| Urdaneta等[3] | 1973—2004 | 573（SEER数据库） | SCC，45%；ACC，16% | SCC，13%；ACC，74% |

*百分比反映总生存率，因为5年的总生存率不可用。MGH，麻省总医院，位于美国波士顿；SEER，美国国立癌症研究所的监测、流行病学和最终结果数据库；ACC，腺样囊性癌；SCC，鳞状细胞癌。

血管外科学会发表了一项对1970—1993年的208例因原发性气管肿瘤而接受手术切除的患者进行的回顾性研究[37]。在包括外科中心在内的26个团队中，只有10个团队对10例以上患者进行了手术。ACC患者和完全切除患者的生存率更高[37]。在对1963—1995年的38例ACC患者的回顾性研究中，多伦多研究小组发现，在最终病理检查中，肿瘤切除后，患者平均存活7.5年，50%的患者术后气管边缘有残余肿瘤[38]，麻省总医院也发现了类似的结果。SCC患者在切除切缘阳性肿瘤后的平均存活时间为2.1年，而ACC患者平均存活时间为13.3年（边缘明显阳性的ACC患者的平均存活时间为6.1年）[9-10]。行淋巴管浸润性肿瘤切除术后，SCC患者平均存活时间为4.6年，ACC患者平均存活时间为6.1年[9-10]。麻省总医院对1962—2002年的270例患者进行的回顾性研究显示，ACC患者接受切除手术后，5年生存率和10年生存率分别为52%和29%，而不可切除疾病患者的生存率分别为33%和10%[4]。SCC患者在接受了切除术后，5年生存率和10年生存率分别为39%和18%；而未接受切除术的患者，其5年生存率和10年生存率仅为7%和5%[4]。虽然SCC伴随着更高的术后病死率和较差的长期结果，但是ACC甚至与晚期局部复发或10年后出现转移癌有关。荷兰癌症登记处（1989—2002年）对308例原发性气管肿瘤患者进行回顾性分析，发现患者的中位生存时间为10个月，1年、5年、10年生存率分别为43%、15%、6%。而在手术患者中，5年生存率和10年生存率分别为51%和33%[2]。相比之下，单独接受放疗患者的5年生存率为11%，不接受放疗患者的5年生存率为3%[2]。在SEER数据库（1973—2004年）中，对578例原发性气管肿瘤进行的回顾性研究显示，5年总生存率为27%，ACC患者5年生存率（74.3%）高于SCC（12.6%）[3]。其他与生存率提高相关的因素包括手术干预和局部疾病。无论是否手术，放疗均不影响生存率[3]。这些数据提示术后放疗效果优于单独放疗，然而，这些回顾性研究的效力是有限的，因为单独放疗组囊括了不能切除的患者，所以这组倾向于得到更坏的结果。

### （三）术后病死率和并发症

一项对1962—2002年270名ACC或SCC患者进行的单独性回顾性研究发现，随着时间的推移，总体手术病死率从第1个10年的21%到第4个10年的3%[4]。气管重建术后并发症并不常见，但也可引起严重的并发症。吻合口的并发症有肉芽肿、再狭窄和裂开。随着可吸收缝线的应用，吻合口肉芽肿已基本消失。在麻省总医院进行气管切除手术的901例患者中（23%的患者因气管肿瘤切除），95%的患者的气管结果为"良好或优秀"，而4%的患者保留了永久性气管造口或T管。病死率为1%[39]。Grillo气管预后分类标准将"优秀"定义为无症状的正常气管解剖，"良好"定义为无症状的狭窄解剖，"令人满意"定义为足以进行日常活动，但在重大体育活动中有局限性，用"失败"定义所有其他结果。9%的患者发生吻合口并发症，而后行多次扩张（2.4%）、临时气管造口（8.6%）、临时植入T管（19.8%）、永久性气管造口（17.2%）、永久性植入T管（25%）或再手术（20%）治疗[39]。吻合口并发症的预测因素为再次手术[优势比（OR）=3.0]，糖尿病（OR=3.3），切除长度≥4 cm（OR=2.01），喉气管的切除（OR=1.8），17岁以下（OR=2.3）和术前需要气管切开造口术（OR=1.8）[39]。在Mitchell等[27]系列隆突切除术中，术后死亡率为12.7%，39%的患者有术后并发症，包括吻合口裂开（17%）、心律失常（15%）和肺炎（8%）。

吻合口裂开是气管和隆突重建术后最严重的并发症，尤其是在隆突重建的情况下。裂口常导致局部纵隔炎，并发展为肺炎和呼吸系统疾病。气管切除术后，裂开可引起气管无名动脉瘘。在隆突重建失败后，确保气管的安全是最具挑战性的，因为低位气管吻合口更难植入支架。通常，至少需要1个临时的气管造口或T管。

## 九、结论

在本章中，我们强调了临床判断在诊断和选择治疗性切除患者中的作用（图8-1）。通过靶向治疗减少肿瘤负担或通过气管移植或生物组织工程建立替代导管，在未来，这可能为恶性气管肿瘤患者的治疗提供更多选择，并改善预后。

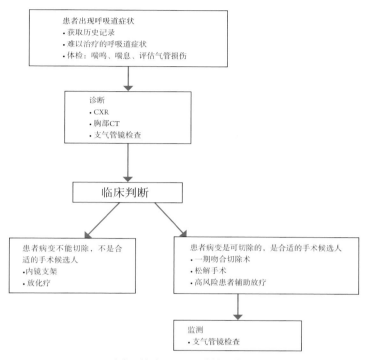

CXR，胸部X线片；CT，计算机断层扫描。

**图8-1 确定原发性气管恶性肿瘤的诊疗路径**

## 致谢

无。

## 声明

本文作者宣称无任何利益冲突。

## 参考文献

[1] ELLMAN P，WHITTAKER H. Primary carcinoma of the trachea[J]. Thorax,1947,2(3)：153-162.

[2] Honings J，van Dijck J A，Verhagen A F，et al. Incidence and treatment of tracheal cancer: a

nationwide study in the Netherlands[J]. Ann Surg Oncol, 2007, 14(2): 968-976.

[3] Urdaneta A I, Yu J B, Wilson L D. Population based cancer registry analysis of primary tracheal carcinoma[J]. Am J Clin Oncol, 2011, 34(1): 32-37.

[4] Gaissert H A, Grillo H C, Shadmehr M B, et al. Long-term survival after resection of primary adenoid cystic and squamous cell carcinoma of the trachea and carina[J]. Ann Thorac Surg, 2004, 78(6): 1889-1896.

[5] Honings J, Gaissert H A, Verhagen A F, et al. Undertreatment of tracheal carcinoma: multidisciplinary audit of epidemiologic data[J]. Ann Surg Oncol, 2009, 16(2): 246-253.

[6] Junker K. Pathology of tracheal tumors[J]. Thorac Surg Clin, 2014, 24(1): 7-11.

[7] Gaissert H A, Grillo H C, Shadmehr M B, et al. Uncommon primary tracheal tumors[J]. Ann Thorac Surg, 2006, 82(1): 268-272.

[8] Madariaga M L, Gaissert H A. Secondary tracheal tumors: a systematic review[J]. Ann Cardiothorac Surg, 2018, 7(2): 183-196.

[9] Honings J, Gaissert H A, Ruangchira-Urai R, et al. Pathologic characteristics of resected squamous cell carcinoma of the trachea: prognostic factors based on an analysis of 59 cases[J]. Virchows Arch, 2009, 455(5): 423-429.

[10] Honings J, Gaissert H A, Weinberg A C, et al. Prognostic value of pathologic characteristics and resection margins in tracheal adenoid cystic carcinoma[J]. Eur J Cardiothorac Surg, 2010, 37(6): 1438-1444.

[11] Brand-Saberi B E M, Schäfer T. Trachea: anatomy and physiology[J]. Thorac Surg Clin, 2014, 24(1): 1-5.

[12] Sherani K, Vakil A, Dodhia C, et al. Malignant tracheal tumors: a review of current diagnostic and management strategies[J]. Curr Opin Pulm Med, 2015, 21(4): 322-326.

[13] Gaissert H A, Grillo H C, Shadmehr B M, et al. Laryngotracheoplastic resection for primary tumors of the proximal airway[J]. J Thorac Cardiovasc Surg, 2005, 129(5): 1006-1009.

[14] Gaissert H A, Burns J. The compromised airway: tumors, strictures, and tracheomalacia[J]. Surg Clin North Am, 2010, 90(5): 1065-1089.

[15] Spizarny D L, Shepard J A, McLoud T C, et al. CT of adenoid cystic carcinoma of the trachea[J]. AJR Am J Roentgenol, 1986, 146(6): 1129-1132.

[16] Kligerman S, Sharma A. Radiologic evaluation of the trachea[J]. Semin Thorac Cardiovasc Surg, 2009, 21(3): 246-254.

[17] Park C M, Goo J M, Lee H J, et al. Tumors in the tracheobronchial tree: CT and FDG PET features[J]. Radiographics, 2009, 29(1): 55-71.

[18] Hyatt R E. Evaluation of major airway lesions using the flow-volume loop[J]. Ann Otol Rhinol Laryngol, 1975, 84(5 Pt 1): 635-642.

[19] Gaissert H A. Primary tracheal tumors[J]. Chest Surg Clin N Am, 2003, 13(2): 247-256.

[20] Madariaga M L, Gaissert H A. Reresection for recurrent stenosis after primary tracheal repair[J]. J Thorac Dis, 2016, 8(Suppl 2): S153-S159.

[21] Li J, Liu H, Liu J, et al. Challenges in complex video-assisted thoracoscopic surgery and spontaneous respiration video-assisted thoracoscopic surgery procedures[J]. J Vis Surg, 2017, 3: 31.

[22] Hobai I A, Chhangani S V, Alfille P H. Anesthesia for tracheal resection and reconstruction[J]. Anesthesiol Clin, 2012, 30(4): 709-730.

[23] Donahue D M, Grillo H C, Wain J C, et al. Reoperative tracheal resection and reconstruction for unsuccessful repair of postintubation stenosis[J]. J Thorac Cardiovasc Surg, 1997, 114(6): 934-938.

[24] Montgomery W W. Suprahyoid release for tracheal anastomosis[J]. Arch Otolaryngol, 1974, 99(4): 255-260.

[25] Grillo H C, Dignan E F, Miura T. Extensive resection and reconstruction of mediastinal trachea without prosthesis or graft: an anatomical study in man[J]. J Thorac Cardiovasc Surg, 1964, 48: 741-749.

[26] Grillo H C. Carcinoma of the lung: what can be done if the carina is involved?[J]. Am J Surg, 1982, 143(6): 694-695.

[27] Mitchell J D, Mathisen D J, Wright C D, et al. Clinical experience with carinal resection[J]. J Thorac Cardiovasc Surg, 1999, 117(1): 39-52.

[28] Stock C, Gukasyan N, Muniappan A, et al. Hyperbaric oxygen therapy for the treatment of anastomotic complications after tracheal resection and reconstruction[J]. J Thorac Cardiovasc Surg, 2014, 147(3): 1030-1035.

[29] Bernier J, Domenge C, Ozsahin M, et al. Postoperative irradiation with or without concomitant chemotherapy for locally advanced head and neck cancer[J]. N Engl J Med, 2004, 350(19): 1945-1952.

[30] Cooper J S, Pajak T F, Forastiere A A, et al. Postoperative concurrent radiotherapy and chemotherapy for high-risk squamous-cell carcinoma of the head and neck[J]. N Engl J Med, 2004, 350(19): 1937-1944.

[31] Gaissert H A, Honings J, Gokhale M. Treatment of tracheal tumors[J]. Semin Thorac Cardiovasc Surg, 2009, 21(3): 290-295.

[32] Xie L, Fan M, Sheets N C, et al. The use of radiation therapy appears to improve outcome in patients with malignant primary tracheal tumors: a SEER-based analysis[J]. Int J Radiat Oncol Biol Phys, 2012, 84(2): 464-470.

[33] Cavaliere S, Venuta F, Foccoli P, et al. Endoscopic treatment of malignant airway obstructions in 2,008 patients[J]. Chest, 1996, 110(6): 1536-1542.

[34] Joshi N P, Haresh K P, Das P, et al. Unresectable basaloid squamous cell carcinoma of the trachea treated with concurrent chemoradiotherapy: a case report with review of literature[J]. J Cancer Res Ther, 2010, 6(3): 321-323.

[35] Allen A M, Rabin M S, Reilly J J, et al. Unresectable adenoid cystic carcinoma of the trachea treated with chemoradiation[J]. J Clin Oncol, 2007, 25(34): 5521-5523.

[36] Grillo H C, Mathisen D J. Primary tracheal tumors: treatment and results[J]. Ann Thorac Surg, 1990, 49(1): 69-77.

[37] Regnard J F, Fourquier P, Levasseur P. Results and prognostic factors in resections of primary tracheal tumors: a multicenter retrospective study. The French Society of Cardiovascular Surgery[J]. J Thorac Cardiovasc Surg, 1996, 111(4): 808-813.

[38] Maziak D E, Todd T R, Keshavjee S H, et al. Adenoid cystic carcinoma of the airway: thirty-two-year experience[J]. J Thorac Cardiovasc Surg, 1996, 112(6): 1522-1531.

[39] Wright C D，Grillo H C，Wain J C，et al. Anastomotic complications after tracheal resection: prognostic factors and management[J]. J Thorac Cardiovasc Surg，2004，128(5)：731-739.

翻译：贾卓奇，西安交通大学第一附属医院胸外科
审校：李树本，广州医科大学附属第一医院胸外科

**Cite this article as**：Madariaga ML，Gaissert HA. Overview of malignant tracheal tumors. Ann Cardiothorac Surg，2018，7(2)：244-254. doi：10.21037/acs.2018.03.04

# 第九章　气管的外科解剖

**Paul W. Furlow, Douglas J. Mathisen**

Division of Thoracic Surgery, Massachusetts General Hospital, Boston, MA, USA
*Correspondence to:* Douglas J. Mathisen, MD. Division of Thoracic Surgery, Massachusetts General Hospital, 55 Fruit Street, Founders 7, Boston, MA02114, USA.
Email: dmathisen@mgh.harvard.edu.

摘要：对于"解剖学是外科手术的基础"这一概念，没有比气管外科的历史更好的例证。随着对气管的位置、结构、血供和邻近气管的了解不断增加，胸外科医生提高了治疗气管疾病的能力。因此，对于那些负责治疗这类疾病的临床医生来说，掌握气管解剖是至关重要的。本章对气管解剖进行了综述，重点介绍了其对胸外科医生的重要意义。介绍了气管的结构和位置，气管的血供，以及气管与重要纵隔器官的空间关系，为理解气管外科的各个方面奠定基础。

关键词：气管；解剖学；手术

**View this article at:** http://dx.doi.org/10.21037/acs.2018.03.01

## 一、引言

外科医生精确地掌握解剖是手术成功的一个重要因素，而且还有助于改善患者预后。然而，不能仅仅记住二维的结构和位置，外科医生必须理解二维结构在真实空间中的关系，并在解剖时预见这些结构的常见变异情况[1]。外科解剖也要尊重手术野内组织结构的生理和功能，认识到改变那些结构的结果，必须解释病理对结构或邻近结构的扭曲作用。对气管外科医生来说，这些原则肯定是正确的，因为气管并发症属于高危情况，且容易迅速恶化。

## 二、气管结构

气管是介于外界与肺组织内皮细胞之间的管状器官。吸气时氧气从空气中进入肺组织，呼气时二氧化碳从肺呼出到空气中。气管是软骨管状结构，上方与喉连接，下方连接支气管（图9-1）[2]。环状软骨的下缘即气管起始部。气管终点是隆突，右主支气管角度更为陡峭，左主支气管角度相对水平。隆突通常在第4胸椎水平，但其在纵隔中的位置随着呼吸而改变。气管平均长11.8 cm，男性气管长为10~13 cm，女性气管稍短一些。

成人气管位于颈部前方，向隆突走行时逐渐进入纵隔后方。这种下降角度在儿童中更为明显，随着年龄增长，由于主动脉弓下脊柱的后凸性变化和左主支气管的牵拉，这种下降角度会逐渐减小。在评估并定位患者行气管造口的位置时，须考虑到这种与年龄相关的变化，因为老年患者不像年轻患者那样，颈部气管的长度会随着颈椎的伸展而延长。

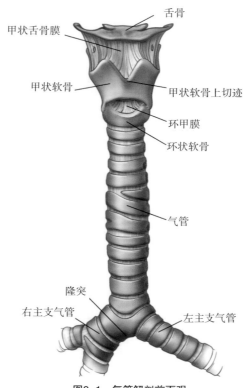

图9-1　气管解剖前面观

气管由18~22个D形环构成，C形软骨环构成前壁和后壁，后方的膜将C形臂连接起来（图9-2）。气管肌肉纵行于后壁，与食管前壁相邻。软骨间膜连接上软骨下边缘和下软骨的上边缘。每厘米气管间大约有两个软骨环，每个气管环的平均高度为4 mm。气管壁平均厚度为3 mm。气管冠状位和矢状位平均外径分别为2.3 cm和1.8 cm。

出生时，气管腔的横截面形状为圆形。随着孩子长大成人，管腔最常见的形状是卵圆形，而个别成人的管腔会持续呈圆形。气管管腔直径随正常呼吸、通气和Valsalva动作时腔内压力的变化而变化。咳嗽使后壁的气管肌将软骨C臂拉到一起，从而缩小腔径。随着年龄增长或气管梗阻疾病的发生，管腔的侧径趋于缩小，而前后径（anteroposterior，AP）增加，从而形成鞘状气管。气管管壁成形后可能会显示出气管壁钙化。慢性阻塞性肺疾病患者的环软化导致后壁增厚，管腔AP狭窄，这可能在呼气或咳嗽时引起腔道阻塞。

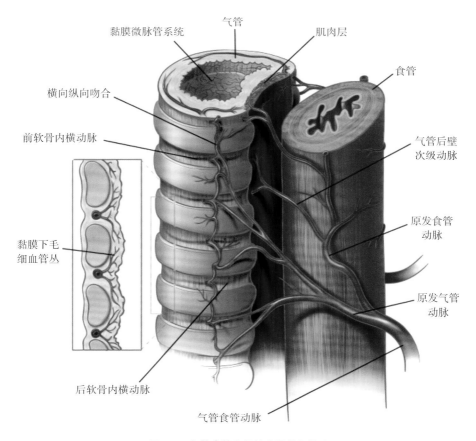

图9-2　气管食管之间的节段供血关系

气管的管腔黏膜内衬有假复层纤毛柱状上皮，内含能产生杯状细胞的黏液。黏膜也作为连接黏膜下层黏膜腺体和气管腔表面的导管，其表面黏液和纤毛共同作用，捕捉和排除进入气管的微粒或微生物。空气中的刺激物可暂时或永久地破坏黏膜纤毛的摆动运输功能。例如，长期吸烟的人，黏液分泌增多，纤毛功能受损，这使得他们依赖有效的咳嗽来清理呼吸道。

## 三、气管的血供

安全、成功的气管切除须对气管血供有详细的了解，以免出现气管缺血后遗症（如气管狭窄、吻合口破裂）。气管外科医生必须始终牢记在心的基本原则是：动脉横向经气管壁外侧，并沿其纵向通路分段滋养气管（图9-2）。当供应气管的各种节段动脉接近气管侧壁时，它们在纵向上形成上下分支，与上下节段动脉进行吻合。在软骨间韧带内，气管动脉再次分成前后支，在气管壁内环形走行，并与对侧相应的气管动脉吻合。这种节段的血流排列限制气管吻合术双侧的环状气管切开游离不能超过2 cm，这是因为游离较长可能导致气管吻合口血供缺失。

气管的动脉供应将其分为上（颈）气管、下（胸）气管。甲状腺下动脉的气管食管分支从锁骨下动脉分支的左右甲状腺颈干将血流输送到颈部气管（图9-3）。虽然个体间分支的结构可能略有不同，但一般来说，第1气管分支供应颈下部气管，第2气管分支供应颈中部气管，第3气管分支供应颈上部气管。甲状腺上动脉并不直接给气管供血，但与甲状腺下动脉形成吻合，细小分支供应甲状腺峡部及相邻的气管前壁。

胸段气管和隆突接收主动脉发出的支气管动脉供血（图9-3）。最常见的是支气管上、中、下动脉，负责将血液输送到气管和隆突。支气管上动脉起源于胸部降主动脉的前内侧，位于隆突外侧、左主支气管后方。它的前支经过左主支气管近端，走行时为隆突前部供血。支气管上动脉的主干和后支绕过食管后壁，供应右主支气管近端。任何一个分支都可能起源于肋间支气管干。支气管中动脉从支气管上动脉远侧的主动脉上发出，向左主支气管内侧延伸，供给隆突，与支气管上动脉前支或气管食管上支吻合。支气管下动脉从右后内侧升主动脉发出，供应左主支气管。虽然支气管动脉分支的模式差异很大，但大约有40%的情况是左侧支气管树由左侧2条主动脉分支供血，右侧主支气管由右侧1条动脉分支供血。

## 四、气管结构关系

甲状腺左右叶位于颈部近端气管的前外侧，峡部连接于两叶之间，倾向于从第2、3气管环之间跨过气管（图9-4）。除了近端气管，甲状腺下动脉还为甲状腺下极供血。

食管与气管的关系密切（图9-2、图9-3B）。食管从环状软骨水平开始沿着气管的左后缘向胃与食管交界处延伸。纤维弹性膜和罕见的肌肉纤维位于食管外纵肌和气管肌之间。气管右后缘沿着椎体的前部延伸。偶有食管可能更偏左外侧，使其在纵隔镜检查中易受损。

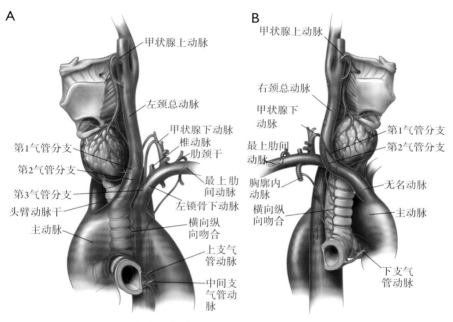

（A）左侧前面观；（B）右侧前面观。

**图9-3　气管血供**

右侧和左侧迷走神经位于颈总动脉后外侧，其远端穿过颈部（图9-4）。右侧和左侧喉返神经是迷走神经的分支，其功能是支配声带运动。它们从甲状软骨的下角或角下进入甲状软骨和环状软骨之间的喉。左侧喉返神经起源于主动脉弓的远端，当它们开始下潜并在动脉韧带外侧向后内侧移动时，它会重新发出并沿气管食管沟上升到环状软骨。右喉返神经从右迷走神经发出分支，到右锁骨下动脉的远端，然后在右锁骨下动脉起始处向后返并沿气管食管沟上升到环状软骨。0.5%~0.7%的患者可见到喉不返神经（喉返神经的一种罕见解剖变异），其从迷走神经到甲状软骨直接入喉。对喉返神经的损伤，无论是完全或部分横断、牵拉、挫伤、热灼伤、缺血或肿瘤侵犯，都可能导致声带麻痹、声音嘶哑、完全失声或呼吸困难，这取决于损伤的程度和对侧神经完整性。胸外科医生在解剖近端气管时，必须注意这些神经走行。

在气管手术过程中，有大量靠近气管的大血管，必须重视这些血管。头臂动脉或无名动脉是主动脉弓的第1个分支（图9-4），它起源于气管右前侧，从左到右向上延伸至气管远端和中段的右前外侧。左侧颈总动脉是主动脉的下一个分支，它从气管中线的左侧发出，从右到左向上延伸到左前外侧气管。上腔静脉沿着气管的右前侧走向心房（图9-5），奇静脉向上沿胸椎右侧走行，然后向前弯曲，并与上腔静脉汇合，刚好位于右侧气管支气管角上方。纵隔镜检查时必须注意这一标志，以避免在活检时将奇静脉误认为是淋巴结。

主肺动脉或肺动脉干位于隆突左前方（图9-6），其分支，即右肺和左肺动脉，在进入左右肺动脉之前，横向和向前延伸至相应的主支气管。在纵隔镜检查中，当试图移除隆突下淋巴结和气管支气管淋巴结时，必须牢记肺动脉与主支气管的位置关系。此外，过度牵拉右侧支气管旁淋巴结有大出血风险，因为这些淋巴结靠近右肺动脉第1分支。对肺癌筛查的区域淋巴结图谱的综述超出了本章范围，但所有的胸外科医生都应了解沿气管、隆突、支气管的各站淋巴结的关键解剖关系和临床意义。

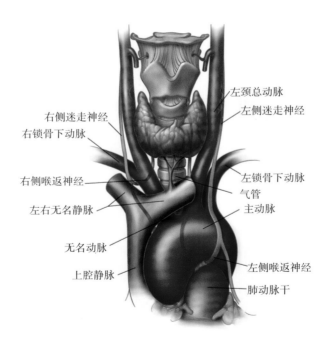

注意迷走神经及相应的喉返神经。

**图9-4　气管旁纵隔组织**

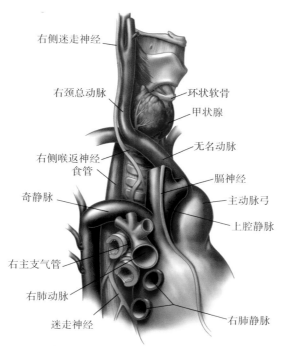

右侧迷走神经

右颈总动脉

环状软骨

甲状腺

右侧喉返神经
食管

无名动脉

奇静脉

膈神经

主动脉弓

上腔静脉

右主支气管

右肺动脉

迷走神经

右肺静脉

注意无名动脉、上腔静脉和奇静脉的位置。

**图9-5 气管旁大血管前面观**

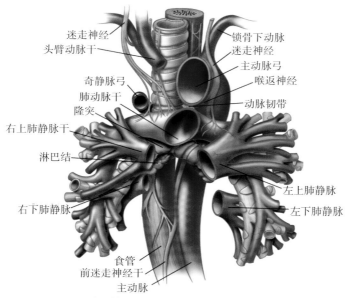

迷走神经
头臂动脉干

锁骨下动脉
迷走神经
主动脉弓
喉返神经

奇静脉弓
肺动脉干
隆突

动脉韧带

右上肺静脉干

淋巴结

左上肺静脉
左下肺静脉

右下肺静脉

食管
前迷走神经干
主动脉

**图9-6 肺血管、远端支气管及隆突的位置前面观**

本章为医生了解气管解剖及其与重要纵隔结构的关系提供了坚实基础。外科医生精通掌握这些知识，有利于制订更安全有效的手术计划，并对常见解剖变异有所预期，从而降低患者手术的并发症发生率和病死率。此外，有望改善患者的预后的新外科技术的发展也依赖于对人体解剖学的深刻认知。

## 致谢

作者感谢Bogdan Dziadzio准备的图片和Michael Clark对本文的审阅。

## 声明

本文作者宣称无任何利益冲突。

## 参考文献

[1] Grillo H C. Surgery of the trachea and bronchi[M]. Hamilton (ON，Canada)：BC Decker，2004：39-61.

[2] Minnich D J, Mathisen D J. Anatomy of the trachea，carina，and bronchi[J]. Thorac Surg Clin，2007，17(4)：571-585.

翻译：贾卓奇，西安交通大学第一附属医院胸外科
审校：李树本，广州医科大学附属第一医院胸外科

**Cite this article as**：Furlow PW, Mathisen DJ. Surgical anatomy of the trachea. Ann Cardiothorac Surg，2018，7(2)：255-260. doi：10.21037/acs.2018.03.01

# 第十章　气管支气管成形术

## Cameron D. Wright, Douglas J. Mathisen

Division of Thoracic Surgery, Massachusetts General Hospital, Boston, MA, USA
*Correspondence to:* Cameron D. Wright, MD. Division of Thoracic Surgery, Founders 7, Massachusetts General Hospital, 55 Fruit Street, Boston, MA 02114, USA. Email: cdwright@mgh.harvard.edu.

摘要：气管支气管软化症是一种罕见的获得性主气管疾病。常见的症状包括呼吸困难、持续咳嗽、无法有效排出分泌物和反复呼吸道感染。疾病评价方法包括双气相胸部CT（动态CT），清醒状态行支气管镜检查以及肺功能检测。对于有明显症状且CT与支气管镜检查提示气管严重塌陷的患者，可行气管膜部折叠术。气管支气管成形术手术入路选择常规右侧开胸。奇静脉结扎离断后，气管后壁便可清晰显露。这里的气管，通常是指主气管（包括双侧主支气管），使用4-0缝线将气管后壁与较厚的去真皮化材料（或聚丙烯网片）做折叠，范围从胸廓入口至气管底部，以重新塑造气管并恢复为正常的D形为目标。气管支气管软化症患者术后症状改善，手术效果良好。尽管患者术后肺功能检测结果无明显改善，但其术后生活质量得到了提高。

关键词：气管成形术；气管软化；气管手术

**View this article at:** http://dx.doi.org/10.21037/acs.2018.01.19

## 一、引言

成人气管支气管软化症并不常见，通常是偶然通过胸部CT检查发现的，重症气管塌陷（>90%）更是罕见。常见症状为呼吸困难、持续咳嗽、不能有效排出分泌物和反复胸部感染[1]。这些患者的诊疗艰难，因为许多临床医生不熟悉这种罕见的疾病，所以往往存在诊断延误。若是吸烟患者，同时伴有慢性阻塞性肺疾病（chronic obstructive pulmonary disease，COPD），这时候要清晰判断其症状和影响他们生活质量的病因是非常困难的。通常不要对有显著COPD的患者进行手术，除非他的气管支气管软化症是非常确切和肯定的。评估手段主要是高质量的吸气与呼气双气相的动态胸部CT，用以确定主支气管软化的程度，并与其他肺部疾病相鉴别（图10-1）。如果是重症气管软化症患者，则须在清醒状态下行纤维支气管镜检查以作判断及进一步评估。须指出的是，剧烈咳嗽时，整个气管的塌陷并不是诊断气管支气管软化症的依据。在平静呼吸状态时，气管塌陷90%及以上，这时候才可以合理诊断气管支气管软化症，因为咳嗽时的气管塌陷可能是由气管前壁与后壁的双向对立运动所引起的。气管软化症有两种解剖形态：一种是典型的气管前壁软化（软骨软化），它具有良好的后膜壁（可见于气管支气管扩张综合征）；另一种是后膜壁软化，膜部过度向前移位，称之为过度动态气管塌陷（excessive dynamic airway collapse，EDAC）。对病态肥胖的患者必须谨慎评估，因为大多数患者至少有中度EDAC。目前尚不清楚这些患者是否可以从气管成形术中获益。病态肥胖患者的呼吸困难尚有其他原因，包括限制性通气、阻塞性睡眠呼吸暂停所致的肺动脉高压等。肺功能检查可以有效提示其他肺部病变，并有助于评估开胸的手术风险。对于那些没有其他肺部基础疾病的气管软化症患者，其肺功能检测结果通常是正常的。因此，肺功能检查对气管支气管软化症的诊断没有特异性。此外，一些学者建议使用硅酮Y型支架或自膨式金属支架，试图求证气管支架植入能有效改善患者的症状和生活质量，以此作为诊断策略来评估气管支气管成形术是否必要和有益[2-3]。然而，临时气管支架的应用并不总是有效的。因为许多患者无法忍受哪怕1天的支架植入引起的气管刺激或者咳嗽。另外，支架植入后的气管感染和黏液堵塞也是临时支架应用的常见并发症。一般情况下，如果症状严重，且影像学及支气管镜检查提示气管严重呼气塌陷的患者，均建议进行手术治疗。

膜部壁层夹板的原理是在膜部软化的情况下增强其刚性及稳定性，并在气管软骨软化症的情况下矫正气管至正常形状（图10-2）。前壁软骨软化的特点是气管扩张，但具有足够的膜壁。膜性软化症患者通常有一个正常大小的气管（成人大约2.5 cm），因此，膜壁不是多余的，只是过度摆动。气管后膜壁用4-0缝线予水平褥式缝合，以局部加强膜部的厚度。通常膜壁上缝合

4针，两端外侧缝线缝合于气管的外侧软骨壁上。外科医生须评估膜壁宽度减小的程度，以在术后重塑气管的D形。

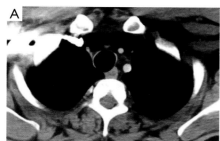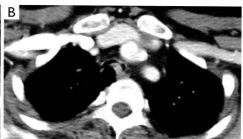

（A）吸气相；（B）呼气相。
图10-1　CT有助于诊断气管软化

可以通过缝夹膜壁中点来重塑气管软骨形状，直到达到并实现所需的尺寸和形状。测量气管侧壁间的距离并依此来选择合适的尺寸以切割稳定的材料。麻省总医院首先采用聚丙烯网片来进行后膜壁补片固定，当时认为其使用方便、易剥离、不拉伸且抗感染，直至现在，还有很多胸外科医生在使用。麻省总医院现在却不再使用它了，因为有2例患者发生了网状补片侵蚀进入气管，这是一种严重的并发症，后续将产生严重的肉芽组织和呼吸道感染。目前我们使用的是一种较厚的脱细胞真皮材料，其术后中期随访显示疗效良好。我们也尝试了一种聚四氟乙烯（polytetrafluoroethylene，PTFE）材料，但患者在PTFE板和膜壁之间形成了积液，导致气管阻塞。我们认为，无论选择什么材料，都必须以安全为前提，且确保材料不易侵蚀到食管或气管。据文献报道，可选择不同的缝线将加固夹板材料缝于气管膜壁上，它们包括聚丙烯、聚多糖910和聚二恶烷酮。目前，尚不明确哪种缝线才是最好的，可供永久或临时使用。试图将部分厚度实际上却是全厚度的缝线置入气管的情况并不罕见，此举可能将夹板旁的细菌和异物引入气管。聚二恶烷酮缝线最终会溶解，从而解决了气管异物的问题，但潜在地延长了修复时间。经验认为，目前使用聚二恶烷酮缝线的效果较为良好。

## 二、手术操作

所有患者均于术后留置胸段硬膜外麻醉以控制疼痛。患者全身麻醉后，借助支气管镜，在远端左主支气管置入一根单腔气管插管。因为双腔

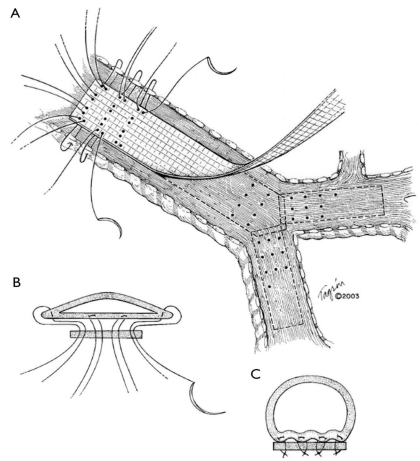

（A）壁部的夹板用4-0缝线牢靠地缝合于气管后壁，现在夹板材料选择的是较厚的Allodrem，通过精准的测量，用缝线将其缝绑于气管后壁时，气管就可被重新塑形，恢复至正常的形状，通常，气管的缝合每行4针，而主支气管因直径略小，每行3针就可以了；（B）展示出缝线间距的横截面图，侧方恢复气管的D形曲线，中心缝线将气管膜壁缝至夹板材料，缝合时，缝线最好不要穿透至气管管腔内；（C）完全的气管成形术使得气管被重塑为正常的形状。

**图10-2　手绘图展示气管后膜壁成形术的几个关键要点**

气管插管内径较大，会干扰膜壁的缝合，因此不予选择。患者取标准的左侧卧位，肋部垫枕以展开肋间隙，选择第4肋间隙为切口，行标准右后外侧入路开胸手术。解剖离断奇静脉，打开纵隔胸膜，完全游离气管及双侧主支气管，保护好迷走神经。自胸廓入口至双侧主支气管，解剖并游离显露完整气管。气管的侧方和前部不做完全游离，以避免损伤喉返神经。如果病变累及主支气管，则应向下游离延伸至右侧右中支气管和左侧左主支气管二级隆突。

气管后壁充分显露后，依据情况裁剪夹板材料并制成适当的宽度和长度（图10-2）。如果主支气管也需要夹板，每侧主支气管都可以使用裁剪的单独条带（通常左主支气管为1 cm，右主支气管为1.5 cm），或者可以从较宽的材料中裁剪出Y形条状夹板，这样就有一条连续的条带。Y形夹板材料看起来更容易，是目前首选的方法。修复开始时，将远端气管末端固定在隆突处，在隆突嵴和主支气管中部和气管支气管角的外侧边缘处缝合。中间缝合穿过夹板并使用褥式缝合，然后通过膜壁的部分壁层，再穿过夹板。这些缝针横跨膜壁的1/3和2/3。外侧缝线缝至膜壁和软骨壁的交界处以获得更多的坚韧度。一行4针被置于同一水平面。每处缝线单独打结。待下一行的4针缝合后，再把之前的一层缝线打结。如果前一排缝线不系紧，则可调整夹板以选择最佳的缝合点。每排缝线的行距5~7 mm，一直缝合至胸腔入口区域。由于气管软化总是止于胸腔入口处，因此通常不需要暴露及处理颈段气管。如果病情需要，先缝合主气管，而后行双侧支气管缝合，先处理右主支气管，随后处理左主支气管。因为左主支气管在胸腔纵隔区深处，同时有气管插管的存在，其处理相对右主支气管难度大一些。当缝合左主支气管时，气管插管的球囊应暂时塌陷，暂停通气，以避免在缝合左主支气管后壁时被误伤到。

术程缝线应尽可能处于气管壁层。事实上，在随后的支气管镜复查时会发现有几个（甚至数十个）缝线穿透气管壁层，而且这种情况并不少见。经验认为，没有必要去移除这些在气管内的缝线，这并不可取，且难以确定每一条缝线处的气管厚度。手术结束时应进行支气管镜检查，将气管导管拉回气管近端，并在吸气相和呼气相检查、评估术后结果。任何重要的细节问题（如处于主支气管和中间支气管夹板连接处的右上叶支气管狭窄）均应在此时辨别与纠正而不是手术后。术毕留置一条胸腔引流管并以常规方式关闭胸腔，缝闭切口。患者在手术室中拔除气管插管，往往需要临时正压通气支持过渡，直至患者完全清醒。这些患者术后常常有呼吸道问题，且术后几天难以排出气管分泌物，因此，患者术后如其他开胸手术患者一样，均须在ICU常规观察。

## 三、讨论

尽管有开胸切口带来的疼痛，但选择合适的患者有利于获得更好的手术效果[4-6]。肺部的并发症较为常见，主要有肺不张、痰潴留、肺炎和呼吸衰竭。术后死亡是罕见的。术后生活质量评估显示，大多数患者可以得到改善[5-6]。患者术后调查报告显示，大多数患者对手术效果表示满意[4-7]。很少有患者术后再次出现气管软化，但可能会出现颈段气管的软化。据报道，颈部气管成形术可以改善颈段气管狭窄患者的症状[8]。虽然大多数报道使用了常规开胸手术方法，但也有关于胸腔镜手术的报道[9]。最近有学者报道了1例患有肺结核后气管软化症的患者，医生使用3D打印技术创建一个外部支架用于悬挂，并由此扩大患者的气管腔[10]。

## 致谢

无。

## 声明

本文作者宣称无任何利益冲突。

## 参考文献

[1] Wright C D, Grillo H C, Hammoud Z T, et al. Tracheoplasty for expiratory collapse of central airways[J]. Ann Thorac Surg, 2005, 80(1): 259-266.

[2] Murgu S D, Colt H G. Tracheobronchomalacia and excessive dynamic airway collapse[J]. Respirology, 2006, 11(4): 388-406.

[3] Ernst A, Majid A, Feller-Kopman D, et al. Airway stabilization with silicone stents for treating adult tracheobronchomalacia: a prospective observational study[J]. Chest, 2007, 132(2): 609-616.

[4] Majid A, Alape D, Kheir F, et al. Short-Term Use of Uncovered Self-Expanding Metallic Airway Stents for Severe Expiratory Central Airway Collapse[J]. Respiration, 2016, 92(6): 389-396.

[5] Wright C D, Grillo H C, Hammoud Z T, et al. Tracheoplasty for expiratory collapse of central airways[J]. Ann Thorac Surg, 2005, 80(1): 259-266.

[6] Gangadharan S P, Bakhos C T, Majid A, et al. Technical aspects and outcomes of tracheobronchoplasty for severe tracheobronchomalacia[J]. Ann Thorac Surg, 2011, 91(5): 1574-1580.

[7] Buitrago D H, Wilson J L, Parikh M, et al. Current concepts in severe adult tracheobronchomalacia: evaluation and treatment[J]. J Thorac Dis, 2017, 9(1): E57-E66.

[8] Wilson J L, Folch E, Kent M S, et al. Posterior Mesh Tracheoplasty for Cervical Tracheomalacia: A Novel Trachea-Preserving Technique[J]. Ann Thorac Surg, 2016, 101(1): 372-374.

[9] Tse D G, Han S M, Charuworn B, et al. Video-assisted thoracoscopic surgical tracheobronchoplasty for tracheobronchomalacia[J]. J Thorac Cardiovasc Surg, 2011, 142(3):

714-716.

[10] Huang L，Wang L，He J，et al. Tracheal suspension by using 3-dimensional printed personalized scaffold in a patient with tracheomalacia[J]. J Thorac Dis，2016，8(11)：3323-3328.

翻译：李树本，广州医科大学附属第一医院胸外科
审校：AME编辑部

**Cite this article as**：Wright CD，Mathisen DJ. Tracheobronchoplasty for tracheomalacia. Ann Cardiothorac Surg，2018，7(2)：261-265. doi：10.21037/acs.2018.01.19

# 第十一章　急性气道管理

**Nikhil Panda, Dean M. Donahue**

Division of Thoracic Surgery, Department of Surgery, Massachusetts General Hospital, Boston, MA, USA
*Correspondence to:* Dean M. Donahue, MD. Massachusetts General Hospital, 55 Fruit Street, Blake 1570, Boston, MA 02114, USA. Email: ddonahue@mgh.harvard.edu.

摘要：4000多年来，急性气道管理一直是临床上的挑战。外科医生和麻醉医生逐渐发现，他们在手术技术方面的进步已经将处理方法从主要的气管切开造口术转变为可视喉镜下的经口气管插管。尽管取得了这些进展并且更好地了解了气道的解剖学、生理学和疾病的发病机制，但无论是阻塞、创伤中断还是外部压迫，急性气道管理仍然是危及生命的挑战。所有临床医生在急性气道管理中的关键是维持患者稳定和紧急控制气道，以确保通气通畅以及充分的氧合。使用间接喉镜作为第一辅助手段，喉镜直视下经口气管插管仍然是标准的管理方法。如果不成功，通过环甲膜切开术进行气管插管，随后转为开放式气管切开术是首选方法。虽然越来越多的人支持使用经皮穿刺气管切开术作为气管插管失败后的替代方法，但必须考虑到其对重要颈部结构造成损害的可能性以及更长的插管时间。从这个角度来看，我们梳理了急性气道管理的历史，强调了气管手术和麻醉领域的里程碑。我们回顾了目前急性气道管理的药物和手术治疗方法，包括每种方法在患者稳定性、可用设备、临床医生培训和患者预后方面的风险、益处和适应证。最后，我们强调了胸外科医生在预防中的作用以及对慢性气管部分梗阻患者进行定期监测的重要性。

关键词：气管阻塞；环甲膜切开术；经皮穿刺气管切开术；气管插管后狭窄

**View this article at:** http://dx.doi.org/10.21037/acs.2018.01.15

## 一、引言

无论是阻塞、创伤中断还是外部压迫引起的急性气道阻塞都须引起注意。关于急性气道管理的报道可追溯到公元前2000年[1]。尽管对急性气道疾病的解剖学、生理学和发病机制有了更多的了解，但急性气道的管理仍然是一项挑战。在院前环境中，在急诊室、重症监护室和手术室内都可能遇到急性气道。可能需要处于临床发展的各个阶段的医生来管理急性气道。此外，技术和麻醉方面的进步使更多的临床医生有能力应对急性气道。

胸外科医生在急性气道管理方面负有更多的责任——预防。插管后气管狭窄和恶性气管病变仍然是气管支气管最常见的病变，如果治疗和监测不当，可能会进展为危及生命的气管阻塞[2]。因此，胸外科医生须对这些患者进行适当的和更频繁的管理和随访。

从这个角度来看，我们梳理了急性气道管理的历史，并对目前的手术和非手术方法进行了回顾。我们从胸外科医生和受训者的角度讨论各种治疗方法的利弊，并强调预防的作用。

## 二、历史回顾

对急性气道管理的首次描述可以追溯到公元前2000年古印度和古埃及的文献记录[1]。虽然许多人已经描述了从此时开始的各种急性气道管理技术，包括亚历山大大帝使用剑对1例患有高位气管阻塞的士兵行气管切开术；19世纪，法国内科医生Armand Trousseau博士[3-4]首次记载了一系列应用于人体的气管切开造口术，作为白喉大流行时期的临床医生，他常常对因白喉感染引起的上呼吸道阻塞的患者行开放式气管切开术。在同一时期也首次报告了气管插管，报道中，他通常随机选择将经口或经鼻插管应用于接受择期手术的患者。

使用气管插管而不是外科气管切开造口术源于医学领域的两大科学进步：直接喉镜和麻醉。1913年，Chevalier Jackson使用直接喉镜进行了第1次气管插管，将插管通过声带的通道可视化[5]。他的喉镜激发了Robert Miller和Robert Macintosh博士进行后续设计，他们也因由其名字命名的喉镜刀片而至今闻名[6]。麻醉的首次实施发生于1846年波士顿的

153

麻省总医院，牙医William Morton博士证明了乙醚的作用[7]。虽然乙醚是一种强效麻醉药，但它不会抑制呼吸肌运动，因此不需要气管插管。直到20世纪中期引入化学性麻醉药，气管插管才成为常规[8]。因此，外科医生和麻醉医生开始采用气道管理的外科气管切开造口术的替代技术。如今，距首次急性气道管理报道已有近4000年，直接喉镜气管插管已成为确保气管安全的黄金标准。

当气管插管失败时，通过环甲膜切开术进行气管插管，随后转为开放式气管切开术是标准治疗方法。最近，作者描述了使用经皮穿刺气管切开术作为紧急气道管理的方法[9]。尽管Ciaglia博士[10]于1985年首次描述了对需要长时间气管插管的患者选择外科气管切开造口术的替代方案，但直到2004年，经皮穿刺气管切开术才被用于气管插管失败后的急性气道管理。在这种情况下的使用仍然存在争议，后文将进一步论述。

急性气道管理的历史突出了气管手术和麻醉学领域的标志性突破。同样，技术创新也令更多成功的气管插管、更少紧急的外科气管处理以及更有效的学员培训成为可能。在了解急性气道管理的同时，所有临床医生都应该了解这一历史。

## 三、急性气道损伤患者的评估

无论病因如何，胸外科医生在管理气道严重受损的患者时，优先事项包括维持呼吸道通畅、保证充分的氧合和通气，并尽量减少气道放置时的损伤。如果病情不太可能快速进展，可以在密切监测患者的同时评估气道损伤的原因、位置以及并发症。

急性气道损伤最常见的原因是气管阻塞[11]。这可能来自呼吸驱动的中枢因素，如昏迷患者气管的软组织塌陷，或其他原发性及继发性气管阻塞。原发过程包括炎症，如过敏反应、传染性、急性会厌炎或异物吸入[12]。继发过程包括邻近的颈部创伤伴有气管阻塞、血肿扩大、头颈部肿瘤压迫或罕见的双侧喉返神经损伤导致双侧声带麻痹[13]。

胸外科医生应该识别有可能阻塞气管的慢性病，包括插管后气管狭窄或原发性气管恶性肿瘤引起的恶性梗阻[14]。这与通常位于喉部或近端气管的急性气管阻塞的常见病因不同，使得在通过或低于阻塞水平建立通畅气道方面尤其具有挑战性。因此外科医生和麻醉医生须寻找作为替代的手术入路。本章有一个单独的部分讨论这些气道的管理。

## 四、急性气道管理——非手术干预

急性气道的初始管理始于优化氧气输送。对于没有足够供氧的患者，应立即开始面罩通气呼吸，通过适当的操作使口腔、喉和咽轴对齐，从而提供有效的通气[15]。择期气管插管前的预充氧需要几分钟的100%纯氧吸入，从而替代肺中的含氮空气。有研究表明，在紧急气管插管中，不到1 min的快速预充氧或10次足够的潮气量呼吸就能够达到相似的平均动脉氧张力水平[16]。

急性气道管理的关键是通过直接喉镜进行经口气管插管，同时给予镇静和麻醉，这称为快速插管（rapid sequence intubation，RSI）。RSI已被证实是可行的，特别是在急性气道管理方面[17]，且成功减少了并发症的发生。医疗中心提供所需的设备、药物和培训，研究表明，与有经验者相比，受训人员也能够成功地执行RSI[18]。

无法在直接喉镜下进行经口气管插管的，可以尝试采用间接喉镜。视频喉镜检查可以通过光纤摄像实现经口或经鼻气管结构的可视化[19]。最近，Cochrane的一篇综述比较了直接喉镜和视频喉镜检查在经口气管插管中的应用，显示视频喉镜插管失败次数减少，声门情况改善；但是，插管时间、缺氧事件或病死率没有显著降低[20]。与直接喉镜检查相比，视频喉镜检查的其他优点包括更快的学习曲线、更少的颈椎操作需求，以及满足了操作者和临床医生的可视化需求。间接可视化的固有风险包括由光纤摄像术提供的视野上方的口腔、咽部和喉部软组织的潜在创伤[21]。视频喉镜检查的应用越来越广，随之而来的是更多的创伤性插管，最常见的是穿透性软组织损伤[22]。我们建议直接喉镜检查仍应作为标准检查手段，在处理困难气道时视频喉镜检查应作为一线辅助手段使用。

## 五、急性气道的外科治疗

当通过直接喉镜检查和其他常用的辅助装置不能实现气管内插管时，必须行外科手术切开气管。外科手术气管插管可以通过多种技术完成，包括经气管针通气和经皮或开放式气管切开术。

经气管针通气包括经皮插入大口径静脉针和套管并进入气管，随后通过墙壁上的氧气管道、袋式面罩或高压呼吸机吸入氧气[23]。由柔性套管的扭结或移位引起的机械故障比较常见，所以采取这种方法的设备很少。另外，通过导管注入的氧合空气将向近端流过低阻高位气管，而不是向远端流向肺泡以进行气体交换。此外，与带套囊的气管内插管或气管造口管插管不同，这种通气方式没有远端气管保护其不受上呼吸道分泌物或出血的影响。由于该系统依赖于被动呼气和强制吸气，过大的潮气量可能会引发气压创伤和高碳酸血症[24]，因此，我们不提倡常规使用经气管针通气，并建议胸外科医生只有在无法采用其他方法时才采用这种技术。

环甲膜切开术须切开环甲膜，随后行带套囊的气管内插管或气管造口管插管。这样做时，气管是通畅的，低位气管受到可充气套囊的保护并且发生充分的气体交换。因此，它仍然是获得手术气道的首选方法[25]。

环甲膜切开术的局限性与外科解剖学知识、必要的设备和可能造成的周围结构的损伤有关。前瞻性研究表明，在非紧急情况下，包括外科医生在内的临床医生只能在70%的患者中成功触诊环甲膜，如果患者肥胖，这一数字将大幅下降至30%[26-29]。关于超声引导下环甲膜切开术的研究发现，便携式超声检查对环甲膜和其他关键颈部结构的鉴别没有明显差异[28]。超声检查成功识别环甲膜的时间增加了1倍多。在这方面，胸外科医生是在表面标志识别和颈部解剖学知识方面较有经验的临床医生之一。

在成功识别表面解剖结构后，在覆盖的皮肤和软组织上做垂直切口。虽然横切口也是有效的，但如果需要，垂直切口可向头部或尾部延长以识别下面的膜组织。在手术开始时正确识别中线对于环甲膜切开术的成功是至关重要的。如果偏斜，可能会因为损伤舌骨下肌、颈前静脉和颈动脉鞘内容物而出现明显的出血。在切开环甲膜的时候，小心地做横向切口以防止切穿气管或食管的膜壁。听见空气声可以确认位置。可行的话，可使用气管钩向前和向下提升环状软骨，然后插入Trousseau气管扩张钳以扩张切口并插入小的带套囊的气管内或气管造口管。给套囊充气并以标准方式确保足够的通气。建议立即进行胸部X线检查以确认气管内或气管造口插管的位置，以及在72 h内进行紧急外科会诊，将其转换为常规的气管切开造口术[29]。后者对于改善长期的声门下气管狭窄和气管软化非常重要[30]。

## 六、急性气道管理的环甲膜切开术与经皮穿刺气管切开术

越来越多的文献描述了使用经皮穿刺气管切开术作为管理急性气道的替代方法[9-10]。经皮穿刺气管切开术包括在直接支气管镜可视化下经皮进入并将导丝通过声带下方的气管，随后使用Seldinger技术（手术视频请扫描本章末二维码查看）进行切口扩张，并放置带套囊的气管造口管。

目前暂无前瞻性随机对照试验比较环甲膜切开术和经皮穿刺气管切开术治疗急性气道的效果。然而，在回顾性研究中，经皮穿刺气管切开术的倡导者强调了几个好处[31]。经皮穿刺气管切开术的设备被包装成一个套件，大多数医疗中心都有。没有必要对环甲膜进行准确的术前鉴定；相反，可以使用可靠的标志物（例如甲状软骨和胸骨上切迹）更准确地识别气管环。进行经皮穿刺气管切开术所需的Seldinger技术，与环甲膜切开术相比更容易被熟练掌握，因此，更可能成功地由非外科临床医生执行。与放置在环甲膜切开术中的较小气管插管相比，经皮穿刺气管切开术允许使用内径更大、长度更短的管，最小化气管阻力，为大多数诊断和治疗性支气管镜提供气道通路。非急诊经皮穿刺气管切开术是一种常规手术，这使得它更有可能在紧急环境中成功完成。许多临床医生，包括胸外科医生，从

未进行过环甲膜切开术，这使得索引病例更具挑战性。与环甲膜切开术不同，经皮穿刺气管切开术无须转换为常规的气管切开造口术。

胸外科医生也应该意识到将经皮穿刺气管切开术作为急性气道管理技术的缺点。如果无法获得经皮穿刺气管切开术套件，在紧急情况下拼凑经皮穿刺气管切开术套件耗时并且不安全。虽然环甲膜切开术也需要某些设备，但一般使用手术刀和气管导管也可进行。此外，在支气管镜检查下完成经皮穿刺气管切开术是最安全的，可以确保导丝、气管扩张器和气管导管进入气管。如果没有进行支气管镜检查，就有可能在颈内产生头部、尾部和侧面的假通道，对周围结构造成损伤[32]。即使没有支气管镜检查，经皮穿刺气管切开术中设备放置需要的时间比环甲膜切开术更长。无经验的临床医生在人体尸体模型上操作时，与环甲膜切开术相比，经皮穿刺气管切开术需要几乎2倍的时间（135 s vs 78 s）[33]。此外，经皮穿刺气管切开术的成功率较低。失败的尝试可能使随后的环甲膜切开术变得更为复杂，并且需要更广泛的解剖游离。

我们认为环甲膜切开术仍然是气管插管失败后建立气道的金标准技术。虽然目前缺乏比较环甲膜切开术和经皮穿刺气管切开术的数据，但根据操作者经验、患者稳定性和设备可用性，经皮穿刺气管切开术可能是首选方法。胸外科医生应该了解环甲膜切开术和经皮穿刺气管切开术的技术、风险、优点及手术结果。

## 七、预防：气管阻塞和胸外科手术

胸外科医生经常遇到可能发生急性气管阻塞的患者，并负责监测这些患者以预防致命的并发症。气管阻塞最常见的非肿瘤性原因是气管插管后气管狭窄[2]，这可能是充气球囊引起的慢性炎症造成的周围狭窄导致的，或是气管造口前部瘢痕导致的。原发性气管肿瘤或外部压迫肿瘤可引起肿瘤性梗阻。如上所述，这些病变可能发生在气管支气管的任何地方，因此，患者的症状和手术管理因不同部位而异。

慢性气管部分梗阻患者须经常进行病史监测、体格检查、影像学检查和手术评估。对于有症状的患者，建议住院进行监测。使用湿化氧气和氦氧混合物，后者的密度低于富氮空气，因此，优化向肺泡输送氧气的层流可改善症状并避免插管[34]。同时应该进行血生化的检查，以了解可能改变呼吸运动的生化或酸碱平衡紊乱。影像学检查包括胸部平片，通过识别气管内的气柱可以确定阻塞程度。在吸气相和呼气相使用静脉造影进行颈部和胸部的计算机断层扫描（CT）是诊断气管阻塞的金标准。这种方式可以确定阻塞物的位置和特征，并展示造成阻塞的任何动态原因[35]。

如果有必要，首先采用硬质支气管镜检查，以便根据潜在病理进一步评估梗阻原因和治疗方法。建议与有吸入麻醉技术的麻醉医生协作，以避免呼吸暂停。必要的设备包括具有通气侧臂的Jackson或Storz刚性支气管镜，Jackson-Pilling扩张食管探条，活检钳和0°Hopkins放大镜[36]。刚性支气管镜检查开始于在可视化下将支气管镜小心地置入气管。注意进行详细的黏膜评估。进行常规测量以确定病变的水平。重要的是不要超越狭窄段，以避免病变或创伤远端正常气管出血。活检钳用于获得组织。对于非肿瘤性病变，扩张是治疗的主要方法。与肉芽组织的局灶性区域病变相比，周缘性病变往往对扩张有更好的反应，这可能适合用活检钳或激光消融术去除[37]。应通过原发分期研究和转移评估进一步评估肿瘤病变；如果症状须治疗，可以采用轻度扩张、气管支架植入或放置T管来提供安全间隙，直到可以进行确定性手术[38]。

## 八、结论

对所有医务工作者而言，急性气道管理仍然是临床上一个普遍且重要的问题。急性气道管理的历史强调了气管手术、麻醉、药理学和技术方面的关键里程碑和创新。了解这一历史使我们能够向这些领域的先驱者致敬。

急性气道管理始于迅速识别临床问题、评估患者状态和紧急气道控制。通过对气管插管中的非手术和手术技术以及可用的辅助技术的回顾，我们认为对状态不稳定的患者，可以通过直接喉镜下进行经口气管插管和环甲膜切开术来实现气道控制。相信这是最安全和最有效的管理策略，但经验、技术和资源可用性可能允许其他的替代疗法。

胸外科医生在急性气道管理方面具有独特的作用，包括在体表解剖学和气道解剖学方面更有经验，以及对患有部分气管梗阻的高风险患者的预防和密切随访。建议对可用的管理策略和新技术进行常规回顾，以继续为患者提供优质的循证护理。

## 致谢

无。

## 声明

本文作者宣称无任何利益冲突。

## 参考文献

[1]    Szmuk P，Ezri T，Evron S，et al. A brief history of tracheostomy and tracheal intubation, from

the Bronze Age to the Space Age[J]. Intensive Care Med, 2008, 34(2): 222-228.

[2]　Wain J C. Postintubation tracheal stenosis[J]. Chest Surg Clin N Am, 2003, 13(2): 231-246.

[3]　Pearce J M. Armand Trousseau--some of his contributions to neurology[J]. J Hist Neurosci, 2002, 11(2): 125-135.

[4]　Ezri T, Evron S, Hadad H, et al. Tracheostomy and endotracheal intubation: a short history[J]. Harefuah, 2005, 144(12): 891-893, 908.

[5]　Zeitels S M. Chevalier Jackson's contributions to direct laryngoscopy[J]. J Voice, 1998, 12(1): 1-6.

[6]　Burkle C M, Zepeda F A, Bacon D R, et al. A historical perspective on use of the laryngoscope as a tool in anesthesiology[J]. Anesthesiology, 2004, 100(4): 1003-1006.

[7]　Robinson D H, Toledo AH. Historical development of modern anesthesia[J]. J Invest Surg, 2012, 25(3): 141-149.

[8]　Raghavendra T. Neuromuscular blocking drugs: discovery and development[J]. J R Soc Med, 2002, 95(7): 363-367.

[9]　Brass P, Hellmich M, Ladra A, et al. Percutaneous techniques versus surgical techniques for tracheostomy[J]. Cochrane Database Syst Rev, 2016, 7(7): CD008045.

[10]　Ciaglia P, Firsching R, Syniec C. Elective percutaneous dilatational tracheostomy. A new simple bedside procedure; preliminary report[J]. Chest, 1985, 87(6): 715-719.

[11]　Linscott M S, Horton W C. Management of upper airway obstruction[J]. Otolaryngol Clin North Am, 1979, 12(2): 351-373.

[12]　LoVerde D, Iweala O I, Eginli A, et al. Anaphylaxis[J]. Chest, 2018, 153(2): 528-543.

[13]　Pardal-Refoyo J L, Ochoa-Sangrador C. Bilateral recurrent laryngeal nerve injury in total thyroidectomy with or without intraoperative neuromonitoring. Systematic review and meta-analysis[J]. Acta Otorrinolaringol Esp, 2016, 67(2): 66-74.

[14]　Ernst A, Feller-Kopman D, Becker H D, et al. Central airway obstruction[J]. Am J Respir Crit Care Med, 2004, 169(12): 1278-1297.

[15]　Janssens M, Hartstein G. Management of difficult intubation[J]. Eur J Anaesthesiol, 2001, 18(1): 3-12.

[16]　Gold MI, Duarte I, Muravchick S. Arterial oxygenation in conscious patients after 5 minutes and after 30 seconds of oxygen breathing[J]. Anesth Analg, 1981, 60(5): 313-315.

[17]　Okubo M, Gibo K, Hagiwara Y, et al. The effectiveness of rapid sequence intubation (RSI) versus non-RSI in emergency department: an analysis of multicenter prospective observational study[J]. Int J Emerg Med, 2017, 10(1): 1.

[18]　Sagarin M J, Barton E D, Chng Y M, et al. Airway management by US and Canadian emergency medicine residents: a multicenter analysis of more than 6,000 endotracheal intubation attempts[J]. Ann Emerg Med, 2005, 46(4): 328-336.

[19]　Butler K H, Clyne B. Management of the difficult airway: alternative airway techniques and adjuncts[J]. Emerg Med Clin North Am, 2003, 21(2): 259-289.

[20]　Lewis S R, Butler A R, Parker J, et al. Videolaryngoscopy versus direct laryngoscopy for adult patients requiring tracheal intubation[J]. Cochrane Database Syst Rev, 2016, 11(11):

CD011136.

[21] Chemsian R, Bhananker S, Ramaiah R. Videolaryngoscopy[J]. Int J Crit Illn Inj Sci, 2014, 4(1): 35-41.

[22] Greer D, Marshall K E, Bevans S, et al. Review of videolaryngoscopy pharyngeal wall injuries[J]. Laryngoscope, 2017, 127(2): 349-353.

[23] Ihra G, Gockner G, Kashanipour A, et al. High-frequency jet ventilation in European and North American institutions: developments and clinical practice[J]. Eur J Anaesthesiol, 2000, 17(7): 418-430.

[24] Law J A, Broemling N, Cooper R M, et al. The difficult airway with recommendations for management--part 1--difficult tracheal intubation encountered in an unconscious/induced patient[J]. Can J Anaesth, 2013, 60(11): 1089-1118.

[25] Brantigan C O, Grow J B Sr. Cricothyroidotomy: elective use in respiratory problems requiring tracheotomy[J]. J Thorac Cardiovasc Surg, 1976, 71(1): 72-81.

[26] Hiller K N, Karni R J, Cai C, et al. Comparing success rates of anesthesia providers versus trauma surgeons in their use of palpation to identify the cricothyroid membrane in female subjects: a prospective observational study[J]. Can J Anaesth, 2016, 63(7): 807-817.

[27] You-Ten K E, Desai D, Postonogova T, et al. Accuracy of conventional digital palpation and ultrasound of the cricothyroid membrane in obese women in labour[J]. Anaesthesia, 2015, 70(11): 1230-1234.

[28] Yıldız G, Göksu E, Şenfer A, et al. Comparison of ultrasonography and surface landmarks in detecting the localization for cricothyroidotomy[J]. Am J Emerg Med, 2016, 34(2): 254-256.

[29] Hsiao J, Pacheco-Fowler V. Videos in clinical medicine. Cricothyroidotomy[J]. N Engl J Med, 2008, 358(22): e25.

[30] Sise M J, Shackford S R, Cruickshank J C, et al. Cricothyroidotomy for long-term tracheal access. A prospective analysis of morbidity and mortality in 76 patients[J]. Ann Surg, 1984, 200(1): 13-17.

[31] Davidson S B, Blostein P A, Walsh J, et al. Percutaneous tracheostomy: a new approach to the emergency airway[J]. J Trauma Acute Care Surg, 2012, 73(2 Suppl 1): S83-S88.

[32] Cipriano A, Mao M L, Hon H H, et al. An overview of complications associated with open and percutaneous tracheostomy procedures[J]. Int J Crit Illn Inj Sci, 2015, 5(3): 179-188.

[33] Schober P, Hegemann M C, Schwarte L A, et al. Emergency cricothyrotomy-a comparative study of different techniques in human cadavers[J]. Resuscitation, 2009, 80(2): 204-209.

[34] McGarvey J M, Pollack C V. Heliox in airway management[J]. Emerg Med Clin North Am, 2008, 26(4): 905-920, viii.

[35] Aquino S L, Shepard J A, Ginns L C, et al. Acquired tracheomalacia: detection by expiratory CT scan[J]. J Comput Assist Tomogr, 2001, 25(3): 394-399.

[36] Grillo H C. Surgery of the Trachea and Bronchi[M]. 1st edition. USA LTD:People's Medical Publishing House, 2003.

[37] Grillo H C, Donahue D M. Post intubation tracheal stenosis[J]. Semin Thorac Cardiovasc Surg, 1996, 8(4): 370-380.

[38] Gaissert H A，Grillo H C，Mathisen D J，et al. Temporary and permanent restoration of airway continuity with the tracheal T-tube[J]. J Thorac Cardiovasc Surg，1994，107(2)：600-606.

翻译：余坤，郑州大学第一附属医院咽喉头颈外科
审校：李树本，广州医科大学附属第一医院胸外科

**Cite this article as**：Panda N，Donahue DM. Acute airway management. Ann Cardiothorac Surg，2018，7(2)：266-272. doi：10.21037/acs.2018.01.15

扫码或通过下方链接观看本章视频
http://ame.pub/tvvmV4iV

# 第十二章　气管支架

**Erik Folch, Colleen Keyes**

Division of Pulmonary and Critical Care Medicine, Section of Interventional Pulmonary, Massachusetts General Hospital, Harvard Medical School, Boston, MA, USA
*Correspondence to:* Erik Folch. Division of Pulmonary and Critical Care Medicine, Section of Interventional Pulmonary, Massachusetts General Hospital, Harvard Medical School, 55 Fruit Street, Boston, MA 02114, USA. Email: efolch@mgh.harvard.edu.

摘要：保持呼吸道通畅的支架和管道通常被用于治疗恶性疾病造成的阻塞，并偶尔被用于治疗良性疾病。恶性气管阻塞通常由气管癌直接引起，或因食管或甲状腺癌的扩散引起。来自淋巴结的外部压迫或来自其他器官的转移性疾病也可引起中央气道阻塞。由于疾病已到晚期，大多数恶性气管病变无法通过外科手术治愈。需要多种姑息治疗，包括支架植入。和其他医疗设备一样，支架在过去50年中已经有了显著的发展，值得深入了解其真正的作用和可能引发的并发症。并不是所有的硅胶支架与金属支架都相同且能被固定。在此，我们对气管支架的相关问题进行概述，并努力打破关于支架拆除以及其仅在中央气道中使用的错误观点。最后，我们得出结论，支架不应该作为首选一线治疗方案，除非排除了根治性手术切除或修复的可能性。

关键词：气管支架；气管阻塞/治疗；气管肿瘤/治疗；假体设计；假体植入；支气管/病理学

**View this article at:** http://dx.doi.org/10.21037/acs.2018.03.08

## 一、引言

气管支架是由各种材料制成的气管内假体，其支撑并保持中空管状气管结构的开放性[1]。气管支架可以阻止肿瘤延伸到气管内，有助于气管瘘的愈合和管理，还可以支撑气管壁以防止塌陷或外部压缩。

## 二、气管支架的适应证和禁忌证

气管支架植入术适用于各种恶性和良性疾病（表12-1）。除了适应证之外，在任何支架植入之前，胸外科医生或胸部介入科医生必须确保患者的气管疾病是不能通过手术治愈的。在某些情况下，支架可能会使手术复杂化或妨碍手术，特别是当病变超过4 cm时，这是气管切除的限制长度。此外，气管支架的放置可能产生局部炎症和黏膜损伤，干扰气管切除和重建后的吻合口愈合[2]。气管支架植入术最常见的适应证包括最大限度地减少肿瘤或淋巴结肿大的外在压迫，在支气管镜下切除肿瘤后气管阻塞的情况下维持气管通畅，治疗气管瘘和肺移植术后吻合口裂开，以及治疗经过筛选的良性气管疾病患者[3-4]。值得注意的是，一般情况下，金属支架不适用于良性气管阻塞患者的一线治疗，仅在其他所有治疗手段都失败时才使用[5]。

表12-1 气管支架植入的适应证

| 程度 | 疾病类型 |
| --- | --- |
| 恶性疾病 | 外在压迫引起的恶性气管阻塞 |
| | 多腔热疗后支气管内肿瘤伴残留梗阻 |
| | 混合性支气管内和支气管外肿瘤 |
| | 肿瘤破坏导致软骨支持丧失 |
| | 恶性气管食管瘘 |
| 良性疾病 | 复杂的良性狭窄或>4 cm的狭窄 |
| | 良性狭窄或不能手术的狭窄 |
| | 移植后气管狭窄 |
| | 气管支气管软化：气管成形术前的治疗试验 |
| | 良性气管食管瘘 |

　　气管支架的使用经常引起一些胸外科医生和胸部介入科医生的本能反应。这些条件反射式的反应是其经历过灾难性病例的结果，或者是被他们的导师深植于内心的观念。当发生这种情况时，重要的是客观地分析具体病例、特定患者的可用选择以及生物材料和现有气管支架工程背后的确凿证据。支架植入术中仅有一些绝对禁忌证。一般来说，能够在医学上接受外科干预以治疗良性或恶性疾病的患者不应该放置人工气管假体[4]。此外，非常严重的肺功能受损和生存预期非常有限的患者不应行支架植入术。然而，肺癌化疗和放疗的最新进展对我们先前的禁忌证提出了质疑[6]。

　　如果气管狭窄位置以外没有活性组织，也不应该放置支架[1]。在大多数情况下，仔细查看CT影像并且用球囊扩张狭窄段气管将揭示远端气管是否值得重建。相对禁忌证包括不能耐受全身麻醉或适度镇静的患者[7]。在准备方面，临床医生应该克制放置支架的冲动，并考虑放置气管假体的位置是否正确。应该让对放置装置最有经验的人员来进行操作，并且针对意外情况制订计划，例如放置过程中的气管阻塞、出血或错位。

## 三、气管支架和材料的类型

　　理想的支架尚未被开发出来。理论上，这种理想的支架应该是稳定的，足够坚固以抵挡可能影响管腔通畅和生物相容性（即无刺激性）的外部压缩力，可提供所有必要尺寸，抗迁移，易于部署和移除，并且可作为阻挡肿瘤向内生长的屏障，同时具有足够的柔韧性以适应不同的、不规则的管腔。然而，理想的支架目前不存在。现可用的气管支架材料包括硅胶、镍钛合金、不锈钢和混合材料。最近在3D打印方面取得的进展可能会使支架材料发生革命性变化，但医学级材料尚处于开发阶段[8]。

### （一）支架的选择

　　选择合适的支架时，支架材料不是最重要的考虑因素，应根据具体疾病、解剖结构和临床情况进行选择。同样，特定支架使用经验不应该成为临床医生决定放置哪种支架的关键因素，尽快向同事转诊比走冗长而复杂的流程要好。金属支架易于放置（即无须行硬质支气管镜检查）的特点已经使它们在恶性和良性疾病中得到广泛应用[9]。然而，在良性疾病中，硅胶支架的使用已经发生了重大转变。2005年，美国食品药品监督管理局（Food and Drug Administration，FDA）发出警告，指出在良性疾病中应避免使用金属支架[5]。这一警告是根据有关良性气管疾病的重大并发症报道提出的（因为与恶性疾病患者相比，支架在良性疾病患者支气管内放置的时间更长），不可避免地因患者预期寿命相对较长而容易出现重大并发症。同样须重点记住的是，在FDA推荐时，可用的金属支架具有不同的生物力学特性，大部分是尚不明确的，并且在某些情况下，会使用应用于其他器官如结肠、食管或胆管系统的支架。尽管如此，这项建议今天仍然适用，应明确考虑如下几点：

（1）必须在彻底探索所有其他治疗方案（例如气管外科手术或放置硅胶支架）后才能在良性气管疾病患者中使用金属气管支架。不推荐使用金属气管支架作为其他疗法的桥梁，因为去除金属支架会导致严重的并发症。

（2）如果金属气管支架是患者的唯一选择，则应由经过金属气管支架操作培训的、经验丰富的医生进行操作。

（3）如果须取出，手术应由经过培训的、具有移除金属气管支架经验的医生进行。

（4）在使用设备之前，请务必查看标签，尤其是使用说明、警告和注意事项；仔细选择患者。

各种支架的特征见表12-2。

## （二）硅胶支架

硅胶是由有机硅弹性体或聚二甲基硅氧烷制成的合成材料。有机硅在高温下具有坚固性、稳定性，并且引起的组织反应最小[10]。它易于塑形并且坚固性和柔韧性可根据需求调整。用聚丙烯、聚酰胺和碳纤维对硅胶进行加固可以赋予硅胶基体更大的机械强度和抗力[11]。硅胶支架比较便宜，耐受性良好，并且具有足够的坚固性以抵挡外部压缩。此外，通过切割支架的一部分可以很容易地修改它们，从而可以在部署之前按照气管解剖结构进行定制（图12-1）。通常，须进行硬质支气管镜检查以进行支架植入以及全身麻醉。然而，也有研究者报道了使用纤维支气管镜的操作[12]。一旦放置，它们可以使用刚性抓握钳重新定位或移除。

硅胶支架有各种长度、形状、直径和硬度（聚合物和弹性体的硬度），可以从多个制造商手中订购定制假体（表12-2）。Y形支架可用于双侧支气管受累的情形，可以保持隆突的通畅，或防止远端硅胶气管支架移位。硅胶支架的显著优点是易于重新定位和移除，可以通过在所需位置开口实现定制。然而，管状硅胶支架具有较高的移位风险，并且可能须反复进行支气管镜检查以重新定位（图12-2A）[9,13-14]。可能发生蓄积的分泌物阻塞，以及近端或远端的肉芽组织生长（图12-2B、图12-C）。另外，在其他支气管内治疗（即激光治疗）期间有可能会燃烧。3种最常见的硅胶支架是蒙哥马利T管、管状支架和Y形支架。并发症包括移位（发生率为9.5%）和由分泌物引起的阻塞（发生率为3.6%）[15-16]。

表12-2 气管支架的类型

| 支架类型（材料） | 制造商 | 放置技术 | 可用尺寸（OD与长度） | 抗移位机制 |
|---|---|---|---|---|
| 管状硅胶支架（硅胶） | hood Laboratories, Pembroke, MA, 美国 波士顿医疗产品, Westborough, MA, 美国 布莱恩公司/Lymol医疗, Woburn, MA, 美国 | 硬质支气管镜检查 | 检查范围广，从9 mm×20 mm至20 mm×80 mm | 外部硅胶螺柱和直接施压在气管壁 |
| 蒙哥马利T管（硅胶） | 波士顿医疗产品, Westborough, MA, 美国 | 气管切开造口术和脐带或凯利技术 | 儿科：6~9 mm垂直肢体和水平肢体 成人：10~16 mm垂直肢体和8 mm或11 mm水平肢体 所有肢体的长度都可以定制 | 水平肢体可防止移位 |
| 有机硅Y形支架（硅胶） | Novatech, Grasse, 法国 布莱恩公司/Lymol医疗, Woburn, MA, 美国 | 硬质支气管镜检查 直接喉镜检查"拉的技术" 改良喉镜与"推的技术"[17] | 广泛的直径范围 气管-支气管-支气管 14 mm×10 mm×10 mm至18 mm×14 mm×14 mm | Y形可防止移位 |
| 动态（Freitag）支架（C形不锈钢支柱和带IBA+硫酸盐浸渍硅胶外层结构，以提高辐射不透明度） | 波士顿科学，内蒂克，MA，美国 | 直接喉镜检查"拉的技术" 改良喉镜与"推的技术"[17] | 3种规格：11 mm×8 mm×8 mm, 13 mm×10 mm×10 mm, 15 mm×12 mm×12 mm, 气管长度110 mm, R支气管25 mm, L支气管40 mm | Y形可防止移位 |
| Ultraflex支架（带或不带聚氨酯盖的编织镍钛合金或镍钛合金结构） | 波士顿科学，内蒂克，MA，美国 | 纤维支气管镜透视引导下纤维支气管镜检查 硬质支气管镜直接可视化检查 | 范围从8 mm×20 mm到20 mm×80 mm | 在未覆膜的支架中，壁上的压力和肉芽组织阻止迁移。在覆膜支架中，近端和远端5 mm未被覆膜以防止迁移 |

**续表12-2**

| 支架类型（材料） | 制造商 | 放置技术 | 可用尺寸（OD与长度） | 抗移位机制 |
| --- | --- | --- | --- | --- |
| Merit Endotek或Alveolus支架（激光切割镍钛合金或镍钛合金结构的聚氨酯覆膜层） | Merit Medical Systems，南乔丹，Utah，美国 | 直接支气管镜下的纤维支气管镜检查；纤维支气管镜透视引导下纤维可视化的硬质支气管镜检查；直接可视化的硬质支气管镜检查 | 范围从8 mm×15 mm到20 mm×80 mm | 嵌入气管黏膜的抗迁移鳍 |
| 博纳支架（带有硅胶盖的编织镍钛合金结构） | EndoChoice，Alpharetta，GA，美国 | 纤维支气管镜透视引导下纤维支气管镜检查；直接可视化的硬质支气管镜检查 | 范围从10 mm×30 mm到20 mm×80 mm | 直接施压在气管壁 |
| Polyflex支架（聚酯网状结构在支架外硅胶上） | 波士顿科学，内蒂克，MA，美国 | 硬质支气管镜检查 | 范围从8 mm×20 mm至22 mm×80 mm | 直接施压气管壁 |
| 球囊扩张支架（两层聚四氟乙烯完全覆膜不锈钢） | Atrium iCast，Maquet Getinge，哈德逊，NH，美国 | 纤维支气管镜检查，适合通过2.8 mm工作通道的球囊和支架 | 范围从5 mm×16 mm至10 mm×38 mm | 直接施压在气管壁 |

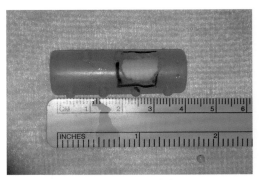

图12-1　定制硅胶支架

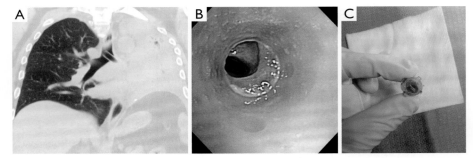

（A）硅胶支架移位；（B）支架远端的肉芽形成；（C）支架内黏液堵塞。
图12-2　常见的硅胶支架并发症

### （三）金属支架和混合支架

金属支架可以细分为需要球囊扩张的自膨式金属支架（self-expandable metallic stents，SEMS）和固定直径支架。金属支架可分为覆膜型和未覆膜型。最初未覆膜的金属支架（如Gianturco、Wallstent和Palmaz支架）是用于治疗胃肠道疾病和血管疾病的，这可能解释了为什么早期有严重并发症的报道[18]。这些最初有尖锐末端的金属支架（如Gianturco、Palmaz支架）目前已经很少被使用了。金属支架具有许多诱人的优点，可通过局部麻醉和纤维支气管镜适度镇静植入，与硅胶支架相比，金属支架具有更合适的内外径比，所以有更大的气管腔；不透辐射性，易于在放射胶片上定位；移位率较低[19-20]。一方面，未覆膜的支架不阻塞支气管肺叶孔，并且在理论上不妨碍黏膜纤毛清除功能[13]。

另一方面，未覆膜的金属支架很难去除，肿瘤或肉芽组织可能通过网状支架孔生长（图12-3）。它的严重并发症包括气管或血管穿孔[21]。同样值得注意的是，由于先前描述的原因，金属支架的并发症往往在良性疾病中更频繁地发生。目前，未覆膜的金属支架的作用是有限的，然而它有特定的适应证，如肺移植术后吻合口裂开[22-24]。

新一代支架是由合金制成的。最受欢迎的合金是镍钛合金，一种可以在尺寸和形状上进行很大的变形的超弹性生物材料。镍钛合金制成的支架具有"形状记忆"，可降低气管穿孔的风险，一旦扩张就不会改变长度，而且具有足够的弹性，可以随着咳嗽改变形状[1,25]。综合考虑硅胶支架和裸金属支架的优点，并将它们的缺点最小化，混合支架或覆膜金属支架应运而生。这类支架结合了先前提到的聚合物和金属合金技术。覆膜金属支架的优点是组织内生长最小，操作方便。聚氨酯、聚四氟乙烯（PTFE）和有机硅已被用作混合支架的覆膜材料。已经有报道研究呼吸道分泌物对聚氨酯膜的降解[26]。PTFE具有更耐化学腐蚀的特性，但是本研究观察到PTFE在聚氨酯覆膜支架中分离的概率为13%。支架设计有外部或内部覆膜两种。外部覆膜阻止支架进入组织，移位率为18%~22%[26]。另一方面，内覆膜支架不易出现由支架外的裸金属与气管接触造成的摩擦和移位。最近的一项研究显示，使用硅胶内覆膜的支架有4%的移位率。

一些覆膜金属支架在近端有一环形缝合线圈用于操作，一旦被抓住，将造成支架的部分塌陷，以便移除（图12-3A）。不利的是，与硅胶支架一样[13]，支架盖会导致痰潴留和阻塞。最近，自膨式Y形支架在美国以外的市场投入使用。针对38例患者进行的3个月随访结果初步认为，第一步应该采用硬质支气管镜和纤维支气管镜检查[27]。在这里，我们介绍一些最常用的金属支架和混合支架。

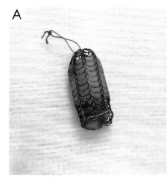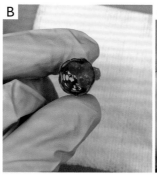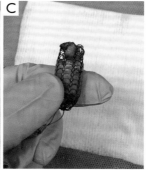

（A）覆膜镍钛合金支架近端带有环形缝合线圈，用于移除；（B）覆膜镍钛合金支架，有穿透支架未覆膜部分的肉芽组织，可防止移位，但会引起阻塞；（C）覆膜镍钛合金支架上有穿透未覆膜部分的肉芽组织。

**图12-3　成功移除后的Ultraflex部分覆膜支架**

## 1. Ultraflex支架

Ultraflex支架（波士顿科学，内蒂克，MA，美国）是一种镍钛合金支架，采用聚氨酯涂层设计，以防止肿瘤或肉芽组织生长。它是自膨式的[7]，可以通过导丝技术或纤维支气管镜检查进行放置。一些专家还通过硬质支气管镜检查进行放置。Ultraflex支架处于压缩状态，通过逐渐移除固定支架的缝线被输送到所需区域。它具有"形状记忆"，可以自我调整以适应支气管大小的变化，在展开后不会缩短；在低温下变形，而在较高温度下恢复其原始形状[19,28]。

## 2. Polyflex支架

Polyflex支架（波士顿科学，内蒂克，MA，美国）是一种混合自膨式支架，由被硅胶覆盖的聚酯纤维金属丝网制成[29]。使用特殊的输送装置在硬质支气管镜下进行放置。它可提供各种直径和长度的直支架。据报道，Polyflex支架移位率高达69%，严重的痰潴留概率为25%[30]。由5个中心进行的1项前瞻性研究中，研究人员报道了他们使用27个Polyflex支架治疗恶性气管阻塞的经验，其中移位率为3%[29]。

## 3. Merit Endotek或Alveolus支架

Alveolus（Merit Medical Systems，南乔丹，Utah，美国）是一种全覆膜的混合支架，配有专用的部署装置和专门设计的气管测量装置（图12-4）。可以使用透视引导及硬质支气管镜检查来放置。有关其使用的数据发表有限[31]。最初的出版物报道了移位的重大风险，促使设计优化，包括抗迁移尾翼。随着拉力施加在支架上，这些附件变得更加突出，抗迁移尾翼片会更深地嵌入黏膜中，有效地阻止移位（图12-4）。不幸的是，这可能在支架移除时引起严重的黏膜损伤。在特殊情况下，麻省总医院团队具有定制支架长度的经验，会在放置之前对其进行修剪。

## 4. 动态（Freitag）支架

动态Y形硅胶支架（波士顿科学，内蒂克，MA，美国），带有不锈钢（C形）带，沿着圆柱形管的前侧和外侧表面与硅胶结合，以模仿气管软骨。因此，后膜是柔韧的，并且模仿了呼吸时气管壁的运动[19,32]。动态Y形支架的硬度使其无法在传统的硬质支架部署器中使用，实际上，在直接喉镜下放置动态Y形支架即可，并不需要硬质支气管镜。它也可以在悬吊喉镜下进行放置。这些支架主要用于气管支气管软化和涉及主要隆突的恶性气管疾病。

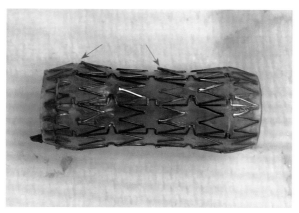

图12-4 Merit Endotek镍钛合金支架带有抗迁移尾翼（箭头所指），可能在咳嗽或尝试移除时引起创伤

## 四、用于气管食管瘘或支气管食管瘘的支架

当手术矫正是禁忌时，支架被用于封闭呼吸道和消化道之间的瘘管。在放置了食管支架的情况下，气管支架可以防止穿孔和移位。事实上，对于大型气管食管瘘的治疗，气管和食管同时行支架植入术似乎优于任一通道的单支架[3,33-34]。建议与外科医生合作，为这种复杂情况确定最合适的治疗方法。

## 五、肺移植中的气管支架

肺移植术后患者支气管吻合口裂开可能是一种潜在的非常严重的气管并发症，通常在移植后1~5周出现。幸运的是，吻合口严重裂开的发生率很低[24]。处理方法取决于表现的症状和严重程度。治疗可能包括了对轻症病例进行观察，对重症病例进行手术或内镜下治疗。Mughal等[22]描述了7例使用气管支架成功处理气管严重裂开的患者，在这些病例中，Ultraflex支架被用作治疗吻合口裂开的平台。医生利用未覆膜金属支架肉芽组织过度增生的并发症来治愈吻合口裂开。

## 六、实验室中的比较数据

最近有文献比较了由钢、镍钛合金和镍钛合金药物洗脱化合物制成的3种不同的气管支架，显示钢支架肉芽肿形成和总体增殖反应最严重，其次是药物洗脱镍钛合金支架，镍钛合金支架的反应最低[35]。

## 七、临床研究中的比较数据

迄今为止，支气管镜检查文献中没有针对不同支架的对比试验。回顾性研究显示，不同的气管支架存在不同的并发症风险。在一项对172例患者使用的195个支架进行的研究显示，Merit Endotek支架感染风险增加（HR 1.98；95%CI：1.03~3.81），硅胶支架移位风险增加（HR 3.52；95%CI：1.41~8.82）。硅胶支架和下呼吸道感染与肉芽组织形成风险增加有关[36]。

## 八、支架并发症

气管支架伴随着显著的并发症。最重要的并发症与位置、大小和过度扩张等人为因素有关。最初的支架和管（例如蒙哥马利T管）须行气管切开造口术放置。此后，硬质支气管镜开始使用，并且在过去20年中，使用硬质或纤维支气管镜放置自膨式金属支架。与气管支架相关的并发症可由以下因素引起：材料、覆膜、连续运动、感染、黏膜纤毛抑制或支架的生物力学特性。最初与金属支架相关的并发症是结肠、胆道或血管支架于气管内再利用的结果。其高径向力和容易造成创伤性边缘是造成灾难性并发症的原因，临床医生被迫放弃使用或尝试调整大小，以尽量减少移位和其他并发症的发生，但并发症仍在发生。表12-3描述了气管支架常见的和罕见的并发症。

一些研究者认为，在气管重塑发生后，或者在对化疗或放疗有足够反应之后，立即取出气管支架可以最大程度减少这些并发症。此外，建议使用CT或支气管镜检查定期随访来识别和解决早期并发症[37]。

表12-3　气管支架的并发症

| 序号 | 并发症 |
| --- | --- |
| 1 | 支架迁移 |
| 2 | 支架错位 |
| 3 | 肉芽形成 |
| 4 | 肿瘤向内生长 |
| 5 | 黏液堵塞 |
| 6 | 感染 |
| 7 | 支架断裂 |
| 8 | 支气管血管瘘 |
| 9 | 气管破裂 |
| 10 | 口臭 |

## 九、肺叶和肺段支架的病例

传统上，仅推荐对中央气道（气管、主支气管）放置支架有两个原因：第一，可用的硅胶支架具有1 mm或1.5 mm的壁，在内外径比方面存在缺点；第二，由于肺癌的生存期有限，无须放置肺叶或者肺段气管支架。近年来，肺癌生存率的提高和气管支架制造工艺技术的改进对这些假设提出了挑战。越来越多的专家团队正在使用小型金属支架，包括球囊扩张式支架与自膨式支架，并取得了鼓舞人心的结果[38-39]。

## 十、临时支架

在气管支架文献中很少讨论的是使用临时支架。在特定的情况下，临床医生可能会遇到严重的气管阻塞，须放置支架，几周后再取出，如以下情况：

（1）临时支架试验，用于评估外科气管成形术对气管支气管软化的潜在临床益处。我们团队已经和其他人合作使用硅胶Y形支架和未覆膜的镍钛合金支架进行了短期（1~2周）试验，试图找出那些更有可能从外科气管成形术中获益的患者[40-41]。鉴于良性疾病中气管支架的潜在并发症，必须与患者达成操作前协议，即支架仅保留1~2周。在完成对其益处的主观和客观评估之后，移除支架，其中可能发生的任何轻度的肉芽或刺激可以在数天至数周后消退。此后，那些有效果的患者可以在初次行诊断性支气管镜检查时接受外科气管成形术、气管支架植入以治疗肿瘤。

（2）在初次诊断性支气管镜检查时放置气管支架。极少数情况下，引起梗阻的肿瘤对化疗或放疗（例如，淋巴瘤或小细胞肺癌）会有显著的初步反应。因此，在没有最终病理学检查的情况下，放置可以在以后的手术中移除的姑息性支架是合理的。

（3）气管支架用于肺移植术后的气管裂开。如前所述，在罕见的情况下，提供一个肉芽生长和再上皮化的支架是必要的。几周后，再仔细取出支架。

## 十一、如何去除支架

有关支架去除的文献很少，并且大多描述了与支架放置不当有关的并发症。一般来说，硅胶支架的去除是很简单的。它涉及硬质支气管镜检查，以及使用硬质钳子来同时将支架扭转和拉入硬质支气管镜的管中，同时保持与支架的连续视觉接触。扭转被认为是防止单平面牵引产生的支架撕裂。对于蒙哥马利T管，取出时只要轻柔而坚定地将其水平拽出管道，首先在尾部松开近侧管道，然后在头部取出剩余的远端管道。

最初有关移除金属支架困难的报道是将胆管支架应用于气管[42]。尽一切努力将支架整体取出，这使支架破裂的风险最小化，同时也缩短了手术的时长。我们分享了使用冷冻消融、Jackson扩张器或Fogarty球囊和硬质支气管镜取出金属支架的经验。在最初的2个月内移除金属支架相对简单，然而，在此之后，难度和需要的经验都在不断增加。

另外要考虑的重要因素是金属支架的具体类型。激光切割全覆膜的支架（例如Merit Endotek）的肿瘤生长较少，但抗迁移尾翼可能导致严重的黏膜损伤和出血。在用Jackson扩张器或Fogarty球囊将它们从壁上分离出来后，这些支架应该用硬质钳子以类似于硅胶支架的旋转方式取出。编织的镍钛支架（例如Ultraflex）也应该首先用Jackson扩张器或Fogarty球囊将其从气管壁中解放出来。此后，确定近端环形缝线线圈并从该点拉出，以便将支架的近端包扎起来，便于取出（图12-3）。如果不这样做，可能会导致金属丝的断裂（图12-5）。如果使用柔性钳，建议使用鼠齿钳，以减少取出过程中可能的损伤。不管是何种类型的气管支架，在尝试移除之前，去除近端和远端肉芽组织都很重要[43]。

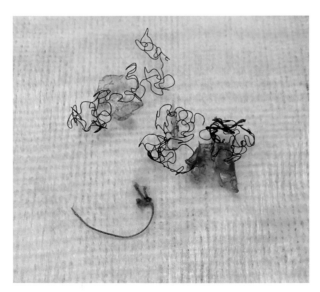

牵拉金属支柱会导致支架的解体和拆卸的复杂化。

**图12-5　镍钛合金支架的不当移除**

## 十二、气管支架的未来

在过去的5年中，生物可吸收支架已经开始试用[44-45]，但这还仅仅是雏形，长期的成功率和并发症发生率尚不确定。减少气管支架长期并发症的前景令人期待。考虑到支架并不总是适用于特定病例，并且支架对气管黏膜施加的过度径向力可能导致产生过多的肉芽组织，我们团队和其他人合作已经探索了3D打印气管支架[8,46-47]的可能性。随着新的医用级材料的问世，这将是一个很有前途的领域。

## 致谢

无。

## 声明

利益冲突：Folch博士曾担任波士顿科学和美敦力的科学顾问。Keyes博士没有利益冲突申报。

## 参考文献

[1]　Ernst A，Silvestri G A，Johnstone D，et al. Interventional pulmonary procedures: Guidelines from the American College of Chest Physicians[J]. Chest，2003，123(5)：1693-1717.

[2]　Mathisen D J，Morse C R. Thoracic surgery. Lungresections，bronchoplasty. Master techniques in surgery[M]. Philadelphia：Wolters Kluwer，2015.

[3]　Bolliger C T，Sutedja T G，Strausz J，et al. Therapeutic bronchoscopy with immediate effect：laser，electrocautery，argon plasma coagulation and stents[J]. Eur Respir J，2006，27(6)：1258-1271.

[4]　Barros Casas D，Fernández-Bussy S，Folch E，et al. Non-malignant central airway obstruction[J]. Arch Bronconeumol，2014，50(8)：345-354.

[5]　FDA. FDA public health notification: Complications from metallic tracheal stents in patients with benign airway disorders[EB/OL]. [2017-11-26]. Available online: www.fda.gov/cdrh/safety 072905-tracheal.html.

[6]　Shea M，Huberman M S，Costa D B. Lazarus-Type Response to Crizotinib in a Patient with Poor Performance Status and Advanced MET Exon 14 Skipping Mutation-Positive Lung Adenocarcinoma[J]. J Thorac Oncol，2016，11(7)：e81-e82.

[7]　Wang K P，Mehta A C，Turner J F. Flexible bronchoscopy[M]. 3rd ed. Chichester，West Sussex，UK：Wiley-Blackwell，2012.

[8]　Cheng G Z，San Jose Estepar R，Folch E，et al. Three-dimensional Printing and 3D Slicer: Powerful Tools in Understanding and Treating Structural Lung Disease[J]. Chest，2016，149(5)：1136-1142.

[9]　Wood D E，Liu Y H，Vallières E，et al. Airway stenting for malignant and benign

tracheobronchial stenosis[J]. Ann Thorac Surg, 2003, 76(1): 167-172.

[10]　Chen Q, Liang S, Thouas G A. Elastomeric biomaterials for tissue engineering[J]. Progress in Polymer Science, 2013, 38(s3–4): 584-671.

[11]　Vearick S B, Demétrio K B, Xavier R G, et al. Fiber-reinforced silicone for tracheobronchial stents: An experimental study[J]. J Mech Behav Biomed Mater, 2018, 77: 494-500.

[12]　Strausz J, Kis S, Pápai Z, et al. Tracheobronchial SiliconeStent Implantation with the Flexible Bronchoscope[J]. J Bronchology Interv Pulmonol, 1994, 1(2): 123-125.

[13]　Makris D, Marquette C H. Tracheobronchial stenting and central airway replacement[J]. Curr Opin Pulm Med, 2007, 13(4): 278-283.

[14]　Lemaire A, Burfeind W R, Toloza E, et al. Outcomes of tracheobronchial stents in patients with malignant airway disease[J]. Ann Thorac Surg, 2005, 80(2): 434-437.

[15]　Díaz-Jimenez J P, Muñoz E F, Martinez Ballarin J I, et al. Silicone Stents in the Management of Obstructive Tracheobronchial Lesions: 2-Year Experience[J]. J Bronchology Interv Pulmonol, 1994, 1: 15-18.

[16]　Dumon J F, Cavaliere S, Diaz-Jimenez J P, et al. Seven-Year Experience with the Dumon Prosthesis[J]. J Bronchology Interv Pulmonol, 1996, 3: 6-10.

[17]　Kazakov J, Khereba M, Thiffault V, et al. Modified technique for tracheobronchial Y-stent insertion using flexible bronchoscope for stent guidance[J]. J Thorac Cardiovasc Surg, 2015, 150(4): 1005-1009.

[18]　Simoff M J, Sterman D H, Ernst A. Thoracic endoscopy:advances in interventional pulmonology[M]. Malden, Mass: Blackwell Futura, 2006: 18.

[19]　Mehta A C, Dasgupta A. Airway stents[J]. Clin Chest Med, 1999, 20(1): 139-151.

[20]　Saad C P, Murthy S, Krizmanich G, et al. Self-expandable metallic airway stents and flexible bronchoscopy: long-term outcomes analysis[J]. Chest, 2003, 124(5): 1993-1999.

[21]　Choudhary C, Bandyopadhyay D, Salman R, et al. Broncho-vascular fistulas from self-expanding metallic stents: A retrospective case review[J]. Ann Thorac Med, 2013, 8(2): 116-120.

[22]　Mughal M M, Gildea T R, Murthy S, et al. Short-term deployment of self-expanding metallic stents facilitates healing of bronchial dehiscence[J]. Am J Respir Crit Care Med, 2005, 172(6): 768-771.

[23]　Santacruz J F, Mehta A C. Airway complications and management after lung transplantation: ischemia, dehiscence, and stenosis[J]. Proc Am Thorac Soc, 2009, 6(1): 79-93.

[24]　Mahajan A K, Folch E, Khandhar S J, et al. The Diagnosis and Management of Airway Complications Following Lung Transplantation[J]. Chest, 2017, 152(3): 627-638.

[25]　Hautmann H, Rieger J, Huber R M, et al. Elastic deformation properties of implanted endobronchial wire stents in benign and malignant bronchial disease: A radiographic in vivo evaluation[J]. Cardiovasc Intervent Radiol, 1999, 22(2): 103-108.

[26]　Kim J H, Shin J H, Song H Y, et al. Use of a retrievable metallic stent internally coated with silicone to treat airway obstruction[J]. J Vasc Interv Radiol, 2008, 19(8): 1208-1214.

[27]　Madan K, Dhooria S, Sehgal IS, et al. A Multicenter Experience With the Placement of Self-Expanding Metallic Tracheobronchial Y Stents[J]. J Bronchology Interv Pulmonol, 2016, 23(1): 29-38.

[28] Vinograd I，Klin B，Brosh T，et al. A new intratracheal stent made from nitinol，an alloy with "shape memory effect" [J]. J Thorac Cardiovasc Surg，1994，107(5)：1255-1261.

[29] Bolliger C T，Breitenbuecher A，Brutsche M，et al. Use of studded Polyflex stents in patients with neoplastic obstructions of the central airways[J]. Respiration，2004，71(1)：83-87.

[30] Gildea T R，Murthy S C，Sahoo D，et al. Performance of a self-expanding silicone stent in palliation of benign airway conditions[J]. Chest，2006，130(5)：1419-1423.

[31] Mehta A C. AERO self-expanding hybrid stent for airway stenosis[J]. Expert Rev Med Devices，2008，5(5)：553-557.

[32] Freitag L，Tekolf E，Stamatis G，et al. Clinical evaluation of a new bifurcated dynamic airway stent：a 5-year experience with 135 patients[J]. Thorac Cardiovasc Surg，1997，45(1)：6-12.

[33] Freitag L，Tekolf E，Steveling H，et al. Management of malignant esophagotracheal fistulas with airway stenting and double stenting[J]. Chest，1996，110(5)：1155-1160.

[34] Rodriguez A N，Diaz-Jimenez J P. Malignant respiratory-digestive fistulas[J]. Curr Opin Pulm Med，2010，16(4)：329-333.

[35] Serrano C，Lostalé F，Rodríguez-Panadero F，et al. Tracheal Self-Expandable Metallic Stents：A Comparative Study of Three Different Stents in a Rabbit Model[J]. Arch Bronconeumol，2016，52(3)：123-130.

[36] Ost D E，Shah A M，Lei X，et al. Respiratory infections increase the risk of granulation tissue formation following airway stenting in patients with malignant airway obstruction[J]. Chest，2012，141(6)：1473-1481.

[37] Dialani V，Ernst A，Sun M，et al. MDCT detection of airway stent complications：comparison with bronchoscopy[J]. AJR Am J Roentgenol，2008，191(5)：1576-1580.

[38] Sethi S，Wang J，Machuzak M，et al. Clinical Success Stenting Lobar and Segmental Bronchi for "LobarSalvage" in Bronchial Stenosis[J]. Chest，2014，146：732A.

[39] Majid A，Kheir F，Chung J，et al. Covered Balloon-Expanding Stents in Airway Stenosis[J]. J Bronchology Interv Pulmonol，2017，24(2)：174-177.

[40] Majid A，Alape D，Kheir F，et al. Short-Term Use of Uncovered Self-Expanding Metallic Airway Stents for Severe Expiratory Central Airway Collapse[J]. Respiration，2016，92(6)：389-396.

[41] Ernst A，Majid A，Feller-Kopman D，et al. Airway stabilization with silicone stents for treating adult tracheobronchomalacia：a prospective observational study[J]. Chest，2007，132(2)：609-616.

[42] Gaissert H A，Grillo H C，Wright C D，et al. Complication of benign tracheobronchial strictures by self-expanding metal stents[J]. J Thorac Cardiovasc Surg，2003，126(3)：744-747.

[43] Majid A，Palkar A，Myers R，et al. Cryotechnology for staged removal of self-expandable metallic airway stents[J]. Ann Thorac Surg，2013，96(1)：336-338.

[44] Dutau H，Musani AI，Laroumagne S，et al. Biodegradable Airway Stents - Bench to Bedside：A Comprehensive Review[J]. Respiration，2015，90(6)：512-521.

[45] Freitag L，Gördes M，Zarogoulidis P，et al. Towards Individualized Tracheobronchial Stents：Technical, Practical and Legal Considerations[J]. Respiration，2017，94(5)：442-456.

[46] Cheng G Z，Folch E，Brik R，et al. Three-dimensional modeled T-tube design and insertion in a patient with tracheal dehiscence[J]. Chest，2015，148(4)：e106-e108.

[47] Young B P, Machuzak M S, Gildea T R. Initial Clinical Experience Using 3D Printing and Patient-Specific Airway Stents: Compassionate Use of 3D Printed Patient-Specific Airway Stents[J]. Am J Respir Crit Care Med, 2017, 195: A1711.

翻译：冼磊，广西医科大学第二附属医院胸心血管外科
审校：李树本，广州医科大学附属第一医院胸外科

**Cite this article as:** Folch E, Keyes C. Airway stents. Ann Cardiothorac Surg, 2018, 7(2): 273-283. doi: 10.21037/acs.2018.03.08

# 第十三章　生物修复与复杂气管消化道缺损修复

**Brooks Udelsman[1], Douglas J. Mathisen[2], Harald C. Ott[2]**

[1]Division of General Surgery, [2]Division of Thoracic Surgery, Massachusetts General Hospital, Boston, MA, USA

*Correspondence to:* Harald C. Ott, MD. Division of Thoracic Surgery, Massachusetts General Hospital, 55 Fruit Street, Boston, MA, USA. Email: hott@mgh.harvard.edu.

*摘要：涉及气管、支气管和食管的气管消化道缺损是长期插管、手术并发症、先天性缺陷、创伤、放疗和肿瘤性疾病的结果。绝大部分缺损可以一期修复；很少一部分因为缺损太大、潜在的复杂性或不利的患者特征，不能一期修复，这时可以选择用生物材料进行修复。脱细胞真皮基质和同种主动脉移植物等材料已被广泛用于临床，包括气管、支气管和食管缺损的封闭。在此，我们回顾了生物修复在气管消化道缺损修复中的应用，以及这些修复的独特优缺点。*

*关键词：生物修复；气管；同种主动脉移植；脱细胞真皮基质；再生医学*

**View this article at:** http://dx.doi.org/10.21037/acs.2018.01.13

## 一、引言

呼吸道是呼吸时空气流通的被动管道，并有清除分泌物的作用，而食管是运送食物的主动管道。在整个胸部，这两种中空器官在解剖学上非常接近，仅由一薄层结缔组织隔开。任何损伤或疾病影响其中一个或两个都可能导致结构域的丧失，并导致两个管腔的相连。在胃食管反流的情况下，这种瘘管连接不可避免地导致气管被分泌物、食物和胃液污染。理想情况下，修复任一器官都能恢复其完整性和基本功能。一期修复是修复气管消化道缺损的首选方法。在大量组织丢失或狭窄的情况下，环形切除和随后的重建是必要的。通过各种技术，包括颈部屈曲、喉部松解、气管游离和肺门松解，在理想患者中，长达5 cm的气管缺损可以行一期修复闭合[1]。同样，大的食管缺损可以通过切除和联合或不联合胃或结肠来修复。成功修补气管消化道瘘的关键因素是植入可靠的血管化组织[2]。因为罕见的肿瘤性疾病，如腺样囊性癌，而导致的不能一期修复的气管缺损是一种例外的罕见情况[3-4]。回顾麻省总医院8年的经验，我们发现在342例气管手术中，只有8例须用其他方案来替代一期修复或永久性气管切开造口术[5]。

在不能一期修复的情况下，用生物材料修复是一种替代方法。这些材料来自尸体，经过化学和物理处理以去除细胞和其他免疫反应组织。与传统的人造假体相比，生物假体具有若干优点，包括容易处理、最小的免疫原性反应以及由于高度的生物相容性而潜在地降低了细菌播散和感染的风险，特别是在没有交联的情况下。在此，我们将重点介绍目前生物修复气管、支气管和食管缺损的现状。我们将介绍缺损局限于气管或食管的生物材料修复，以及涉及气管消化道瘘的修复。其他的修复方法，如气管移植、自体重建和组织工程方法代表了潜在的替代方法[6-7]，但是其超出了本综述的范围，这里不作讨论。

## 二、生物修复材料

生物修复材料取自尸体组织，通过化学处理、冷冻或冻干来去除或变性免疫反应性细胞成分和消除任何可能的病原体。然后，剩余的细胞外基质可以作为组织生长的支架，同时对修复的缺陷起密封作用。虽然有证据表明，一些生物假体的细胞外基质中可能保留有活性的趋化因子、结合位点和生长因子，但是这些因子并不引起移植物的急性排斥反应，也不需要免疫抑制治疗[8]。此外，与传统的假体材料相比，生物假体具有潜在的优势，即理论上对细菌和真菌的定植具有抵抗力，这一点对修复的成败有决定作用。由于气管和食管持续暴露于口腔菌群、空气及其相关病原体中，抗感染是气管消化道修复的独特要求。迄今为止，用于生物修复气管消化道缺损最常见的材料是脱细胞真皮基质和同种主动脉移植物。

### （一）脱细胞真皮基质

脱细胞真皮基质在20世纪90年代开始使用，最初用于治疗和暂时覆盖皮肤全层烧伤[9-10]。在过去的20年中，在各种应用上取得了广泛的成功，包括腹壁重建、乳房重建和咽部缺损的修复[8,11]。2006年，Bozuk等[12]报道用脱细胞真皮基质修复食管缺损。2008年，Su等[13]报道了应用脱细胞真皮基质修补气管，治疗大的气管食管瘘。脱细胞真皮基质可以从人类和脊椎动物身上获得，并有各种大小和厚度。它从尸体上采集下来，去除供体细胞，并保持细胞外基质完好无损，这种处理消除了植入后所需的免疫抑制。根据包装的不同，在植入前可能须在盐水中冲洗和（或）再水合。

### （二）同种主动脉移植物

同种主动脉移植物，有时也被称为同种异体主动脉移植物，自从20世纪60年代以来[14-15]，已经在临床上被用于主动脉瓣替换和主动脉弓修复。1959年，Pressman等[16]在犬模型中首次将同种主动脉移植物用于气管修复。同一时期出现了两个关于使用同种主动脉移植物作为环形导管，进行食管修复的病例报告。然而，关于这些修复的信息很少，这里不作进一步探讨[17]。Chahine等[18]在1999年首次报道了气管修复术的临床应用，该点将在后文进行讨论。移植物从遗体捐赠者处采集，消毒后用冷冻保存液包装，可以保存10年。这些是在市场上可以买到的，可以在打开后30 min内从支架上取出使用。植入前须解冻并冲洗干净。可用16号针穿孔，以利于组织向内生长而不影响修复的气密性。由于采用消毒和冷冻保存的方法，供体的大部分免疫反应性成分已被去除，没有出现排斥风险或术后需要免疫抑制的报告。

### （三）其他生物修复材料

主动脉同种异体移植物和脱细胞真皮基质是目前临床上用于修复大面积气管缺损的唯二生物修复材料。在20世纪50—60年代，一些研究者利用犬模型和冻干同种气管移植物进行了实验，但由于出现移植物狭窄和坏死而放弃[19-20]。在20世纪90年代，进行了在儿科人群中使用同种气管移植物治疗长段气管狭窄的临床尝试，然而，术后须频繁使用支架，并且由于肉芽组织生长过多，许多患者需要连续支气管镜检查和清创治疗[21-22]。由于这些困难和缺乏商业上的实用性，气管同种异体移植物已经基本上被放弃，但超出本综述范围的组织工程方法仍备受期待。

## 三、术前注意事项

当患者不能耐受一期修复，须考虑使用生物假体修复时，在干预之前进行优化非常关键。患者应转诊到大的中心，由具有复杂气管修复经验的外科团队进行评估。应仔细评估其功能状态，以确定可能的并发症和术后恢复情况。应确定手术及预后的总体目标，特别是针对患有肿瘤性疾病的患者。应用活组织植入、术前肺部感染清除、术后拔管等空气消化瘘修补原则。虽然生物假体理论上对细菌播散具有抵抗性，但它们是一种非血管化的异物，直到完全合并入自身组织之前，还是具有一定的细菌定植风险。临时气管造口术、支架植入或放置T管以治疗基础感染比将生物假体直接植入受污染区域更可取。

## 四、临床应用

在过去的20年中，29例患者因复杂的气管、支气管或食管缺损接受了生物材料修复，其中9例为气管食管瘘。29例患者中，10例用脱细胞真皮基质修复（表13-1），其余19例用同种主动脉移植物修复（表13-2）。用脱细胞真皮基质修复的患者，其病理基础包括食管切除术后瘘、原发恶性肿瘤、插管后损伤和艾滋病（acquired immune deficiency syndrome，AIDS）相关性食管炎[5,12-13,23-26]。应用脱细胞真皮基质修复气管6例，食管4例。在用补片修复气管和食管的病例中，脱细胞真皮基质被证明是可靠的，术后并发症相对较少。这些病变通常局限于良性狭窄或肉芽组织过度生长，分别用连续扩张或清创术进行非手术治疗。在单例行环形修补的患者身上，遇到了严重的并发症，包括需要再次手术和长期气管造口的移植物滑脱[26]。

在接受同种主动脉移植物治疗的患者中，生物修复仅限于气管和支气管[5,18,27-31]。该组的基础病理学比用脱细胞真皮基质修复的患者更具有异质性，其中气管肿瘤性疾病占很大比例（42%）。与那些用脱细胞真皮基质治疗的患者一样，主动脉同种移植物补片修复非常成功，并发症主要限于肉芽组织过度形成和可经支气管镜治疗的狭窄。与采用脱细胞真皮基质治疗的患者相比，11例用同种异体主动脉移植物组成的管状移植物进行环形或近环形修复的患者中，大多数需要长达几个月到几年的支架植入。此外，还出现了更频繁和更严重的并发症，包括移植物移位、吻合口裂开和胸骨裂开，这些都需要再次手术。1例患者仅临时使用同种主动脉移植物，直到3天后可以进行再次肺移植[27]。结果，术后随访，只有10例患者接受了植入式生物假体修复。

作为一种补片，两种生物假体均实现了良好的密闭性，极大减小了发生严重并发症的可能。因此，脱细胞真皮基质和同种主动脉移植物为那些由于尺寸或复杂性而超过标准一期修复极限的气管消化道缺损患者提供了一种可行的选择。鉴于这些手术的复杂性，谨慎的做法是用健康的带血管组织对所有的修复进行加固。虽然在简单的一期修复中省略了加固动作[32]，但在上述复杂病例中，最好使用健康的血管组织来支持生物假体，预防软化，并在发生瘘时提供保护。事实上，只有4例患者在修复气管时尝试不加固。这4例患者中，有2例在1个月内死亡，1例在3天后接受移植物切除和再次肺移植[5,18,27-28]。

表13-1　脱细胞真皮基质修补气管、支气管及食管缺损

| 研究者 | 年份 | n/例 | 缺损类型 | 修补类型 | 加强 | 主要并发症及后期干预 | 气管及肠道功能 |
|---|---|---|---|---|---|---|---|
| Bozuk等[12] | 2006 | 1 | Ivor-Lewis食管切除术后吻合口瘘 | 补片修复食管 | 无 | 吻合口小溃疡，无须进一步处理 | 恢复经口进食，管饲辅助，无须气管造口 |
| Su等[13] | 2008 | 1 | 长期插管后TEF | 补片修复气管 | 胸大肌 | 无 | 拔管，恢复经口进食 |
| Morse[23] | 2009 | 1 | AIDS相关性食管炎患者的支气管食管瘘 | 补片修复支气管 | 背阔肌 | 肉芽组织生长，多次清创 | 恢复经口进食，无须气管造口 |
| Reames等[24] | 2013 | 1 | 3切口食管切除术后支气管胃瘘 | 补片修复支气管 | 肋间肌 | 无 | 恢复经口进食，无须气管造口 |
| Thomas等[25] | 2014 | 3 | Ivor-Lewis食管切除术后吻合口瘘 | 补片修复食管 | 无 | 术后临时支架植入，狭窄须多次扩张 | 恢复经口进食，无须气管造口 |
| | | | Ivor-Lewis食管切除术后吻合口瘘 | 补片修复食管 | 无 | 术后临时支架植入，狭窄须多次扩张 | 恢复经口进食，无须气管造口 |
| | | | Ivor-Lewis食管切除术后吻合口瘘 | 补片修复食管 | 无 | 术后临时支架植入，补片假性憩室形成，无须进一步处理 | 恢复经口进食，无须气管造口 |
| Udelsman等*[5] | 2016 | 2 | 食管鳞状细胞癌支架植入后TEF | 补片修复气管 | 无 | 无 | 拔管，恢复经口进食 |
| | | | 食管鳞状细胞癌支架植入后TEF | 补片修复气管 | 背阔肌，肋间肌 | 无 | 依赖气管造口，恢复经口进食 |
| Bolton等[26] | 2017 | 1 | 霍奇金淋巴瘤相关TEF | 管状气管管道 | 背阔肌，胸锁乳突肌 | 移植物移位，重新吻合；反复狭窄须扩张；反复肺炎 | 须喉切除重建及结肠间置食管重建，最终拔管并恢复经口进食 |

*Udelsman等报道了3例用脱细胞真皮基质修补的病例，然而其中有1例是Morse报道的，故此处不计算在内；TEF，气管食管瘘。

表13-2 同种主动脉移植物修补气管、支气管及食管缺损

| 研究者 | 年份 | n/例 | 缺损类型 | 修补类型 | 加强 | 主要并发症及后期干预 | 气管及肠道功能 |
|---|---|---|---|---|---|---|---|
| Chahine 等[18] | 1999 | 3 | 双肺移植球囊扩张术后吻合口破裂 | 补片修复支气管 | 无 | 术后1个月死于非疾病相关原因 | — |
| | | | 枪伤 | 补片修复支气管 | 心包脂肪垫 | 无 | 无须气管造口,恢复经口进食 |
| | | | 长期插管引起TEF | 补片修复气管 | 肋间肌 | 食管狭窄须连续扩张修复 | 无须气管造口,进食情况未知 |
| Hoffman 等[27] | 2001 | 1 | 心肺移植后气管裂开 | 移植物间置 | 无 | 重新移植,术后第3天切除移植物 | — |
| Davidson 等[28] | 2009 | 1 | 气管切除重建后裂开 | 蒙哥马利T管间置 | 无 | 近端裂开,纵隔炎,死亡 | — |
| Wurtz 等[29]* | 2010 | 6 | MEC切除术后气管缺损 | 硅胶支架间置** | 胸大肌 | 近端吻合口裂开须修补,胸骨裂开,依赖支架 | 无须气管造口 |
| | | | ACC切除术后气管缺损 | 硅胶支架间置** | 胸大肌 | 脊髓前索缺血,支气管支架植入 | 无须气管造口 |
| | | | ACC切除术后气管缺损 | 硅胶支架间置 | 胸大肌 | 肺炎,依赖支架 | 无须气管造口 |
| | | | ACC切除术后气管缺损 | 硅胶支架间置 | 胸大肌 | 移植物真菌感染,须更换,TEF,依赖支架 | 依赖气管造口 |
| | | | ACC切除术后气管缺损 | 硅胶支架间置 | 胸大肌,胸腺心包瓣 | 胸骨裂开 | 无须气管造口 |
| | | | ACC切除术后气管缺损 | 硅胶支架间置 | 胸大肌,胸腺心包瓣 | 无,依赖支架 | 无须气管造口 |
| Martinod 等[30] | 2011 | 1 | NSCLC切除术后支气管缺损 | 镍钛合金支架间置 | 背阔肌 | 依赖支架 | 无须气管造口,恢复经口进食 |

续表13-2

| 研究者 | 年份 | n/例 | 缺损类型 | 修补类型 | 加强 | 主要并发症及后期干预 | 气管及肠道功能 |
|---|---|---|---|---|---|---|---|
| Udelsman 等[5] | 2016 | 5 | 食管切除重建后气管胃瘘 | 补片修复气管 | 大网膜 | 肉芽组织清创 | 气管造口，依赖管饲 |
| | | | 气管软化修复后网眼腐蚀 | 补片修复气管 | 聚丙烯网 | 无 | 无须气管造口，恢复经口进食 |
| | | | 长期插管后TEF | 补片修复气管 | 大网膜 | 无 | 气管造口，依赖管饲[§] |
| | | | 气管切除重建后裂开 | 补片修复气管 | 带状肌 | 狭窄，须球囊扩张 | 最初依赖气管造口，随后拔管 |
| | | | ACC切除术后气管缺损 | 补片修复气管 | 背阔肌，肋间肌 | 无 | 无须气管造口，恢复经口进食 |
| Martinod 等[31] | 2017 | 2 | 长期插管后喉气管狭窄 | 镍钛合金支架间置，保留气管膜部 | 带状肌 | 15个月后移除支架 | 临时气管造口，之后移除，恢复经口进食 |
| | | | 长期插管后喉气管狭窄 | 镍钛合金支架间置，保留气管膜部 | 带状肌 | 39个月后移除支架，肉芽组织清创 | 临时气管造口，之后移除，恢复经口进食 |

*，因信息有限，术后饮食情况未知；**，应用新鲜同种主动脉移植物；[§]，因中风须依赖气管造口和管饲；ACC，气管腺样囊性癌；MEC，黏液表皮样癌；TEF，气管食管瘘；NSCLC，非小细胞肺癌。

　　用管状间置移植物进行环状或近环状修复是气管外科的一个主要挑战。移植物移位和裂开导致用脱细胞真皮基质修复的尝试和早期用同种主动脉移植物的尝试均告失败[26,28]。受益于长期支架植入，后来用主动脉同种异体移植或新鲜同种异体移植物行环状修复获得成功[29,31]。Martinod等研究的长期随访表明，即使在良性喉气管狭窄的重建患者中，支架移除后仍能得到稳定的修复。在潜在恶性肿瘤或伴发肠瘘的情况下，是否能维持修复的稳健性仍有待观察。

　　最后，生物修复材料辅助修复气管消化道缺损的确切机制需要进一步研究。在大多数通过长期随访追踪生物假体修复的研究中，"愈合"伴随着肉芽组织沉积、收缩和瘢痕[5,29]。这一过程强调需要经常进行支气管镜检查，必要时进行清创和球囊扩张。目前的报道中还没有实质性的证据表明有软骨形成。最近对2例近环形同种主动脉移植物修复患者的随访中，Martinod等[31]报道有来源于受体细胞系的软骨发育。他们提出了一种"体内组织工程"机制，即细胞外基质中的剩余供体细胞释放促血管生成因子、趋化因子和生长因子，刺激受体祖细胞再填充到供体。他们将成功归因于在 − 80 ℃而不是 −150 ℃下保存主动脉移植物，这有助于保存供体生长因子和保护细胞外基质中的细胞。然而，关于这种修复的几个问题仍然没有答案，包括移植物如何再血管化，以及生长因子调控宿主循环细胞迁移和分化的机制。

## 五、结论

在20世纪，气管外科的主要进展是使绝大多数的气管消化道缺损都可以进行一期修复。在过去的20年中，生物假体修复作为一种替代方法开始出现，用于那些罕见的不能一期修复的病例。只有在一个有复杂气管手术经验的中心仔细检查后，才能决定放弃一期修复并选择生物假体修复。

用脱细胞真皮基质和同种异体主动脉移植物做补片修复已在许多情况下得到检验。当这些生物假体与一个健康的、血供良好的自体补片结合使用时，可提供持久的密封性，保全气管的功能，并允许自然愈合。对于涉及食管或胃管的吻合口瘘，脱细胞真皮基质也提供了一种有效的修复方法，使患者免于进一步切除和重建。除了上述成功的气管、支气管和食管补片修复外，Zeitels等[33]报道的15例肿瘤患者中，同种异体主动脉移植物还被用于部分喉切除术后喉的重建。与气管一样，这些喉的生物假体修复使大多数患者能够实现拔管、保留发音和恢复经口进食。虽然本综述的重点是修复气管、支气管和食管的缺损，但Zeitels等报道的喉修复以及Sinha等[11]的工作，描述使用同种主动脉移植物重建咽部，证明生物假体在有组织支撑时用于补片修复的多功能性和稳健性。

目前，环状气管修复的难度越来越大。已经探索了多种修复方法，包括移植、组织工程和如上所述的生物假体修复。然而，Martinod等[31]在同种主动脉移植物修复术中长期气管支架植入的结果更令人鼓舞。

关于生物假体在未来的应用，无论是作为补片还是环状间置管道，仍然存在几个问题。首先，生物假体修复能否承受恶性肿瘤患者辅助化疗和放射治疗的额外负担尚待观察。其次，当计划对肿瘤性疾病患者进行补片修复时，必须注意确保充分切除肿瘤，保证边缘阴性。在保留足够的原生组织以促进生物假体修复的同时，平衡充分的肿瘤切除可能是一个挑战。此外，在不能完全切除的情况下，生物假体修复在姑息性环境中的作用尚不确定。最后，生物假体疗法在生长发育的儿科人群中的作用尚不清楚。Chahine等[18]报道了使用主动脉同种移植物成功对2例儿童进行补片修复的案例，随访2年仅有很少的并发症，但使用这些材料进行修复的生长潜力仍有待检验，特别是用作管状间置移植时。这些问题将很快成为临床问题，因为生物假体疗法对于不适合一期修复的复杂缺损患者来说，将成为普遍的治疗选择。

## 致谢

无。

## 声明

本文作者宣称无任何利益冲突。

## 参考文献

[1] Grillo H C. Tracheal replacement: a critical review[J]. Ann Thorac Surg, 2002, 73(6): 1995-2004.

[2] Muniappan A, Wain J C, Wright C D, et al. Surgical treatment of nonmalignant tracheoesophageal fistula: a thirty-five year experience[J]. Ann Thorac Surg, 2013, 95(4): 1141-1146.

[3] Pearson F G, Thompson D W, Weissberg D, et al. Adenoid cystic carcinoma of the trachea. Experience with 16 patients managed by tracheal resection[J]. Ann Thorac Surg, 1974, 18(1): 16-29.

[4] Fabre D, Kolb F, Fadel E, et al. Successful tracheal replacement in humans using autologous tissues: an 8-year experience[J]. Ann Thorac Surg, 2013, 96(4): 1146-1155.

[5] Udelsman B V, Eaton J, Muniappan A, et al. Repair of large airway defects with bioprosthetic materials[J]. J Thorac Cardiovasc Surg, 2016, 152(5): 1388-1397.

[6] Law J X, Liau L L, Aminuddin B S, et al. Tissue-engineered trachea: A review[J]. Int J Pediatr Otorhinolaryngol, 2016, 91: 55-63.

[7] Abouarab A A, Elsayed H H, Elkhayat H, et al. Current Solutions for Long-Segment Tracheal Reconstruction[J]. Ann Thorac Cardiovasc Surg, 2017, 23(2): 66-75.

[8] Jansen L A, De Caigny P, Guay N A, et al. The evidence base for the acellular dermal matrix AlloDerm: a systematic review[J]. Ann Plast Surg, 2013, 70(5): 587-594.

[9] Livesey S A, Herndon D N, Hollyoak M A, et al. Transplanted acellular allograft dermal matrix. Potential as a template for the reconstruction of viable dermis[J]. Transplantation, 1995, 60(1): 1-9.

[10] Wainwright D, Madden M, Luterman A, et al. Clinical evaluation of an acellular allograft dermal matrix in full-thickness burns[J]. J Burn Care Rehabil, 1996, 17(2): 124-136.

[11] Sinha U K, Chang K E, Shih C W. Reconstruction of pharyngeal defects using AlloDerm and sternocleidomastoid muscle flap[J]. Laryngoscope, 2001, 111(11 Pt 1): 1910-1916.

[12] Bozuk M I, Fearing N M, Leggett P L. Use of decellularized human skin to repair esophageal anastomotic leak in humans[J]. JSLS, 2006, 10(1): 83-85.

[13] Su J W, Mason D P, Murthy S C, et al. Closure of a large tracheoesophageal fistula using

AlloDerm[J]. J Thorac Cardiovasc Surg, 2008, 135(3): 706-707.

[14] Stelzer P, Elkins R C. Homograft valves and conduits: applications in cardiac surgery[J]. Curr Probl Surg, 1989, 26(6): 381-452.

[15] Ross D N. Homograft replacement of the aortic valve[J]. J Cardiovasc Surg (Torino), 1965, 5(6): Suppl:89-Suppl:94.

[16] Pressman J J, Simon M B. Tracheal stretching and metaplasia of the tracheal rings from cartilage to bone following the use of aortic homografts[J]. Am Surg, 1959, 25: 850-856.

[17] Rogers F A. Restoration of the thoracic esophagus with aortic homograft following palliative subtotal esophagectomy[J]. Am J Surg, 1958, 96(1): 38-42.

[18] Chahine A A, Tam V, Ricketts R R. Use of the aortic homograft in the reconstruction of complex tracheobronchial tree injuries[J]. J Pediatr Surg, 1999, 34(5): 891-894.

[19] Marrangoni A G. Homotransplantation of tracheal segments preserved by lyophilization; an experimental study[J]. J Thorac Surg, 1951, 21(4): 398-401.

[20] Greenberg S D. Tracheal reconstruction: an experimental study[J]. Arch Otolaryngol, 1960, 72: 565-574.

[21] Jacobs J P, Elliott M J, Haw M P, et al. Pediatric tracheal homograft reconstruction: a novel approach to complex tracheal stenoses in children[J]. J Thorac Cardiovasc Surg, 1996, 112(6): 1549-1558; discussion 1559-1560.

[22] Elliott M J, Haw M P, Jacobs J P, et al. Tracheal reconstruction in children using cadaveric homograft trachea[J]. Eur J Cardiothorac Surg, 1996, 10(9): 707-712.

[23] Morse C R. Repair of bronchial esophageal fistula using Alloderm[J]. Ann Thorac Surg, 2009, 88(3): 1018-1019.

[24] Reames B N, Lin J. Repair of a complex bronchogastric fistula after esophagectomy with biologic mesh[J]. Ann Thorac Surg, 2013, 95(3): 1096-1097.

[25] Thomas M, Allen M S, Shen K R, et al. A novel use of human acellular dermis for conduit salvage after esophagectomy[J]. Ann Thorac Surg, 2014, 97(4): 1459-1463.

[26] Bolton W D, Ben-Or S, Hale A L, et al. Reconstruction of a Long-Segment Tracheal Defect Using an AlloDerm Conduit[J]. Innovations (Phila), 2017, 12(2): 137-139.

[27] Hoffman T M, Gaynor J W, Bridges N D, et al. Aortic homograft interposition for management of complete tracheal anastomotic disruption after heart-lung transplantation[J]. J Thorac Cardiovasc Surg, 2001, 121(3): 587-588.

[28] Davidson M B, Mustafa K, Girdwood R W. Tracheal replacement with an aortic homograft[J]. Ann Thorac Surg, 2009, 88(3): 1006-1008.

[29] Wurtz A, Porte H, Conti M, et al. Surgical technique and results of tracheal and carinal replacement with aortic allografts for salivary gland-type carcinoma[J]. J Thorac Cardiovasc Surg, 2010, 140(2): 387-393.e2.

[30] Martinod E, Radu D M, Chouahnia K, et al. Human transplantation of a biologic airway substitute in conservative lung cancer surgery[J]. Ann Thorac Surg, 2011, 91(3): 837-842.

[31] Martinod E, Paquet J, Dutau H, et al. In Vivo Tissue Engineering of Human Airways[J]. Ann Thorac Surg, 2017, 103(5): 1631-1640.

[32] Camargo J J, Machuca T N, Camargo S M, et al. Surgical treatment of benign tracheo-oesophageal fistulas with tracheal resection and oesophageal primary closure: is the muscle flap

really necessary?[J]. Eur J Cardiothorac Surg,2010,37(3):576-580.

[33]　Zeitels S M，Wain J C，Barbu A M，et al. Aortic homograft reconstruction of partial laryngectomy defects: a new technique[J]. Ann Otol Rhinol Laryngol,2012,121(5):301-306.

翻译：赵龙，宁波市第二医院心脏大血管外科

审校：李树本，广州医科大学附属第一医院胸外科

**Cite this article as**: Udelsman B，Mathisen DJ，Ott HC. Bioprosthetics and repair of complex aerodigestive defects. Ann Cardiothorac Surg,2018,7(2):284-292. doi: 10.21037/acs.2018.01.13

# 第十四章　气管松解术

**Brett Broussard, Douglas J. Mathisen**

Division of Thoracic Surgery, Massachusetts General Hospital, Boston, MA, USA
*Correspondence to:* Douglas Mathisen. Division of Thoracic Surgery, Massachusetts General Hospital, Boston, MA, USA. Email: dmathisen@partners.org.

摘要：气管切除和重建在胸外科领域发展缓慢。随着胸外科医生对气管供血的了解和气管松解术操作能力的提高，手术能够达到减低张力且血管脉络化良好的结果。喉部和舌骨上的松解术有助于颈部气管切除，而肺门和心包松解术有利于胸腔气管切除。简单的动作如颈部屈曲和剥离无血管的气管前平面也可以改善吻合口张力。在本章中，我们将回顾在气管切除和重建期间进行颈部和胸腔内气管松解术的适应证、技术考虑和结果。

关键词：气管；气管切除术；气管松解术；喉部松解术；舌骨松解术；心包松解术

**View this article at:** http://dx.doi.org/10.21037/acs.2018.01.14

## 一、引言

　　气管切除和重建在胸外科领域发展缓慢。历史上，这些病例仅限于大型的专业诊疗中心。了解该手术的历史背景和操作流程，能安全进行气管的血管脉络化、低张力吻合，促使气管手术取得良好进展。历史上，气管切除长度曾被认为限于2 cm。1948年，Rob等[1]在《英国外科杂志》上发表了一篇文章，描述了一系列患者在气管切除术中的经历。他们与Belsey一起将

"2 cm规则"描述为气管切除与初步重建的限度。两位作者都选择了利用合成材料进行重建，合成材料通常由钽丝或钢丝混合而成，结果好坏参半[1-2]。在控制吻合口张力和现代化气管切除技术的基础上，进一步描述气管血供和切除范围。

Salassa等以及Miura和Grillo的大量动脉绘图研究已经确定了气管的血供[3-5]。甲状腺下动脉、锁骨下动脉、肋间上动脉、内乳动脉、无名动脉、支气管上动脉和支气管中动脉的供血作用取决于解剖部位。Salassa等进一步描述了气管切除术中重要的5种动脉供血模式：（1）连接节段血管的横向纵向吻合；（2）连接左侧和右侧的横向软骨间动脉；（3）气管食管动脉；（4）气管血管与颈部气管吻合；（5）与远端气管吻合的隆突旁结动脉。了解这些原则可以使外科医生认识到气管供血是节段性的，侧向供血应予以保留，侧支循环可为防止气管缺血提供一个安全网，尽量减少吻合口近端和远端骨骼化[6]。

## 二、术前评估

应充分强调气管切除术患者的术前计划和评估的重要性。这包括详细的病史和气管的物理、放射成像和详细的支气管镜检查。成像可以包括胸部和颈部的前后和侧位片。CT更敏感，可以提供更准确的气管疾病定位。CT气管检查包括吸气相和呼气相，以评估疑似气管软化时的动态梗阻。如果因肿瘤原因进行气管切除，则颈部和胸部CT是必须的，因为它可以检测局部晚期或转移性疾病，并且增加静脉内造影剂，有益于评估颈部与纵隔血管系统的比邻关系。

利用支气管镜评估气管对术前计划至关重要。我们更喜欢硬质支气管镜，因为它不仅是诊断性的，而且可以用作治疗性扩张。应使用支气管镜进行关键测量，以确定病变是否可切除。测量从声带到病变的长度、病变的实际长度以及从病变到隆突的距离，这些不仅有助于确定需要切除的气管位置和长度，而且可以使外科医生了解到是否需要进行气管松解术。

气管切除术时不需要每次都进行气管松解术，在任何情况下都可以进行一些简单的操作，以使吻合口张力最小化。颈部正常屈曲时，气管尾部移位。在尸体实验中，Mulliken等[7]表明颈部弯曲15°~35°，可以通过无张力的一期吻合术切除4.5 cm长的气管。应考虑既往有颈部病变或高龄患者的个体差异，因为其颈部运动范围及活动度较低。颈部最初处于伸展位置，以便在进行气管切除时，让尽可能多的气管进入颈部。吻合完成后，将颈部置于弯曲位置，同时将缝线系住，并在从颏下折痕到前胸约为Louis角的中线处缝制一道"保护针"。缝线松散地系在一起，不应该在张力下把下颌拉下来，其目的是提醒患者保持颈部屈曲。直接解剖无血管气管前平面时，应特别注意避免损伤气管的侧面血供。如果进行颈段气管切除术，可通过颈部切口进行。如果进行胸段气管切除术，可首先使用标准的颈部低切口进行纵隔镜检查，然后将其关闭，并将患者置于侧卧位以进行标准胸廓切开术。值得注意的是，将纵隔镜检查作为单独的先进手术进行气管切除术或隆突切除术可能会造成气管粘连，导致切除时更难分离。常规使用颈部屈曲和气管前平面分离，通常可为大多数气管切除术提供足够的吻合口张力缓解[6]。

### 三、喉部和舌骨上松解术

喉部和舌骨的松解术可能有利于气管上部、中部病变的扩大切除。在麻省总医院的经验中，在远端或胸内气管切除术中很少用，且提供的长度非常短[8]。应该注意的是，不应该常规使用喉部松解术，因为它并非没有潜在的风险[9]。Dedo等[10]描述了第一次在甲状软骨和甲状舌骨肌/膜之间进行的喉部松解，这种技术虽然有效，但由于术后持续的吞咽困难和误吸而变得复杂，可能在6个月后有所改善。在多伦多综合医院系列病例中也看到类似的结果，麻省总医院不使用这种技术。Dedo在他的《喉与气管外科》（Surgery of the Larynx and Trachea）一书中就放弃了这一技术，在书中他描述了舌骨上松解术，这种技术提供了同等长度而不会影响喉上动脉/静脉和神经内支[11]。Montgomery[12]于1974年开发的舌骨上喉部松解术降低了喉部功能障碍的发生率，这是麻省总医院首选的手术方式。舌骨上松解获得的总长度为1~2 cm，且与颈部屈曲获得的长度无关。

### （一）技术问题

#### 1. 甲状舌骨喉部松解术

在这个操作中，通过分离甲状舌骨肌与甲状舌骨膜使喉部下降。然后胸骨舌骨肌和舌骨外肌在侧面缩回。甲状软骨的上角在两侧分离，喉部能够在尾部移位。应特别注意不要损伤喉上神经的内部分支，喉上神经走行于甲状软骨上角的后部和内侧[9]。

#### 2. 舌骨上松解术

横颈低切口用于气管切除和重建。如果需要喉部松解，我们更喜欢直接在舌骨上方切出第2个4 cm的横向切口。这避免了美学上令人不愉快的瘢痕，并且通常可以很好地隐藏在上颈部的皱纹中。通过皮下脂肪和颈阔肌向下分离直到舌骨。首先显露舌骨的头侧表面，并在两侧小心地进行解剖，以保存两侧的二腹肌悬韧带。使用烧灼法，将两个二腹肌悬韧带之间的舌骨上所有肌肉分开，这包括舌骨肌、颏舌骨肌、颏舌肌和附着于较小角的小角舌肌的肌腱（图14-1~图14-2）。用重型Mayo剪刀，将舌骨在两侧较小角的外侧、二腹肌悬韧带中间分开。在会厌前间隙放置一个小的扁平引流管，然后分两层关闭切口。此时关闭切口很重要，因为当颈部弯曲以进行气管吻合时，颈部区域变得难以接近[9,13]。

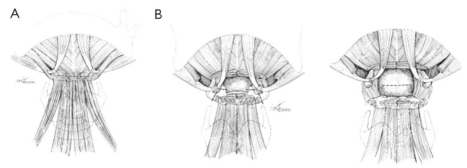

（A）在舌骨上喉部松解期间，这些肌肉与茎突舌骨肌腱一起被分开；（B）舌骨的较小角与小角舌肌被横切，但附着在舌骨上的二腹肌悬韧带被完整保留，打开舌骨上膜和会厌前间隙。

**图14-1　舌骨肌、颏舌骨肌和颏舌肌附着于舌骨中央**

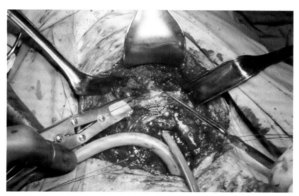

除了二腹肌悬韧带外，舌骨上的组织已被清除，骨切割器用于将舌骨在两侧较小角外侧、二腹肌悬韧带中间分开。

**图14-2　舌骨上松解术术中照片**

## （二）结果

在我们中心因插管后狭窄进行气管部分切除重建术的521例患者中，

仅9%的案例须行喉部松解。在再次切除情况下，二次手术喉部松解的发生率增加到29%，而初次手术时这一比例为6.4%。那些应用喉部松解术切除的气管平均长度为4.4 cm。所有患者均有良好或满意的结果[14]。麻省总医院的其他系列研究显示，在80例喉气管肿瘤切除术中，只有8.7%的患者须行喉部松解术，而在108例原发性或继发性肿瘤气管切除术中，只有6%的患者须行喉部松解术[8,14]。最常见的舌骨上松解后遗症与吞咽困难和误吸有关[13]。在Grillo等[14]发表的插管后狭窄系列研究中，喉部松解后喉部功能障碍（吸入或声带功能障碍）的发生率为5%。2例患者因长期误吸需要胃造瘘管。

## 四、肺门和心包松解术

喉部松解术用于气管下段切除的效果有限。如果进行气管下段、隆突或支气管主干的扩大切除术，肺门或心包松解术更有用。在规划手术方法时，应考虑胸内松解术的可能性。大多数远端气管切除术是通过右胸廓切开术进行的，可以轻松进入心包和右肺门以进行辅助松解。胸内松解术的其他方法包括VATS、胸骨正中切开术，尽管很少显示双侧胸廓切开术或翻盖入路。如果考虑左肺门松解术，那么通过左边第4间隙进行T切口的胸骨正中切开术，可以提供良好的左胸膜腔通路；相反，可以在心包内进行心包松解术，这时必须非常小心，以避免损伤膈神经。

### （一）技术问题

#### 1. 右肺门松解术

左、右主支气管前无血管平面钝性剥离可获得一定的移动性。必须特别注意保护支气管的血供。这与肺下韧带的分开将增加最小长度，但更重要的是将为更有益的心包内松解术提供极佳的心包入路[15-16]。

#### 2. 心包内松解术

根据需要和入路，心包内松解术可在左、右或双侧进行。如前所述，远端气管肿瘤通常发生在右侧，位于右肺门/心包。一旦下肺动脉韧带被分开，膈神经后的心包被清除，心包被切开到下肺静脉下方。在心包中形成U形切口，其位于下肺静脉的前、下、后方和膈神经的平面后方（图14-3~图14-4）。将心包附着到心外膜的纵向组织上，附着点为下肺静脉进入心房的入口上方，并朝向下腔静脉下方分开1~2 cm。心包切口可进一步延伸，对肺门进行完全环切。应避免对膈神经造成损伤，并应特别注意保护气管供血和主支气管附近的淋巴管。一旦吻合完成，心包无须关闭[15-16]。

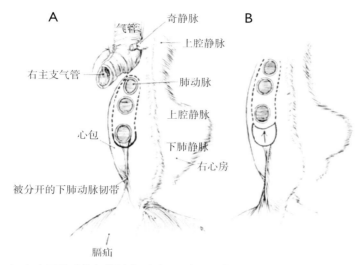

（A）在下肺动脉韧带被分开后，心包可围绕肺门周围打开；（B）箭头所指描绘了肺门周围松解后肺门的头部移位。

图14-3　心包内松解术

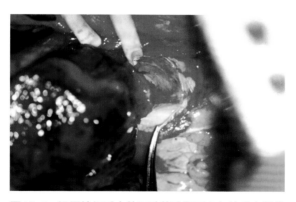

图14-4　沿膈神经后方的下肺静脉切开心包的术中照片

左肺门和心包松解术可用于左主支气管切除术、隆突切除术或广泛的远端气管切除术。这可以以与右侧类似的方式进行，除了远端左主支气管切除之外，很少须进行左胸廓切开术。通过胸骨正中切开术可以进入任一肺门，左侧的经胸入路虽然可行，但由于心脏收缩通常不能很好地耐受。Wright描述了通过广泛的前心包切开术的心包内入路。心包在心包内侧切开，且必须靠近肺静脉，以免损伤膈神经。然后如前所述，将其延伸到下肺静脉的前方、下方和后方。在右侧，心包松解术通常是经胸膜进行的，因为右心房和下腔静脉阻挡了视野，所以心包内入路比较困难[15-16]。

## （二）结果

肺门和心包松解术的耐受性很好。并发症可能与手术造成的主要肺血管出血有关，这种风险可能因瘢痕组织和先前手术的粘连而加剧。还应考虑膈神经损伤的风险。直视下经胸膜分离并且在心包内前剥离期间紧靠下肺静脉可以使损伤风险最小化。

Mitchell等[17]对麻省总医院的134例行隆突切除术的患者进行了回顾性分析。37%的患者行肺门松解术。23例患者（17.2%）发生了吻合口并发症，包括坏死、狭窄、支气管黏膜脱落和肉芽组织过度增生。其中10例患者在术后1年内死亡，说明吻合口并发症的处理相当困难。

## 五、结论

气管切除术成功的关键是术前仔细规划。术前，准确测量病变长度和确定需要切除的气管数量至关重要。这要求外科医生提前计划好手术方法和可能需要的松解操作。我们发现，通过简单的颈部屈曲和气管前剥离，可以切除4 cm的气管，而不需要进一步的松解操作。增加喉部和肺门/心包松解术可以使近50%的气管被切除。手术的最终目标是实现良好的血管脉络化和低张力吻合。

## 致谢

无。

## 声明

本文作者宣称无任何利益冲突。

## 参考文献

[1]  Rob C G，Bateman G H. Reconstruction of the trachea and cervical oesophagus；preliminary report[J]. Br J Surg，1949，37(146)：202-205.

[2]  Belsey R. Resection and reconstruction of the intrathoracic trachea[J]. Br J Surg，1950，38(150)：200-205.

[3]  Dai L，Mick S L，McCrae K R，et al. Preoperative Anemia in Cardiac Operation：Does Hemoglobin Tell the Whole Story[J].Ann Thorac Surg，2018，105(1)：100-107.

[4]  Miura T，Grillo H C. The contribution of the inferior thyroid artery to the blood supply of the

human trachea[J]. Surg Gynecol Obstet, 1966, 123(1): 99-102.

[5] Grillo H C. Tracheal blood supply[J]. Ann Thorac Surg, 1977, 24(2): 99.

[6] Heitmiller R F. Tracheal release maneuvers[J]. Chest Surg Clin N Am, 2003, 13(2): 201-210.

[7] Mulliken J B, Grillo H C. The limits of tracheal resection with primary anastomosis: further anatomical studies in man[J]. J Thorac Cardiovasc Surg, 1968, 55(3): 418-421.

[8] Grillo H C, Mathisen D J. Primary tracheal tumors: treatment and results[J]. Ann Thorac Surg, 1990, 49(1): 69-77.

[9] Grillo H C. Tracheal reconstruction: anterior approach and extended resection. In: Grillo HC. editor. Surgery of the Trachea and Bronchi[M]. Hamilton: BC Decker Inc, 2004: 539.

[10] Dedo H H, Fishman N H. Laryngeal release and sleeve resection for tracheal stenosis[J]. Ann Otol Rhinol Laryngol, 1969, 78(2): 285-296.

[11] Dedo H H. Surgery of the Larynx and Trachea[M]. 1st ed. Connecticut: PMPH, USA, 1990.

[12] Montgomery W W. Suprahyoid release for tracheal anastomosis[J]. Arch Otolaryngol, 1974, 99(4): 255-260.

[13] Nasir B S, Liberman M. Release Maneuvers: Suprahyoid Laryngeal Release[M]//Mathisen D J, Morse C R, eds. Master Techniques in Surgery, Thoracic Surgery: Transplantation, Tracheal Resections, Mediastinal Tumors, Extended Thoracic Resections. Amsterdam: Wolters Kluwer, 2015, 303-307.

[14] Grillo H C, Donahue D M, Mathisen D J, et al. Postintubation tracheal stenosis. Treatment and results[J]. J Thorac Cardiovasc Surg, 1995, 109(3): 486-492; discussion 492-493.

[15] Khereba M, Nasir B S, Liberman M. Release Maneuvers: Pericardial Release[M]//Mathisen D J, Morse C R, eds. Master Techniques in Surgery, Thoracic Surgery: Transplantation, Tracheal Resections, Mediastinal Tumors, Extended Thoracic Resections. Amsterdam: Wolters Kluwer, 2015, 309-313.

[16] Grillo H C. Reconstruction of the lower trachea (transthoracic) and procedures for extended resection[M]//Grillo H C. Surgery of the trachea and bronchi. Hamilton, London: BC Decker Inc, 2004, 587-598.

[17] Mitchell J D, Mathisen D J, Wright C D, et al. Clinical experience with carinal resection[J]. J Thorac Cardiovasc Surg, 1999, 117(1): 39-52; discussion 52-53.

翻译：冯登元，江苏省人民医院泌尿外科
审校：薛冰洁，江苏省肿瘤医院科技处

Cite this article as: Broussard B, Mathisen DJ. Tracheal release maneuvers. Ann Cardiothorac Surg, 2018, 7(2): 293-298. doi: 10.21037/acs.2018.01.14

# 第十五章　特发性声门下狭窄的治疗技术和结果

**Andrea L. Axtell, Douglas J. Mathisen**

Department of Surgery, Division of Thoracic Surgery, Massachusetts General Hospital, Boston, MA, USA

*Correspondence to:* Douglas J. Mathisen. Massachusetts General Hospital, 55 Fruit Street, Founders 7, Boston, MA 02114, USA. Email: dmathisen@mgh.harvard.edu.

摘要：特发性声门下狭窄是一种病因不明的罕见病症，其特征是声门下喉部和高位气管周围狭窄。以往的经验显示，患者接受了扩张或消融治疗，但这种方法已被证明仅为姑息治疗，并且常常导致复发并须行气管切开造口术。一期喉气管部分切除重建术是目前特发性声门下狭窄首选的确切治疗方法，患者可同时获得良好的预后和较少的继发进展。避免吻合口张力和血供阻断是减少并发症的技术关键。

关键词：特发性声门下狭窄；喉气管切除重建术；量身定制的环状软骨成形术；舌骨上喉部松解术

**View this article at:** http://dx.doi.org/10.21037/acs.2018.03.02

## 一、引言

### （一）病理生理学和诊断

特发性声门下狭窄是病因不明的罕见病症。它最常发生于成年白人女性患者，其特征是声门下喉部和高位气管周围纤维化狭窄[1]。狭窄的近端范围始于距声带的可变距离内，并且通常延伸2~3 cm，范围为0.5~5 cm。最大狭窄处通常位于环状软骨或第1气管环。

患者通常出现包括劳力性呼吸困难、咳嗽、喘息、喘鸣和清除分泌物困难等症状。这种症状通常持续数月至数年，并可能发展为静息时呼吸困难和喘鸣。根据临床特征并排除其他原因（包括胶原血管疾病、复发性多软骨炎、硬皮病、多动脉炎、肉瘤和肉芽肿伴多血管炎），可确诊特发性声门下狭窄。

**（二）术前评估和手术指征**

颈部的简单软组织X线片可以识别声门下狭窄，然而具有3D重建功能的高分辨率轴向CT已成为成像的首选方法，且允许测量狭窄的长度和形态以及其与周围结构的关系。直接支气管镜检查是必要的，声门下狭窄的典型表现为以环状软骨为中心的短同心狭窄（图15-1）。检查过程中支气管镜与声带下表面的接近程度以及炎症的严重程度都非常重要，应予以评估。

一般而言，任何出现气管狭窄的患者都应考虑进行气管切除和重建。绝对禁忌证包括不可重建的气管（通常由于气管受损长度过长）、严重的合并症或长期需要机械通气。相对禁忌证包括气管的放射病史（限制气管移动性并损害微血管血供）、活动性气管黏膜炎症和积极的类固醇治疗。在气管重建之前应该停用类固醇，以免干扰气管吻合口的愈合。如有必要，可延迟气管扩张，直至炎症消退并停用类固醇。

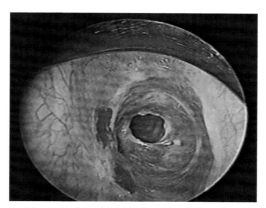

图15-1　支气管镜下声门下狭窄的典型表现

## 二、手术技术

**（一）术前准备**

一期喉气管切除重建术是首选的治疗方法。最好采用全静脉麻醉（total

intravenous anesthesia，TIVA）。它可实现令人满意的肌肉松弛和气管反射钝化，分离通气和麻醉输送，并避免手术期间挥发性麻醉药对环境造成污染。

患者仰卧，肩下放置卷轴或充气袋以伸展颈部。行硬质支气管镜检查以重新评估病变和炎症程度，近端是否受累或纤维带是否存在。活动性炎症或近端受累应仅扩张，并密切随访，延迟修复。如果要进行手术，使用硬质儿科支气管镜在直视下轻轻扩张直径<6 mm的狭窄部分，以允许气管导管通过。如果狭窄部分直径超过6 mm，可以在病变处放置一个小的气管导管（5.5 mm）。

### （二）病情阐述

经颈部或上颈部纵隔入路，并通过颈部切口探查气管（图15-2）。皮瓣与颈阔肌被提起至环状软骨上方和胸骨切迹下方。带状肌的内侧边缘升高，气管的前表面从环状软骨直接暴露至隆突。甲状腺峡部从气管被切开，并以缝线从侧面缝合原位[2]。保持靠近气管分离，以避免损伤喉返神经（其进入喉部正好位于甲状软骨下角内侧）、食管和无名动脉后壁。如果无名动脉黏附于气管并须分离，则在完成重建时在动脉和气管吻合口之间植入带状肌瓣。沿着所涉及的气管的外侧缘精细分离，并且在病变下方约1 cm处向后进行分离。

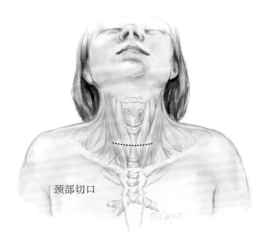

颈部切口

为了更宽敞地进入上胸廓入口和纵隔，可以进行部分胸骨切开术。

**图15-2 颈部切口为任何水平的颈段气管良性狭窄提供最佳暴露**

## （三）手术方式

如果狭窄仅涉及高位气管或仅向上延伸至环状软骨的下缘，则通过端端吻合进行标准的节段性环状气管切除。这通常须将气管与环状软骨下缘吻合。如果狭窄涉及声门下喉部（这是最常见的情况），必须修改切除术，保留喉部的后骨骼以保护喉返神经的入口点[3]。通过向前和侧向切开环状软骨来保护神经，同时保留环状软骨板。然后通过环甲膜横向切除环状软骨板前部（图15-3）。

对于狭窄和侧向狭窄的患者，在标准喉气管切除术后，被认为不具有足够的腔内面积，则进行改良的"量身定制的环状软骨成形术"[4]。在此步骤中，侧向地进行厚黏膜下层组织的锐性黏膜下层切除（图15-4A）。外侧环状软骨的内1/3~1/2被小心地切除，特别小心地将被切除软骨上的黏膜保留为后部带蒂皮瓣（图15-4B）。裸露的环状软骨通过将保留的黏膜皮瓣推进环状软骨来重建表面，然后用5-0 Vicryl缝线间断地缝合（图15-5）。缝线以简单的间断方式穿过黏膜皮瓣，拉动皮瓣覆盖裸露的软骨，然后穿过残留的环状软骨，在气管外面打结。通常只需要1~2根缝线。随后的吻合缝线也将黏膜瓣固定在环状软骨上[5]。

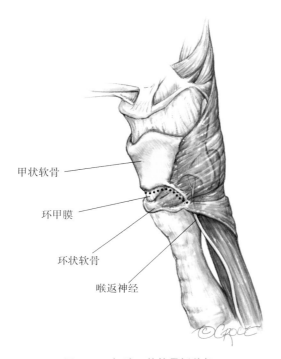

甲状软骨

环甲膜

环状软骨

喉返神经

**图15-3　切除环状软骨板前部**

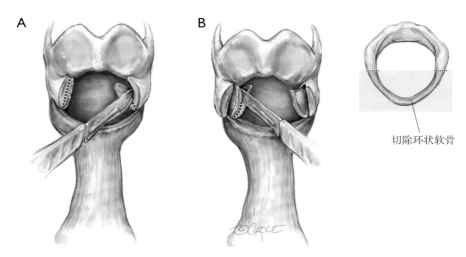

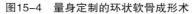

（A）黏膜下增厚的组织包括外侧环状软骨的内1/3～1/2均被切除；（B）覆盖在切除软骨上的黏膜作为带蒂皮瓣保存。

**图15-4　量身定制的环状软骨成形术**

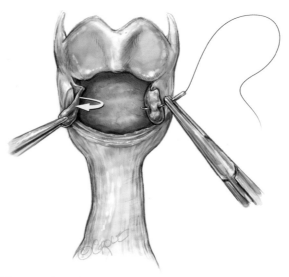

**图15-5　裸露的环状软骨通过将保留的黏膜皮瓣推进环状软骨来重建表面，然后用5-0 Vicryl缝线间断地缝合**

环状软骨成形术后，斜切狭窄水平以下的远端正常气管用于重建。狭窄部位以下的第一个正常软骨被提起并沿着倾斜线向后切割直到其后端，这个单一软骨中形成"船头"（图15-6）。气管应适当调整，使近端气管与喉部切缘良好吻合[6]。剩余气管的周向分离限制在1 cm以内，以保护从侧面进入的节段性血供。健康气管血供阻断可能引起坏死和吻合口裂开。

在近端和远端，将2-0 Vicryl牵引缝线放置在气管中外侧位置的任一侧。这些缝线垂直环绕整个气管壁并围绕成一个或多个环。在近端，它们累及喉侧壁。然后将4根可吸收缝线（4-0 Vicryl缝线）横向穿过气管后壁基部背面至环状软骨板后缘，以将皮瓣固定在软骨上（图15-7）。这些都在膜壁上进行垂直褥式缝合。缝线被夹在两边的手术被单上。

然后用5-0 Vicryl缝线进行吻合，这些缝线从喉后黏膜到气管，缝线的结从管腔翻转过来（图15-8）。为了方便，可以以上述方式放置这些简单的缝线，使得结在管腔内侧。放置缝线但不系紧并连续缝合，直到到达气管牵引缝线的中外侧。然后，在牵引缝线两侧的前方缝合。缝线从气管切缘约4 mm处穿过软骨，间隔约4 mm。患者的头部在屈曲时被牢固地支撑在毯子上，然后交叉的侧向牵引缝线在两侧被拉到一起并与气管末端相对，以外科结方式打结（图15-9A）。接下来按下列顺序绑扎缝线：首先是牵引缝线前面的缝线（图15-9B），然后是两侧的缝线，最后是外侧牵引缝线后面的吻合缝线（图15-9C）。

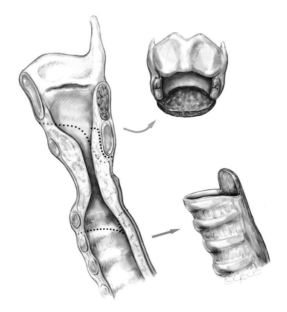

图15-6　狭窄水平以下的远端气管呈斜面，以适应前外侧声门下缺损

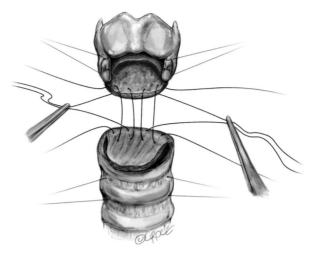

后壁的基部与环状板的下缘相连。缝线被夹在两侧的手术被单上。

**图15-7 外侧牵引缝线放置于近端和远端**

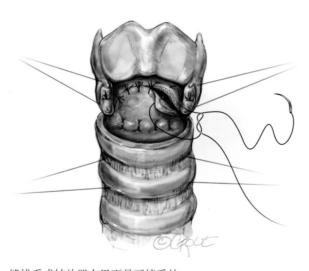

缝线系成结放置在里面是可接受的。

**图15-8 将后部黏膜吻合缝线（5-0 Vicryl缝线）系成结置于黏膜后面**

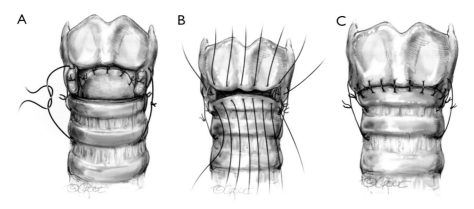

（A）将所有后部和后外侧吻合缝线向前拉至外侧固定，患者颈部弯曲，并将固定缝线、外固定Vicryl缝线和后黏膜缝线系在一起；（B）然后放置前部和前外侧吻合缝线；（C）最终打结。

**图15-9　完成喉气管的吻合**

　　将切割的牵引缝线留在适当位置以防止吻合缝线上的张力。通过将吻合口浸入盐水中，使管套气囊放气，并吹入20~30 cmH$_2$O的压力，检查吻合口的完整性。所有的吻合口必须是气密的，患者离开手术室时不应该有空气泄漏。必须修补漏气处，即使这意味着要拆开吻合口并再次进行吻合。然后用胸骨舌骨肌或甲状腺峡部覆盖所有缝线（图15-10）。这既可作为治疗的辅助手段，也可作为浅表伤口感染的屏障。如果对无名动脉的解剖感到担心，应在无名动脉和气管之间插入带蒂肌瓣。

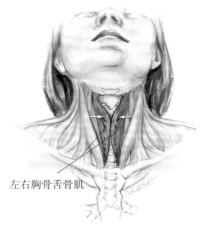

左右胸骨舌骨肌

**图15-10　胸骨舌骨肌用于覆盖所有缝线**

如果在颈部屈曲后确定存在过度的吻合张力，则应进行减少张力的操作。上、中气管最有效的操作是Montgomery舌骨上松解术[7]。这可以通过在舌骨上方的水平小切口暴露舌骨来完成。位于舌骨上部的肌肉在小角之间被分开。舌骨仅在两侧较小角的外侧被分开。这种松解操作通常为气管提供1~2 cm的额外移动性。

扁平抽吸引流管放置于气管前和胸骨下间隙，肌瓣位于中线附近。切口关闭后，将粗缝线通过颏下的颏下皮肤折痕和胸骨前皮肤并缝合。该缝线以适度屈曲的方式与患者的颈部相连，以防止在手术后第1周突然过度伸展颈部。

### （四）完成手术

气管切除和重建后，患者通常在手术室拔管。如果术后发生进行性声门或声门下水肿，可以给予24 h短疗程类固醇治疗（地塞米松10 mg，静脉滴注，然后每6 h注射地塞米松4 mg，连续3次）。有用的辅助方法包括抬高床头、使用利尿药、限制液体和氦氧混合气。如果失败，可以用小口径、无套管的导管进行气管插管。几天后，患者返回手术室在麻醉下进行拔管。如果气管仍然扩张不充分，在吻合口下面的两个气管环处小心地放置一个小的气管造口管[8]。

## 三、讨论

### （一）临床结果

在迄今为止最大的系列研究中，麻省总医院报告了263例被诊断患有特发性声门下狭窄，并经喉气管切除和重建治疗的患者的结果[9]。切除范围为1~5 cm，平均为2.6 cm。在263例患者中，243例（92.4%）患者在手术室拔管，1例患者插管6天，16例（6.1%）患者须在手术结束时进行临时保护性气管切开造口术。这些都发生于麻省总医院的早期手术中，有190例患者没有进行保护性气管切开造口术。无围手术期死亡。重症监护患者平均监护时间为1.23天，平均住院时间为8.1天。术后1周行常规支气管镜检查，223例患者行监测支气管镜检查，38例声带明显水肿，15例声门上水肿，17例声门下水肿，6例肉芽肿。只有64例（24.3%）患者因气管水肿接受类固醇治疗。术后30天并发症包括31例（11.8%）吻合口病变，其中肉芽肿17例（6.5%）、皮下气肿7例（2.7%）、早期狭窄3例（1.1%）、软骨坏死和分离3例（1.1%），仅2例患者（0.8%）出现复发性神经麻痹。对于有软骨分离或即将发生吻合分离的患者，紧急术中支气管镜检查对于确保气管的完整性至关重要。如果发现气管完整，就开始使用广谱抗生素或吸入妥布霉素，并对部分患者进行高压氧治疗。

随访66个月，经症状和支气管镜检查结果显示，23例（8.7%）患者确诊狭窄复发，其中14例患者被归类为轻度复发，其定义为仅须偶尔扩张以缓解症状；9例被归类为顽固性复发，须反复扩张或每6个月进行1次激光治疗。没有患者须再次手术或进行气管切开造口术。如果考虑所有复发患者，手术总体成功率为91%；如果只考虑顽固性复发，成功率为96%。

### （二）技术优势

对于特发性声门下狭窄患者，明确的一期手术切除和重建是首选的治疗方法，可获得极好的短期和长期疗效，患者满意度高，后续进展罕见。与其他治疗报道形成对比，主要是由于复发和疾病进展，须反复激光和扩张治疗，并可能最终导致患者须行气管切开造口术。

### （三）附加说明

避免吻合口张力和血供阻断是减少喉气管切除和重建并发症的关键。一般而言，切除长度>4 cm的气管，应进行额外的操作以避免吻合口张力。标准技术包括气管前平面分离、颈部屈曲、牵引缝线和极端情况下的舌骨上喉松解术。

### 致谢

感谢Edith Tagrin为这篇文章准备了最初的医学插图，以及Beth Croce为这篇文章准备了最终的插图。

### 声明

本文作者宣称无任何利益冲突。

### 参考文献

[1]　Grillo H C，Mark E J，Mathisen D J，et al. Idiopathic laryngotracheal stenosis and its management[J]. Ann Thorac Surg，1993，56(1)：80-87.

[2]　Liberman M，Mathisen D J. Treatment of idiopathic laryngotracheal stenosis[J]. Semin Thorac Cardiovasc Surg，2009，21(3)：278-283.

[3]　Ashiku S K，Kuzucu A，Grillo H C，et al. Idiopathic laryngotracheal stenosis：effective definitive treatment with laryngotracheal resection[J]. J Thorac Cardiovasc Surg，2004，127(1)：99-107.

[4]　Liberman M，Mathisen D J. Tailored cricoplasty：an improved modification for reconstruction

in subglottic tracheal stenosis[J]. J Thorac Cardiovasc Surg, 2009, 137(3): 573-578; discussion 578-579.

[5]    Grillo H C, Mathisen D J, Wain J C. Laryngotracheal resection and reconstruction for subglottic stenosis[J]. Ann Thorac Surg, 1992, 53(1): 54-63.

[6]    Grillo H C, Mathisen D J, Ashiku S K, et al. Successful treatment of idiopathic laryngotracheal stenosis by resection and primary anastomosis[J]. Ann Otol Rhinol Laryngol, 2003, 112(9 Pt 1): 798-800.

[7]    Montgomery W W. Suprahyoid release for tracheal anastomosis[J]. Arch Otolaryngol, 1974, 99(4): 255-260.

[8]    Lanuti M, Mathisen D J. Management of complications of tracheal surgery[J]. Chest Surg Clin N Am, 2003, 13(2): 385-397.

[9]    Wang H, Wright C D, Wain J C, et al. Idiopathic Subglottic Stenosis: Factors Affecting Outcome After Single-Stage Repair[J]. Ann Thorac Surg, 2015, 100(5): 1804-1811.

翻译：郑雨潇，江苏省肿瘤医院泌尿外科
审校：刘美静，江苏省肿瘤医院科技处

**Cite this article as:** Axtell AL, Mathisen DJ. Idiopathic subglottic stenosis: techniques and results. Ann Cardiothorac Surg, 2018, 7(2): 299-305. doi: 10.21037/acs.2018.03.02

# 第十六章　气管狭窄的切除与重建

**Hugh G. Auchincloss, Douglas J. Mathisen**

Division of Thoracic Surgery, Massachusetts General Hospital, Boston, MA, USA
*Correspondence to:* Douglas J. Mathisen, MD. Division of Thoracic Surgery, Massachusetts General Hospital, 55 Fruit Street, Founders 7, Boston, MA 02114, USA. Email: dmathisen@partners.org.

**View this article at:** http://dx.doi.org/10.21037/acs.2018.03.10

## 一、临床案例

　　这是1例插管后气管狭窄的64岁女性患者。3年前，因脑膜瘤进行了颅脑手术，术后出现呼吸衰竭，须长时间气管插管通气，并接受了气管切开造口术。患者经过了充分的功能康复训练后，最终拔除了气管套管。数月后，患者出现喘鸣和呼吸短促，后诊断为原气管套管部位气管狭窄，并相继接受了气管扩张以及激光治疗，症状稍缓解，但呼吸仍受限明显。按照术前计划，患者体重减轻了25 kg。直视喉镜检查提示声带功能正常，遂行纤维支气管镜检查及气管部分切除重建术（手术视频请扫描本章末二维码查看）。

## 二、手术技术

### （一）术前准备

　　术前行纤维支气管镜检查，探查气管并评估患者气管狭窄的情况。必要时行纤维支气管镜下气管扩张术。患者仰卧位并且固定双手，背部轻微抬高呈"沙滩椅"体位，并于下方垫上甲状腺手术时所用的颈部垫子使颈部后伸。手术过程中需要由一个经验丰富的麻醉团队监测并准备好术野通气的设备。

## （二）病情阐述

病灶位于近端及中段气管，初步评估可以经颈部行气管狭窄切除重建术。在一些罕见的案例中，可能须将上半部分胸骨劈开。手术皮肤切口范围应该涵盖原来气管套管的位置，接下来则要进行颈阔肌下肌瓣成形术并垂直分离颈部带状肌，暴露气管前部。

## （三）手术方式

气管切除术的目的主要是通过最低限度的解剖分离操作达到无张力吻合，且不破坏气管的血供或者周围的组织结构。手术的第一步就是对病灶的精准定位。这个步骤主要由外科医生进行纤维支气管镜操作，手术助手同时将细针穿入气管从而标记狭窄部位的上下极范围。接下来，在狭窄部位上下极的中点离断气管，使用软导管保护经口的气管插管末端并退至近端气管内。

远端气管则进行术野内插管及间断的机械通气。在进行解剖分离和缝合的时候，术野内气管插管将会被反复拔出从而确保患者在平稳的状态下进行顺利的操作。随后，气管的远端和近端狭窄病变将分别被切除至正常气管组织。双侧气管断端的侧壁各缝合1针作牵引用。在外科医生准备对合双侧气管断端并进行缝合的时候，可嘱麻醉医生轻微屈曲患者颈部，从而检查气管吻合口的张力。仔细分离气管前方、后方组织可充分游离气管，但须注意保护好前方的无名动脉之间的软组织和避免损伤后方的食管。

在解剖分离气管侧壁时须记住2个原则：气管的血供在气管双侧，因此，气管双侧组织不应该分离过多（距离气管吻合口不超过1 cm）[1]；分离气管时须紧贴气管进行，从而避免损伤喉返神经。使用4-0 Vicryl缝线从气管后壁开始向前壁进行吻合，针距为0.4~0.5 cm[2]。

麻醉医生可屈曲患者颈部，并经口向远端气管送入气管内插管。外科医生可将吻合口双侧的牵引缝线打结从而减少吻合口的张力，吻合口缝线从前壁向后壁逐一打结。完成该步骤后，使用灭菌水进行吻合口漏检测。将颈前肌群游离并缝合覆盖于吻合口前壁。当吻合口张力过大时，则用喉上松解术进行减张[1]，尽管这种手术方式很少使用。

## （四）完成手术

引流管放置在颈阔肌的深面，使用Vicryl缝线连续缝合颈阔肌，皮肤切口则使用连续皮内缝合。使用Ethibond缝线将颏下与胸骨前筋膜缝合起来使其保持一定的张力，将患者的颈部固定在正中位置，以防止患者不经意颈部过伸。完成手术后，拔除气管插管。

## 三、讨论

### （一）临床结果

目前气管和喉气管切除重建术最多案例数是由Wright等[2]报道的，其报道了1975—2003年在麻省总医院接受手术的901例患者。有95%的患者手术后取得了让人满意的效果，并且无须放置气管支架等。有18.2%的患者出现了手术并发症，有将近一半是吻合口相关的并发症。其中包括了肉芽组织形成（1%）、再次狭窄（4%）以及吻合口裂开（4%）。气管食管瘘和气管无名动脉瘘是罕见却十分严重的并发症。病死率达到了1.2%，其中大部分死亡的病例都发生在该项研究的早期。吻合口相关并发症作为13个相关因子之一增加了死亡的风险。这些结果与其他报道类似[3-5]。

### （二）技术优势

我们选用了术野内插管机械通气以及间断缝合技术，因为这种术式和精细的缝合技术有很好的可重复性。气管切除重建术后短期和远期是否成功，很大程度上取决于手术的精细度，以及是否尽量使患者的生理结构和活动维持稳定。有其他医疗中心曾报道过使用不同的吻合方法和不同的通气方法，其中包括了连续缝合、间断和连续混合缝合、高频通气、自主呼吸以及使用体外膜肺等方法。然而这些方法及技术偏向于追求更快的手术时间而非手术精细程度。因此，麻省总医院并未选择上述这些方法及技术。

### （三）附加说明

气管手术本来就是一种复杂的手术，须结合多种不同的技巧和手术方式来完成。技巧和经验丰富的麻醉医生、呼吸内科医生以及言语病理学家的协助等都是手术成功必不可少的因素。患者术后管理及看护须由专门的医生及护士团队负责。团队成员应该接受过严格训练，懂得如何识别早期吻合口并发症出现的迹象以及处理相关并发症，从而避免发展为严重并发症甚至导致患者死亡。因此，我们觉得气管手术最好还是在资源充足、实力强大的医疗中心进行。

## 致谢

无。

## 声明

本文作者宣称无任何利益冲突。

## 参考文献

[1]　Montgomery W W. Suprahyoid release for tracheal anastomosis[J]. Arch Otolaryngol，1974，99(4)：255-260.

[2]　Wright C D，Grillo H C，Wain J C，et al. Anastomotic complications after tracheal resection：prognostic factors and management[J]. J Thorac Cardiovasc Surg，2004，128(5)：731-739.

[3]　Donahue D M，Grillo H C，Wain J C，et al. Reoperative tracheal resection and reconstruction for unsuccessful repair of postintubation stenosis[J]. J Thorac Cardiovasc Surg，1997，114(6)：934-938；discussion 938-939.

[4]　Grillo H C，Donahue D M，Mathisen D J，et al. Postintubation tracheal stenosis. Treatment and results[J]. J Thorac Cardiovasc Surg，1995，109(3)：486-492；discussion 492-493.

[5]　Auchincloss H G，Wright C D. Complications after tracheal resection and reconstruction：prevention and treatment[J]. J Thorac Dis，2016，8(Suppl 2)：S160-S167.

翻译：李树本，广州医科大学附属第一医院胸外科

审校：AME编辑部

**Cite this article as**：Auchincloss HG, Mathisen DJ. Tracheal stenosis—resection and reconstruction. Ann Cardiothorac Surg，2018，7(2)：306-308. doi：10.21037/acs.2018.03.10

扫码或通过下方链接观看本章视频

http://ame.pub/bbiD49Aj

# 第十七章　隆突切除重建术

**Leonidas Tapias, Michael Lanuti**

Division of Thoracic Surgery, Massachusetts General Hospital, Boston, MA, USA
*Correspondence to:* Michael Lanuti, MD. Division of Thoracic Surgery, Massachusetts General Hospital, 55 Fruit Street, Founders 7, Boston, MA 02114, USA.
Email: mlanuti@mgh.harvard.edu.

**View this article at:** http://dx.doi.org/10.21037/acs.2018.01.21

## 一、引言

### （一）临床案例

    1例有4个月咳嗽病史的38岁的非吸烟男性患者，因在靠近左主支气管角处发现阻塞性的实性团块遂至麻省总医院就诊。支气管镜检查活检示黏液表皮样癌，肿块从远端气管延伸到近端左主干支气管，但隆突未受累及。患者无其他相关并发症。胸部计算机断层扫描（CT）显示气管外无明显延伸，也没有出现相关的淋巴结转移。患者肺功能尚好，拟实施左侧隆突下全肺切除术。值得注意的是，在手术时进行纵隔镜检查，以游离气管并从气管支气管角处分离左侧喉返神经（手术视频请扫描本章末二维码查看）。

### （二）适应证

    隆突切除术被认为是胸外科手术中困难较大的手术之一。伴或不伴肺切除术的隆突切除术通常适用于累及气管的非小细胞肺癌（non-small cell lung cancer，NSCLC）、低级别恶性肿瘤或良性肿瘤[1]，应进行广泛的术前评估以确定切除的范围，因为切除超过4 cm的远端气管或超过1.5 cm的近端支气管的病变通常就不适合该术式。

### （三）术前评估

所有患者都应进行身体评估，包括肺功能检查和心脏评估。对于临界肺功能的患者，应考虑定量通气–灌注扫描和心肺运动试验。心脏评估应侧重于发现心脏瓣膜病或肺动脉高压。

隆突切除术最常见的适应证是NSCLC。完整的评估应包括CT和正电子发射体层成像（PET）以确定可能需要新辅助治疗的转移性疾病，包括手术或晚期局部区域疾病。对于中枢系统病变，建议使用头部磁共振成像（MRI）来排除颅内疾病。还建议使用支气管内超声和（或）纵隔镜检查进行纵隔分期，以鉴别N2/N3的患者。在计划手术切除的同一天实施纵隔镜检查有利于近端气管的松解和游离。如果在切除术前数周进行纵隔镜检查，则气管前平面的瘢痕形成可能会限制气管近端松解，从而导致吻合张力增加。行纤维或硬质支气管镜检查是评估肿瘤范围和获取样本进行组织学评估的理想方法。

### （四）禁忌证

心肺储备不足，肺动脉高压和气管受累超过4 cm是常见的禁忌证。肿瘤大小对于左侧切除尤其重要。左侧肺门的活动性受到主动脉弓的限制，切除超过4 cm的远端气管会导致张力增加从而引起吻合口裂开。既往胸部放疗史应引起外科医生对潜在并发症的警惕，因此强烈建议对吻合口进行支撑[2]。

## 二、手术技术

### （一）麻醉技术

麻醉计划对手术的成功至关重要。应尽一切努力在手术结束时拔管。全静脉麻醉和术前硬膜外置导管有助于实现这一目标。另外，选择合适的气管导管非常重要。灵活的超长单腔管可通过推进管进行单侧肺通气。一旦切除完成，将无菌气管导管传递给麻醉医生，使其连接到无菌延伸管开始进行交叉通气。重要的步骤是通过使用小潮气量并避免持续的肺不张来保护余肺。外科医生和麻醉医生之间须持续进行沟通以保证足够的通气/氧合，并能够保证精确地吻合气管支气管。在这个手术阶段出现一定程度的高碳酸血症也是很常见的。

### （二）硬质支气管镜检查

在进行隆突切除术前，建议采用纤维支气管镜或硬质支气管镜检查来评估疾病的程度、切除气管的数量以及重建的可行性[3]。

### （三）纵隔镜检查

手术当天，纵隔镜检查可用于评估气管腔外肿瘤侵犯程度。另外，解剖气管旁组织会使开胸手术时气管的后续游离更容易，此外，纵隔淋巴结的取样有助于识别不适合手术的患者。

### （四）手术方式

右胸入路可以更好地接近和观察隆突和主支气管，这可以通过第4或第5肋间的右后外侧切口来实现。手术区域应包括前颈部、胸部和同侧臂，以防需要额外的松解术。左侧由于存在主动脉弓，左胸部则难以充分暴露隆突。必须游离主动脉才能接近隆突，回缩带可用于显露（图17-1）。腔镜辅助技术可以帮助进行左侧肺血管的分离，随后通过正中胸骨切开术进行气管重建。双侧乳房胸骨开胸术（翻盖式）和胸骨切开术可以考虑，但要根据患者情况进行选择。

### （五）增加活动性

隆突切除术中取得成功的关键之一是尽可能避免张力。在张力过高状态下进行吻合是非常严重的技术错误，将会导致手术失败。最简单的操作是颈部支撑，允许气管下降到纵隔。通过纵隔镜检查或直接在胸廓切开术期间于气管前平面游离气管，这样不会中断侧向血供。

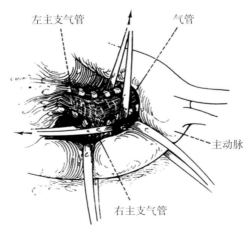

左主支气管　　气管

主动脉

右主支气管

图17-1　通过左胸廓切开术暴露左侧隆突，
使用回缩带牵拉远端气管和右主支气管[4]

通过游离肺门可以有效地降低张力，该操作应该在气管切除之前完成。一旦下肺韧带被分离到肺下静脉水平，在心包下方的心包上形成了U形切口。将下肺静脉与右侧的下腔静脉分开，从而使得肺门向上移动。在需要额外长度的情况下，可以实施完整的肺门松解术。如果计划将右主支气管或支气管中间体侧重新植入气管，这样做是有用的。

在支气管切除术期间，高位气管喉部松解有助于气管切除，但起不到重要作用。通过这种操作实现的远端气管的活动性并不显著。颈部屈曲应在吻合时进行。颏部和胸部之间的减张针提醒患者保持轻度颈椎屈曲，避免颈部伸展和术后早期张力过高。减张针通常在术后第7天取出，患者也可以很好地耐受。

## （六）切除术

正如Grillo教授所述[2]，气管的血供是分段的，一定要避免中断。侧面解剖应位于要切除的区域2 cm以内，以防止断流。关于淋巴结清扫程度一直存在争议。虽然有人主张进行更广泛的淋巴结清除术，但也可以通过取样和冰冻来进行适当的分期，防止吻合血供的过度破坏和无意的喉返神经损伤。

## （七）吻合

为了更好地实施端端吻合，应在吻合口的上方和下方横向放置牵引缝线。这些2-0 Vicryl缝线被固定在吻合口上以减轻张力，一旦重建气管，用4-0 Vicryl缝线以3~4 mm的同心方式间断缝合，距切缘3~4 mm，打结于气管外。可以稍微更改缝线位置以纠正两端的尺寸差异。再怎么强调小心处理支气管黏膜以避免创伤都不为过。一旦缝线被安置并被标记好位置，气管插管就会被移出吻合口。牵引缝线固定，所有吻合缝线打结并进行漏气测试。在进行修复缝合时应谨慎行事，大部分时间都须重建吻合口。

端侧吻合遵循相同的原则。但是，必须考虑两个额外的技术要点。首先，侧开口必须距离端端吻合口至少1 cm，以避免干预气管段的血液断流和坏死；其次，侧开口必须完全在气管的软骨部分，避免膜壁在吻合水平上提供额外的硬度。

人们应始终致力于无张力吻合术和明确的手术切缘。在可能无法实现安全切缘的情况下，优先考虑无张力缝合。吻合口开裂的结果对于患者和外科医生来说是灾难性的而且是难以忍受的[5]。一旦所有的缝线打结并检查完毕，我们倾向于使用胸膜、带蒂的心包脂肪垫、网膜或肋间肌瓣进行包埋。由于骨膜的存在，在利用肋间肌时须警惕可以产生晚期气管狭窄的骨性包膜。

## （八）切除和重建

切除和重建的方案基于肿瘤的位置。它可以包括右侧全肺切除术或右上肺叶切除术，左肺切除术或单纯隆突切除术[6]。

在只须单纯切除隆突的情况下，左右主支气管可以重建成新的隆突，新的隆突与远端气管相连通。这种重建的主要不足在于重建隆突的活动会受到主动脉弓的限制。在这种情况下，须采用松解气管术（图17-2）。然而，如果须切除的气管段小于4 cm，气管与重新植入了右主支气管的左主支气管之间的端端吻合术也值得推荐（图17-3）。

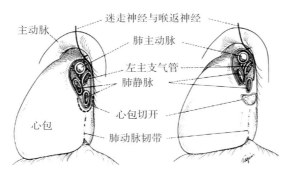

图17-2　左侧心包内肺门松解技术证明U形心包切口有助于进行无张力吻合[4]

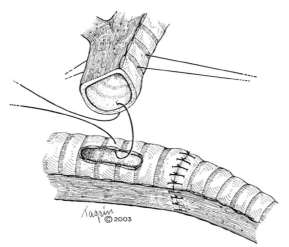

图17-3　在气管和左主支气管之间实施端端吻合术，再重新植入右主支气管，创建的开口完全在软骨壁中以提供硬性支撑[7]

当须切除超过4 cm的远端气管时，左主支气管与气管主干的一侧相连接，同时右主支气管与气管之间进行端端吻合（图17-4）。

在肿瘤损害任一主支气管的情况下，进行肺切除术（右肺上叶切除术，右肺切除术或左肺切除术）后，气管和剩余支气管之间进行端端吻合（图17-5）。

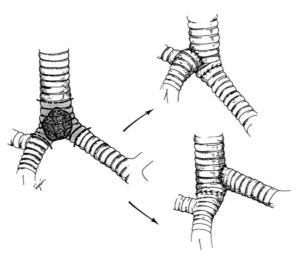

图17-4　通过广泛气管切除进行的隆突重建，气管可以与右主支气管或左主支气管首尾相连，对侧支气管重新植入气管侧[8]

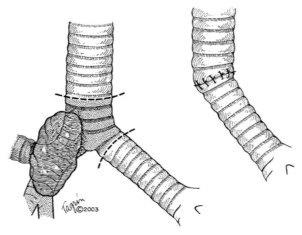

图17-5　气管和对侧支气管进行端端吻合[8]

## （九）术后管理

为了能够保护好吻合口，在手术结束后进行拔管是紧急且必要的。进行纤维支气管镜检查以评估吻合情况并清除气管内的血液和分泌物。在术后第5~7天，应重复进行纤维支气管镜检查，以评估吻合口和吻合缝线的松紧度。肺切除术后建议严格控制液体以保护对侧肺。

## 三、讨论

尽管隆突切除重建术在技术上具有挑战性，但手术结果与中心的手术数量直接相关。大的研究中心术后病死率为3%~12%[5]。影响病死率的主要因素与基础病程有关。在恶性疾病患者中，N2阴性患者的5年总生存率为38%~53%[1,5,9]。围手术期病死的主要原因是非心源性肺水肿和肺部感染。在这种情况下进行机械通气会增加吻合口并发症，并导致总生存率显著降低。选择合适的患者和正确的手术操作很重要，对于肿瘤延伸至气管的患者，这项术式是最佳选择。

## 致谢

无。

## 声明

本文作者宣称无任何利益冲突。

## 参考文献

[1]    Mitchell J D，Mathisen D J，Wright C D，et al. Resection for bronchogenic carcinoma involving the carina：long-term results and effect of nodal status on outcome[J]. J Thorac Cardiovasc Surg，2001，121(3)：465-471

[2]    Grillo H C. Carinal reconstruction[J]. Ann Thorac Surg，1982，34(4)：356-373.

[3]    Lanuti M，Mathisen D J. Carinal resection[J]. Thorac Surg Clin，2004，14(2)：199-209.

[4]    Mathisen D J，Grillo H C，Gaissert H A. Carinal resection[M]//Pearson FG，Cooper JD，Deslauriers J，et al. Thoracic surgery. 2nd edition. New York：Churchill Livingstone，2002：415-425.

[5]    Tapias L F，Ott H C，Mathisen D J. Complications Following Carinal Resections and Sleeve Resections[J]. Thorac Surg Clin，2015，25(4)：435-447.

[6]    Grillo H C. Carcinoma of the lung：what can be done if the carina is involved?[J]. Am J Surg，1982，143(6)：694-695.

[7]    Grillo H C. Surgery of the Trachea and Bronchi[M]. Houston：BC Decker，2003.

［8］ Mitchell J D，Mathisen D J，Wright C D，et al. Clinical experience with carinal resection［J］. J Thorac Cardiovasc Surg，1999，117(1)：39-52.

［9］ Weder W，Inci I. Carinal resection and sleeve pneumonectomy［J］. J Thorac Dis，2016，8(Suppl 11)：S882-S888.

翻译：段亮，上海市肺科医院胸外科
审校：李树本，广州医科大学附属第一医院胸外科

**Cite this article as**：Tapias L, Lanuti M. Carinal resections. Ann Cardiothorac Surg，2018，7(2)：309-313. doi：10.21037/acs.2018.01.21

扫码或通过下方链接观看本章视频
http://ame.pub/AuiBNYq6

# 第十八章　气管食管瘘的外科治疗

Asishana Osho, Uma Sachdeva, Cameron Wright, Ashok Muniappan

Division of Thoracic Surgery, Massachusetts General Hospital, Boston, MA, USA
*Correspondence to:* Ashok Muniappan, MD. Division of Thoracic Surgery, 55 Fruit Street, Founders 7, Boston, MA 02114-2696, USA. Email: amuniappan@partners.org.

**View this article at:** http://dx.doi.org/10.21037/acs.2018.03.06

## 一、临床案例

54岁女性患者，在一次火灾中吸入了大量浓烟，需要长时间的气管插管机械通气，并最终接受了气管切开插管。鉴于反复发作的肺炎，被确诊为气管食管瘘（TEF）。尝试使用食管夹封闭TEF瘘口，但未成功。后来患者在外院接受了经颈TEF修补术+部分气管切除术。

但患者的TEF复发了。因无法耐受堵管或拔除气切导管，胆汁样内容物间歇性地反流入气管，但令人惊讶的是患者能耐受经口进食，但需要多联抗生素来治疗气管支气管炎和肺炎。CT影像检查提示气管狭窄、支气管壁增厚及中央型小叶肺气肿。支气管镜检查提示紧贴环状软骨尾侧有一裂隙状的瘘口，伴有中度至重度的气管支气管软化。剩下的气管测量长度为90 mm。最后我们实施了一项经颈的TEF再修补手术（手术视频请扫描本章末二维码查看）。

## 二、手术技术

### （一）术前准备

在行TEF再次修补术前，患者无活动性肺炎，营养状况良好，几乎可以撤除机械通气，并且进行了胃造瘘术和空肠造瘘术，以最大限度地减少气管污染、提高营养状态。

除了最远端TEF外，所有的手术都是通过颈前入路进行。患者取仰卧位，颈部略外展，头部用胶垫支撑，手臂放在侧面。通过气管造口，将气管切开套管更换成具有保护装置的无菌气管插管，连接到无菌呼吸机套管后，放置在手术野上方，以维持通气。放置经鼻胃管一根以利于解剖食管。

## （二）手术说明

后天的良性TEF首选颈前入路修补部分气管，而靠近隆突的远端TEF通过右侧开胸入路更合适[1]。术中确定气管瘘口，关闭食管缺损，在气管、食管之间植入一个带蒂肌瓣。通常须在重新吻合气管前将含有瘘口的气管狭窄段切除。如果长段气管狭窄（>4 cm）或患者其他因素妨碍气管安全切除，通过植入T管后再修复气管可能是最佳的方法。患者既往有气管部分切除、肥胖症、颈短而且伴有气管支气管软化症，这些都是再行气管切除的禁忌证。相反，植入T管后重建被认为是最佳方法。

## （三）手术方式

手术通过颈部低领状切口进行，须将之前的切口包含在内。如果TEF位于中远端气管，偶尔须劈开上段胸骨以帮助暴露。游离颈阔肌下皮瓣、胸骨舌骨肌和胸骨甲状肌，断离甲状腺峡部。沿着气管前平面游离至隆突，只游离气管侧面，仅在瘘口水平完全游离气管一周，以避免气管去血管化。在开始游离前，通过支气管镜检查确定瘘管水平并标记。游离应严格贴近气管壁进行，以免损伤喉返神经，不要尝试显露神经。

气管分开后，很容易看到瘘口，可以游离出食管和气管膜部之间的平面。将异常气管和瘘口一并切除，切除长度应限制在4~5cm或者更短，否则会导致吻合口张力过大。如果担心吻合口张力，可将喉部游离，但游离喉部与吞咽功能障碍和误吸风险相关[2]。

完全游离食管缺损，然后分两层闭合。以4-0可吸收缝线间断缝合黏膜层，结打在食管腔内。第2层以4-0丝线间断缝合，重新拉拢肌层并覆盖在第1层上。留置胃管可确保术后管腔不会过度狭窄。将一条充分游离的带蒂的带状肌精心地缝合在食管修补处，并与气管修补处隔开。

气管重建先在气管双侧缝一对2-0 Vicryl牵引缝线，再用4-0 Vicryl缝线间断缝合气管，将结打在外面。缝线按顺序分类放好，吻合完成后，按放置的相反顺序打结。首先完成后端吻合，然后缝合前端缝线，完成吻合。如果气管狭窄段不能切除，可在插入适当尺寸的T管后再吻合气管。放置T管后，可以将一个小气管导管沿侧口向下插入继续通气。将气管吻合口浸入生理盐水中，再将气管插管套囊放气，通过正压通气来测试吻合口是否漏气。气管吻合前壁可以通过另一条带蒂带状肌瓣或者甲状腺进行加固，这对预防气管无名静脉瘘非常重要。

## （四）完成手术

关闭切口前，在颈阔肌下放置一根扁平的引流管，接负压球保持吸引。为减少吻合口张力，可在颏下和胸骨前皮肤之间缝线悬吊。

## 三、讨论

### （一）临床结果

我们中心报道的瘘闭合成功率约为94%，病死率低于4%。超过80%的患者恢复经口进食，70%的患者可不通过气管设备进行自主呼吸。其他中心也有相似报道，瘘闭合成功率为91%~95%，手术病死率很低，为4.0%~5.7%[3-5]。

### （二）技术优势

尽管有很多内镜下治疗获得性良性TEF的报道，但对于这个难题，开放手术修补仍是唯一确切的方案。内镜治疗通常会延误治疗，有时会使食管、气管的损伤扩大。

### （三）附加说明

对于先前接受过放疗，食管、喉部手术或需要再次手术的患者，瘘复发和气管瘘的风险相当大。细致的手术技术以及在气管、食管之间植入强健的肌皮瓣是最重要的保护措施[6]。

## 致谢

无。

## 声明

本文作者宣称无任何利益冲突。

## 参考文献

[1]　Muniappan A，Mathisen D J. Repair of tracheo-oesophageal fistula[J]. Multimed Man

Cardiothorac Surg, 2016, 2016 : mmw002.

[2]    Heitmiller R F. Tracheal release maneuvers[J]. Chest Surg Clin N Am, 1996, 6(4) : 675-682.

[3]    Bibas B J, Guerreiro Cardoso P F, Minamoto H, et al. Surgical Management of Benign Acquired Tracheoesophageal Fistulas : A Ten-Year Experience[J]. Ann Thorac Surg, 2016, 102(4) : 1081-1087.

[4]    Muniappan A, Wain J C, Wright C D, et al. Surgical treatment of nonmalignant tracheoesophageal fistula : a thirty-five year experience[J]. Ann Thorac Surg, 2013, 95(4) : 1141-1146.

[5]    Shen K R, Allen M S, Cassivi S D, et al. Surgical management of acquired nonmalignant tracheoesophageal and bronchoesophageal fistulae[J]. Ann Thorac Surg, 2010, 90(3) : 914-918.

[6]    Mathisen D J, Grillo H C, Wain J C, et al. Management of acquired nonmalignant tracheoesophageal fistula[J]. Ann Thorac Surg, 1991, 52(4) : 759-765.

翻译：倪铮铮，皖南医学院第一附属医院胸外科
审校：李树本，广州医科大学附属第一医院胸外科

Cite this article as : Osho A, Sachdeva U, Wright C, Muniappan A. Surgical management of tracheoesophageal fistula. Ann Cardiothorac Surg, 2018, 7(2) : 314-316. doi : 10.21037/acs.2018.03.06

扫码或通过下方链接观看本章视频
http://ame.pub/wD2Y6sE5

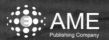

# 气 管 外 科

"现代气管外科之父"主编，集麻省总医院经验之大成

主编：Douglas J. Mathisen
主审：何建行
主译：李树本

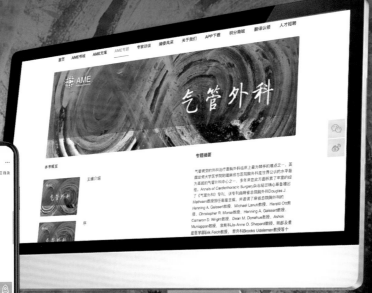

《气管外科》电子书

在线选读您需要的章节

# INTRODUCTION TO
# ANNALS OF CARDIOTHORACIC SURGERY
## EDITOR-IN-CHIEF: TRISTAN D. YAN

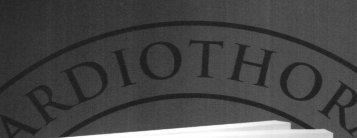

ISSN 2225-319X

Volume 1 No.2
July 2012

# ACS
## ANNALS OF CARDIOTHORACIC SURGERY

### FOCUSED ISSUE
## Transapical Aortic Valve Implantation
Guest Editor: Michael Borger, Leipzig, Germany

SYSTEMATIC REVIEW
Systematic Review on transapical
aortic valve implantation.
The Systematic Review Unit,
The Collaborative Research (CORE) Group.

FEATURED ARTICLE
Cost-effectiveness of transapical
aortic valve implantation.
Thomas Marwick, et al.

RESEARCH HIGHLIGHT
Transapical aortic valve
implantation with anatomically
orientated prostheses.
Volkmar Falk, et al.

PERSPECTIVE
The versatility of transapical access.
Vinod Thourani, et al.

ART OF OPERATIVE TECHNIQUES
Illustrated techniques for transapical
aortic valve implantation.
Anson Cheung, et al.

MASTERS OF
CARDIOTHORACIC SURGERY
Video-atlas of transapical aortic valve implantation.
David Holzhey, et al.

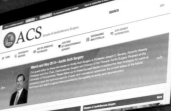

# AME Medical Journals

Founded in 2009, AME has been rapidly entering into the international market by embracing the highest editorial standards and cutting-edge publishing technologies. Till now, AME has published more than 60 peer-reviewed journals (11 indexed in Web of Science/SCIE, 7 indexed in Web of Science/ESCI and 20 indexed in PubMed), predominantly in English (some are translated into Chinese), covering various fields of medicine including oncology, pulmonology, cardiothoracic disease, andrology, urology and so forth (updated on June 2023).

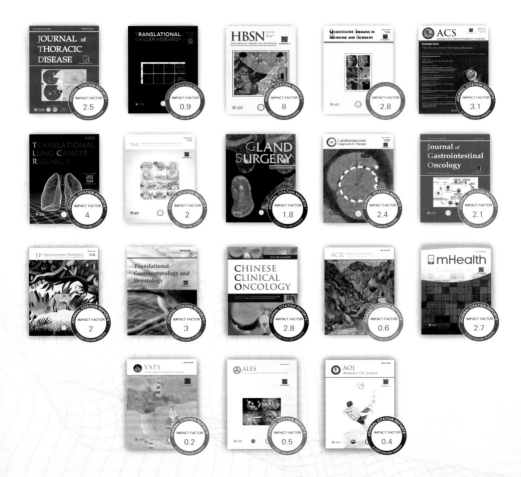

AME Publishing Company

Academic Made Easy, Excellent and Enthusiastic

欲穷千里目、快乐搞学术